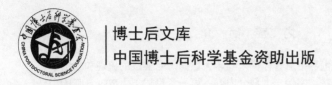

博士后文库

中国博士后科学基金资助出版

血管性痴呆大数据研究

主 编 沈晓明

科学出版社

北 京

内 容 简 介

本书通过对真实世界中血管性痴呆临床大数据研究实践的梳理和总结将全书分为理念、方法、实例三大部分内容：第一章论述了大数据、临床和中医药研究的内在相关性，指出大数据对中医药临床研究的巨大推动作用；第二章全面、系统地论述血管性痴呆的流行病学、病因、亚型分类、临床诊断及鉴别诊断、治疗及预后等内容；第三章至第六章介绍了大数据背景下开展真实世界研究的方法论，包括数据来源、选题、设计、数据仓库构建、质量控制、数据处理分析等；第七章和第八章分别从"药"和"病"两个角度列举了大数据临床中医药研究血管性痴呆的多个实例。一方面希望读者能通过内容加深对真实世界中大数据临床研究以及血管性痴呆的理解，另一方面也希望能抛砖引玉，与开展中医药临床研究的同道交流。

本书视野开阔、内容新颖、资料翔实、信息量大、图文并茂，具有较高的理论和实用价值，适合中高级临床医师、研究人员和研究生阅读。

图书在版编目（CIP）数据

血管性痴呆大数据研究 / 沈晓明主编. --北京 ：科学出版社，2024.10.
--（博士后文库）. -- ISBN 978-7-03-078742-2

Ⅰ．R743

中国国家版本馆 CIP 数据核字第 2024WT8573 号

责任编辑：鲍 燕 / 责任校对：韩 杨
责任印制：徐晓晨 / 封面设计：陈 敬

科学出版社 出版

北京东黄城根北街 16 号
邮政编码：100717
http://www.sciencep.com

北京中石油彩色印刷有限责任公司印刷
科学出版社发行 各地新华书店经销
*

2024 年 10 月第 一 版 开本：720×1000 1/16
2024 年 10 月第一次印刷 印张：18
字数：343 000
定价：98.00 元

本书编委会

名誉主编　马云枝

主　　编　沈晓明

副 主 编　郭如月　王佳彬　王志飞

编　　委（按姓氏笔画排序）

卢　瑾　兰　瑞　宁允帆　边颂博

吕孟可　朱世瑞　许玉龙　许玉珉

苏朝阳　张明悦　陈　冲　罗　帅

周　怡　周　娇　周广胜　孟明贤

郝诗楠　郭惠平　黄艳丽　裴玉茹

"博士后文库"序言

1985 年，在李政道先生的倡议和邓小平同志的亲自关怀下，我国建立了博士后制度，同时设立了博士后科学基金。30 多年来，在党和国家的高度重视下，在社会各方面的关心和支持下，博士后制度为我国培养了一大批青年高层次创新人才。在这一过程中，博士后科学基金发挥了不可替代的独特作用。

博士后科学基金是中国特色博士后制度的重要组成部分，专门用于资助博士后研究人员开展创新探索。博士后科学基金的资助，对正处于独立科研生涯起步阶段的博士后研究人员来说，适逢其时，有利于培养他们独立的科研人格、在选题方面的竞争意识以及负责的精神，是他们独立从事科研工作的"第一桶金"。尽管博士后科学基金资助金额不大，但对博士后青年创新人才的培养和激励作用不可估量。四两拨千斤，博士后科学基金有效地推动了博士后研究人员迅速成长为高水平的研究人才，"小基金发挥了大作用"。

在博士后科学基金的资助下，博士后研究人员的优秀学术成果不断涌现。2013年，为提高博士后科学基金的资助效益，中国博士后科学基金会联合科学出版社开展了博士后优秀学术专著出版资助工作，通过专家评审遴选出优秀的博士后学术著作，收入"博士后文库"，由博士后科学基金资助、科学出版社出版。我们希望，借此打造专属于博士后学术创新的旗舰图书品牌，激励博士后研究人员潜心科研，扎实治学，提升博士后优秀学术成果的社会影响力。

2015 年，国务院办公厅印发了《关于改革完善博士后制度的意见》（国办发〔2015〕87 号），将"实施自然科学、人文社会科学优秀博士后论著出版支持计划"作为"十三五"期间博士后工作的重要内容和提升博士后研究人员培养质量的重要手段，这更加凸显了出版资助工作的意义。我相信，我们提供的这个出版资助平台将对博士后研究人员激发创新智慧、凝聚创新力量发挥独特的作用，促使博士后研究人员的创新成果更好地服务于创新驱动发展战略和创新型国家的建设。

　　祝愿广大博士后研究人员在博士后科学基金的资助下早日成长为栋梁之材，为实现中华民族伟大复兴的中国梦做出更大的贡献。

中国博士后科学基金会理事长

序　言

20年前，"数据"对于普通人来说，还是一个相当专业的词汇。时至今日，"数据"已经无孔不入地渗透到我们的生活。人们在日常生活和工作中收发邮件和短信、拍照、录像、撰写文稿、计算机绘图及编程，每天都在源源不断地产生大量的数据。随着信息时代的来临，医疗记录、医疗影像、健康检查、基因测序等医疗信息都被详尽地记录下来，既有结构化的数据，又有非结构化的数据。医疗信息海量资料的爆发式累积亟待质的提升，而真实世界中大数据正是医疗信息从量变中产生质变的关键，也正是我们挖宝的重要工具之一。

血管性痴呆是老年期痴呆最常见的一种类型，与中风、帕金森病合称为三大致残疾病，近年来，随着生活水平的提高及社会老龄化的加剧，血管性痴呆的发病率呈明显上升趋势，给社会、家庭带来较大的经济和精神负担。本书结合目前真实世界大数据研究进展，从全新的角度系统论述了该病的相关研究进展、研究方法并介绍了一些研究实例。本书专业性强、内容丰富、研究深入、资料翔实，有较高的理论及实用价值。

医疗正在经历有史以来最彻底的变革，人工智能和机器学习的完美结合是未来医疗的必然方向，推动构建医疗全新图景。数字医疗和人工智能可以辅助医生做出更精准的决策。在"大数据"时代抓住历史机遇，成为全球信息革命的主角，是实现中国经济结构转型和中华民族伟大复兴的重要因素。

本书旨在为中国医疗界、教育界打开一扇了解"基于真实世界血管性痴呆的大数据"的窗户，通过对最新发布的有关血管性痴呆大数据的报告进行编著，深入浅出地介绍了真实世界中中医药的大数据研究、血管性痴呆、真实世界中血管性痴呆临床大数据研究的选题与设计、临床数据的处理与分析、大型数据仓库的构建、临床大数据研究的质量控制、临床血管性痴呆大数据病证研究实例等内容。

在编著的过程中，为了尽快把国内外最新、最权威动态成果介绍给国内读者，沈晓明同志付出了巨大的努力。

马云枝

2023 年 8 月于郑州

前　　言

　　我们正处于第四次工业革命，即工业 4.0 时代，其主要围绕人工智能，机器人以及大数据所产生的巨大影响来开展，这场革命将推动医疗变革，深度学习将在未来医疗中扮演重要角色，机器模式的引入，将对基于数据的医疗领域产生巨大影响。移动互联、智能传感器、云计算、机器人等新兴信息通信技术与信息感知方式的发展和变化，深刻地改变着传统医疗与健康服务模式。在这个过程中，医疗数据逐步开放，大数据带来的智能医疗和精准医疗开始涵盖更多方向，在临床操作的比较效果研究、临床决策支持系统、医疗数据透明度、远程病人监控、对病人档案的先进分析等方面发挥更多重要作用。同时，随着区域医疗、移动医疗、转化医学等新兴技术的应用和发展，电子病历、电子健康档案、转化基因、重症监护室中的临床监测数据，甚至可穿戴传感器感知的个人健康状态记录等数据都呈现出爆炸式增长。将数据压力转变为数据优势，使数十亿条累积医疗数据成为医生诊疗时可随时调用的标准化医疗决策依据，成为提高诊疗效率、减少可避免的人为失误、缓解医疗资源分布不均问题的有效途径。

　　血管性痴呆是老年期痴呆最常见的一种类型，与中风、帕金森病合称为三大致残疾病，近年来，随着生活水平的提高及社会老龄化的加剧，血管性痴呆的发病率呈明显上升趋势，给社会、家庭带来较大的经济和精神负担。本书将系统地介绍目前国内外对于本病临床及基础研究的新进展，以及全面、系统地论述本病。从临床医疗数据获取和传递、知识表示、学习推理系统结构出发，以医学、认知科学、人工智能、信息论、证据推理等为理论基础，深入地揭示了基于真实世界大数据的血管性痴呆在临床诊断过程中的实践，为多层次医疗决策者提供智能决策支持。

　　在不远的未来，以大数据、云计算、移动互联、人工智能为技术支持所构建的智能医疗服务平台将成为医生的重要工作伙伴，为医生推荐准确的诊疗方案，提供诊疗工具，架构全员、全数据、全流程管理型医疗数据库，并为全面降低误诊漏诊率，减少医疗不良事件的发生，缓解医患矛盾，提升患者满意度，提高普遍医疗水平，解决我国医疗资源匮乏与区域分布不均衡等问题与矛盾做出贡献。Web 3.0 及大数据处理技术、人工智能技术在理论及应用领域迅速发展，智能医疗、互联网医疗、医疗信息检索产业也发展迅速，已成为一片广袤蓝海，凸显理论研究重要性的同时，产业界的资本投入也在不断增加。当然，我们也要看到并高度警惕，人工智能在医疗领域应用中的隐私安全问题，人工智能也可能导致许多不正确性，以及对伦理和公共政策的挑战。不管怎么样，智能时代的医疗已经悄悄走进我们的生活。

沈晓明

2024 年 1 月

目　录

第一章　真实世界中中医药的大数据研究

第一节　真实世界研究的起源与发展

一、真实世界研究的起源

早在商朝的甲骨文和铭文中就有疾病的描述，人们开始了解疾病，如"疾首""疾腹""疾言""疟疾""蛊"等病症，以及使用按摩和药物来治疗疾病。西汉时期的《黄帝内经》，全面总结了秦汉以前中国的医学成就。东汉张仲景编著成《伤寒杂病论》，以六经论伤寒，以脏腑论杂病，提供了包括理、法、方、药等辨证论治的理论体系，将辨证论治的思维方式与临床实践经验紧密地结合，为现代中医临床研究提供了理论基础和方法论基础。辨证论治体系的建立是开展真实世界中医临床研究合作的重要基石。

从现代科学发展角度上讲，真实世界起源于实用性随机对照试验（practical randomized controlled trial，PRCT）。在过去 50 年里，医学领域非常重视随机对照试验（randomized controlled trial，RCT），特别是解释性随机对照试验（explanatory randomized controlled trial，ERCT）。临床医生应用 ERCT 提供"理想"环境下干预的结果信息之前还需要进一步的研究。ERCT 因研究结果的外推性相对不佳，且其关注的治疗措施的效力往往是在严格控制医疗环境下，因此并不能够提出充足的理论依据支撑实际临床实践。考虑以上 ERCT 的缺点，研究者因为获得可直观运用于真正临床实践的依据，着手工程设计和实现 PRCT，利用其可提出关于"真实世界"环境条件下干预的结果相关信息，直接拿来使用其结果，这些研究方法即是真实世界的雏形。

二、国际上真实世界研究的发展

自"真实世界研究"（real world study，RWS）的概念出现以来，欧洲和北美的研究人员和有关机构陆续展开了一系列真正的世界科学研究，同时进行了大批独立自主的临床科学研究实际探讨，并逐步提高至我国宏观政策支撑健康发展的高度。

1. 真实世界研究方法的探索阶段

真实世界研究的设计方法多种多样，有观察性设计、横断面设计和队列设计等，其中以观察性设计为主。

（1）观察性设计：全球急性冠脉事件注册研究（Global Registry of Acute Coronary Events，GRACE）是 1999 年由马萨诸塞大学医学院发起的。GRACE 是一个关于所有急性冠脉事件的药物临床管理和病人预后的跨国、前瞻性、观察性研究成果。但由于人们对胆碱抑制物质在临床实践研究中的实际效果和安全性知之甚少，且未能进行大规模的临床试验评价不同胆碱酯酶抑制剂的效果，因此 Mossello 等人进行了一个真实世界调查研究，以评价胆碱酯酶抑制剂治疗确诊的轻至中度阿尔茨海默病的中老年及住院病人的有效性和安全性。

（2）横断面设计：按照世界卫生组织全球哮喘防治倡议（Global Initiative for Asthma，GINA）的指导方针，Cazzoletti L 等人从 1990 年到 2002 年，把欧洲共同体呼吸疾病健康调查（European Community Respiratory Health Survey，ECRHS）作为项目的第二阶段对参加者开展最后一项随访和研究，以全面评估目前各个主要欧洲哮喘治疗研究中心成员的社区哮喘管理状况，并进一步研究评估其预后决定因素和其他影响因素。

（3）队列设计：虽然早期溶栓诊断减少了 ST 段抬高型心肌梗死病人的死亡危险性，但是该病人的死亡率依旧非常高。Gale 等人使用英国心肌梗死国家监测计划（Myocardial Infarction National Audit Project，MINAP）的数据库评价了在真实世界人群中心肌梗死病人住院死亡率的预测影响。数据库也评价了在真实世界人群中心肌梗死病人住院死亡率的预测影响，该资料数据库包括了英国所有急病医院。Lasalvia 和一些学者们花费了 6 年的研究时间，从一种现代的，以社会精神健康服务为导向的环境中，评价了精神疾病和社会残疾之间的纵向变化状况，并使用多波随访设计和各种综合指标作为假定的期望变量，以确立对每个临床研究对象和社会变化状况的期望变量。

上述真实世界科学研究的目标是探索上市后新药或临床治疗方法的效果和安全性。这个科学研究的结果弥补了以往 RCT 或其他科学研究在疗效和安全领域方面的不足之处，能够为临床医生和病人更合理地选择药物提供有益的资讯。真实世界研究是临床研究的一个新概念。在实践中，可以根据具体的研究目标和内容选择不同的设计方法。

2. 国家宏观政策支持发展阶段

2009 年 8 月，比较效益研究（comparative effectiveness research，CER）正式兴起，当时美国将 CER 以法案形式正式记录在《美国复苏与再投资法案》中。在当时的美国总统奥巴马签发了该法案之后，主管该研究的相关机构，即美国联邦医疗保健研究和质量管理局（The Agency for Health Care Research and Quality，AHRQ）和美国国立卫生研究院（National Institutes of Health，NIH）也随即展开了研发并部署 CER 的研究工作计划，并预计将在这项研发上投资 11 亿美金。与此同时，该法案还指定美国医学研究院（Institute of Medicine，IOM）设立了一个 CER 的有限开发计划。于 2010 年初，按照美国《患者保护和可负担医疗保险法案》设立了"CER 可持续健康发展项目办公室"，该办公室是以患者为中心的健康成果研究所，突出以患者为中心发展 CER 的最重要理念，以建立 CER 为优先发展建设项目，并促进了 CER 科学研究方法的蓬勃发展。

CER 的概念并不完全是新的，它的主要内容还是通过形成或综合证据，为医疗实践服务。CER 包括观察、预防、检查、医疗、护理等方面，研究侧重于比较各种干预方法的优缺点，直接对比真实的世界采用不同医疗干预方法，采用不同的数据来源，对不同类型的人群有不同的判断策略的方式和形式，什么样的干预能达到最大效果的利弊。CER 的主要目标是提高个体医疗和群体医疗的水平，并使相关医疗行业从业者（医生、病人、行业领导者等）能够利用 CER 的相关研究结果制定出合理可行的决策。CER 的本质仍是真实世界研究在相关国家宏观政策的支持下的进一步发展。

三、真实世界研究在中国的探索和实践

在初步了解了真实世界研究的概念后，我国相关科研工作者、医生和医药企业等基于真实世界理念在理论、方法以及临床研究上对真实世界研究进行了深入探索。

有研究者提出建立"基于真实世界的中医临床科研范式"，即以人为中心、以数据为导向、以问题为驱动，医疗实践与科学计算交替，从临床中来到临床中去的临床科研一体化的科研范式。开展临床研究的前提是在现实世界中确保数据的完整性，开展真实世界临床研究的前提是确保在临床诊断和治疗中产生完整的诊疗信息数据，严格防止披露相关信息的主题的研究过程，并在此基础上，改善真实世界的科学性和伦理性的研究。

研究人员将真实世界研究与 RCT 进行比较研究，利用其不同特点，采用中医药临床研究，并从临床研究目的、纳排标准、干预条件、样本量、时间、相关

指标、评价统计分析方法、数据采集和管理等方面进行比较，得出前者更符合中医学基本特征和具有中医研究特点的结论，是中医科学研究的一个新方向。

有研究者提取 10 家医院的 HIS 系统数据，建立新的真实世界研究数据库。提取其中的中成药单品种数据，纳入理化检查指标中的血、尿、便常规，血生化检查中的血肌酐、血尿素氮、谷丙转氨酶、谷草转氨酶检查项目作为安全性实验室评价指标，比较用药前后上述指标的异常变化。采用数据挖掘的方法，对未使用中成药的人群的相关检查结果进行比较，并对其数据指标进行比较分析，从而评价中成药上市后的安全性。本研究为基于真实世界研究数据仓库的中成药上市后安全性再评价提供了新的思路和方法。

基于真实世界研究的理念，有研究所开展了参麦注射液、疏血通注射液、苦碟子注射液、灯盏细辛注射液、参附注射液、喜炎平注射液、舒血宁注射液、参芪扶正注射液、注射用丹参多酚酸盐等常用中药的"中药临床安全性监测注册登记研究"，在国内医疗的实际现状的基础上，该课题引入了国外领先的研究思想与技术、药物安全性分析，并运用现代研究技术与先进方法，将能为中医药的安全、有效利用奠定基础，并为进一步的科学研究提供依据与参考。亦有专家提出在风湿病、脑卒中的临床预防上，推广真实世界研究。

四、中医药领域的真实世界研究

中医药文化源远流长，而针灸、推拿等传统中药特色治疗技术在病症的预防上不可或缺，且临床疗效显著。然而在开展真实世界研究过程中，临床试验的顺利开展以及如何准确评价中医诊疗在疾病防治方面的疗效和安全性是目前面临的问题，也是中医药在现代社会发展普及并走出国门所亟待解决的问题。

中医诊疗（包括中医特色疗法）在疾病防治方面的临床疗效和安全性的评价，是中医药临床研究应重点关注的问题。因 RCT 只能作为未上市新药疗效评价的准则，但不能够准确评价真实医疗实践中所面临的临床疗效和安全性问题，所以现代中医药临床研究需要引进更为合适的方法，用于中医药临床真实世界研究。

1. 有效性评价

有效性评价是中医药临床研究的首要内容，主要包括：

1）进一步评价中医临床干预疗法（包括针灸、推拿等中医特色疗法，后同）原有的适应证。

2）在临床实践中发现中医临床干预疗法更多的适宜病证，去除不适宜的病证。

3）进一步明确中医临床干预疗法的具体临床运用指南。

4）进一步研究中西医结合临床的运用，具体包括治疗方法的结合、中西医药物的联合使用等。

此外，评估中医临床干预疗法在特殊人群中的疗效也十分关键。开展中医 RCT 的局限性在于中医强调个体化治疗，疗效评价注重整体性、复杂性和多重影响，强调脏腑经络的表里联系，患者与环境相互依存，难以满足 RCT 的客观要求、绝对控制等条件，难以体现中医在 RCT 中的特点。

2. 安全性评价

中医临床干预疗法的临床安全性研究是中医药临床研究的重要部分，但是运用 RCT 设计的临床安全性研究有时不易观测到特殊情况下发生的药物不良反应及其个体或者用药等相关影响因素，尤其缺少对临床老、幼、妇及患肝肾疾病等特殊人群应用中医临床干预疗法所发生不良反应/事件信息的记录，不能对中医临床干预疗法的安全性进行全面的评估。记录中医临床干预疗法新的或严重的不良反应，及对其相关信息的整理分析，是开展中医临床干预疗法安全性再评价研究所面临的难点。RCT 无法提供对中医临床干预疗法的不良反应/事件相关研究数据和结论，因此开展基于真实世界研究的再评价研究是解决此类问题的主要的新的方法。

基于真实世界研究的中医药临床试验是未来研究的较好的方向。ERCT 可以用来研究中医临床干预疗法的效力，PRCT 可以对中医临床干预疗法的实际临床效果作出初步评价，基于上述研究，我们可以深入了解基于真实世界研究的实际疗效和安全性。因临床诊疗的需要，真实世界研究在探讨中医临床实践科学研究方法、发展临床医学的新科研方法等方面也逐渐受到了重视。认为真实世界研究，将会是中医临床试验特别是开展上市后中药再评价研究工作的一个主要理念。

第二节　真实世界研究的理念与思路

一、真实世界研究的理念

在真实医疗环境下，开展真实世界研究可为实际的医疗实践及相关决策提供可靠的信息。相关研究应在真实临床实践中开展，研究的设计应是合理的，试验的相关指标应与受试者直接相关，应综合考虑普通受试者与特殊人群（老幼妇及肝肾疾病患者）的相关特征，将二者相结合得出的相关指标才是最适用于真实世界的临床医疗实践效果和安全性评价。ERCT 研究多用于判断干预措施是否有效，真实世界研究则是 ERCT 的进一步深化，可对临床干预措施的实践进行疗效和安全性评价。

真实世界研究未对干预措施和临床结局指标进行任何相关分析，所以其试验结果（正面的或负面的）可能没有任何临床意义，但其优势是其试验结果与该研究患者的实际临床医疗干预结果几乎一致。真实世界研究是对 ERCT 的进一步深入研究，以评价已证明有效的临床干预措施的效果和安全。真实世界研究样本量大，随访时间长，研究经费要求较高，具有为真正医学探索的有效性和安全性提供证据的优势。然而，风险可能是在试图确保外推时牺牲了内在的效果。严密的研究设计是疗效的可靠保证，但在实际的临床实践中研究设计越严密可行度越小；反之，效力系数则越小。在平衡临床研究的疗效和有效性时，必须在使用随机盲法研究同质患者样本的优势和获得与真实临床实践更密切相关的数据之间进行权衡。我们的目标是在保持可接受的内部效能的同时实现外部效能，也就是说，我们需要在外部效能和内部效能之间取得可接受的平衡。真实世界研究、ERCT 和PRCT 是评价临床医学干预的重要实验研究，只有综合分析三者的结果，才能更好地评价实际的临床指标，制定合理的适用于真实临床环境的治疗指南和规范，指导日常医疗活动。

二、中医药开展真实世界研究的思路

真实世界研究的主要优点就是它能够为实际临床条件下药物的效用和安全提出更多的理论依据。设计合理的真实世界研究，应该用来当作对上市前 RCT（尤其是 ERCT）研究工作的补助，去检验一种上市药物（经验证有效的药物）在真实临床实践中的安全性和有效性，这正是中医药临床研究所迫切需要的。

开展广泛的真实世界研究，研究周期长，试验指标全，记录各项真实的临床医疗实践，可较真实地收集中医临床干预疗法安全性和有效性的相关信息，为评价中医临床干预疗法的受益-风险及采取相应措施提供可靠证据。基于实际临床条件，真实世界研究可以全面监测意外用药、罕见用药、延迟用药、过量用药、长期用药、联合用药的药物不良反应（adverse drug reaction，ADR）及其影响因素，以及采用中医临床干预疗法的特殊人群的 ADR。在疗效再评价方面，真实世界研究可以进一步评价中医临床干预疗法，并进一步确定和优化其临床剂量和治疗疗程。发现中医临床干预疗法更合适的病症，取缔不适合的病症；阐明药品内部的作用，包括药品的配伍和组成；获取中医临床干预疗法在特定人群中的有效性信息。中医临床研究开展真实世界研究的必要性和可行性，正是 RCT 在解决上述问题方面存在明显的不足。

辨证施治、整体治疗是中医临床应用的基本特点。中医临床医生往往注重中医的实际临床疗效，通过严格设计的 RCT 在广泛人群中评估中医临床干预疗法的有效性和安全性存在不足。中医临床干预疗法的临床应用信息缺乏。开展真实世界研究是评价中医临床干预疗法的有效性和安全性的好办法。我们可以通过 RCT 初步探讨中医临床干预疗法的临床疗效，使有效且相对安全的中医临床干预疗法能够及时应用于临床。再利用真实世界研究技术来进一步研究其实际的临床疗效（effectiveness），获取更全面的可靠性和效果资讯，在保证安全、有效的前提下，可以延伸中医临床干预疗法的临床应用价值，从而促进中医药产业的健康发展。随着越来越多的中医临床研究问题需要探索和研究，真实世界研究将越来越受到科研人员的重视。我们相信，真实世界研究是中药上市后临床再评价的新概念，必将在中医临床科研评价实践中获得更全方位的运用与检验。

有学者提出了真实世界的中医现代临床研究范式，即以人为本、数据导向、问题驱动、医疗实践与科学计算交替，实现从医学临床中来走向医学临床中去的医学临床研究一体的研究范式。该范式传承了传统中医药临床研究的基本模式，通过整合现代中医药临床循证医学、流行病学、统计分析方法和信息科学、技术等手段和理论成果，支持了中医药临床科研信息共享体系，在脑卒中、肿瘤、糖尿病、冠心病等重要病症中广泛应用，取得以往难以获得的研究成果。这一范式也有望作为现代中医药临床科研的重要模板，把现实世界的研究成果运用于现代中医药临床科研。在具体的研究过程中，进行真实世界研究的成本可能会比较昂贵。由于样本量需求大，临床观察随访时间较长，这一问题需要在研究开展中加以解决。在保持中医特色的同时，将真实世界研究引入中医是一个新的研究方向。这种整合研究既具有中医研究的科学性，又使研究成果与真实的临床情况相一致，进而推动中医走向世界。

第三节　大数据时代的医学研究

一、信息时代与大数据

近年来，信息技术在社会、经济、生活等领域不断渗透和创新。在云计算、移动计算、物联网等一系列新兴技术的支撑下，社交媒体、虚拟服务、众包等新兴的应用模式进一步丰富了人们所提供与使用的信息范围与形态[1]。如今，信息技术的发展与创新正在改变着各个行业，将信息时代推向了一个大数据的新时代[2]。同时，也促进了医学临床大数据研究的发展，为医学临床研究带来了广阔的前景。

2010 年 2 月，"The Data Deluge"作为封面文章发表在 *The Economist* 杂志。文章指出，世界上的信息量正在以惊人的速度增长，随着数据洪流的增长，分析、获取和保存有用信息将显得越来越艰难。政府、商业、科学和日常生活已经显示出数据泛滥的迹象。解决数据泛滥的最佳办法是将更多的数据带到适当的地点，而这个过程或许会非常漫长，毕竟，人们才开始学会怎样管理海量数据，并弄清楚如何管理这些数据。

2011 年 6 月，麦肯锡咨询公司发布了《大数据：下一个竞争、创新和生产力的前沿领域》的调研报告。报告指出，数据是重要的生产要素，如今渗透到每个行业和商业职能中[3]。随着各领域对海量数据的挖掘与运用，大数据分析信息时代已然到来，它昭示了新一轮的生产效率提升和消费者盈余浪潮的到来[4]。

2012 年 3 月，美国政府宣布对大数据研究与发展计划（Big Data Research and Development Initiative）投资 2 亿美元，旨在提高从大型复杂数据集提取信息和知识的能力，服务于能源、金融、卫生和信息技术领域的高科技企业。2012 年 4 月，英国、美国、德国、芬兰和澳大利亚的研究人员联合发起了"世界大数据周"，以促使各国的政府部门共同出台大数据分析战略举措。2012 年 5 月，联合国发布的《大数据促进发展：挑战与机遇》白皮书指出，大数据分析对政府部门和联合国机构而言都是一次历史性的挑战，如果我们现在能够借助大量的信息来源，对前所未有的世界经济状况作出信息分析，将有助于政府部门更好地处理全球经济。

更多国家的主要政府部门、公司董事会和其他组织都已经开始意识到，分析研究能力正在逐渐变成一个公司真正的最核心竞争力。大数据时代将是中国政府经济管理方式转型升级的历史性机会。海量大数据技术的有效运用也必将会成为公司在未来持续竞争优势与持续发展能力的重要基石。与此同时，大数据的应用在学术界也引起了广泛的研究兴趣。2008 年和 2011 年，*Nature* 和 *Science* 杂志分别出版专刊 *Big Data*："Science in the Petabyte Era"和"Dealing With Data"，讨论大数据处理和应用在互联网技术、超级计算、互联网经济学、环境科学、生物医药等多个方面的研究与发展。

二、大数据的特征

大数据，是指传统过程或工具所无法管理或分析的大数据分析的集合体。大数据分析既是信息量的扩大，又是数据处理复杂度的提高[5]。但大数据分析并不同于过去的海量数据分析方法，它的基本特征可以用三个以"V"开头的英语关键词来描述，即总量（Volume）多、种类（Variety）多、速度（Velocity）快。

海量数据是大数据的第一特征。大数据存储的计量单位由 TB 增加到 PB。目前，一个典型的 PC 硬盘的容量是 TB 量级，而一些大型企业的数据量接近 EB 量级。1EB＝1 152 921 504 606 846 976 字节，约相当于一般 PC 硬盘容量的 100 万倍。目前，传感器是数据产生的主要来源，2010 年产生了 1250 亿千兆字节的数据，比宇宙中所有的恒星都多。

数据类型繁多是大数据的第二特征，包含结构化的数据表和半结构化的网页以及非结构化的视频、图像、文本、地理位置等。移动互联网、物联网、云计算、车联网、手机、平板电脑以及各种各样的传感器，是数据来源或者承载的方式。这些多类型多来源的数据对数据处理能力提出了更高的要求[6]。

数据增加和处理速度加快是大数据的第三特征。数据信息产生和更新的速度也会因数据源增加、数据通信的吞吐量增加，以及数字产生装置的计算能力提升而增加，因此相比于传统数据仓库、商业智能应用中都采取批处理方法，大数据分析必须进行实时数据流处理的方法[7]。

大数据特征的定义一般用上述的"3V"特征来描述。但也有人认为，除了"3V"特征外，还应该加上另一个"V"，即价值（Value），这是大数据处理和分析的终极意义，即获得洞察力和价值。日本野村综合研究所认为"所谓的大数据是一个综合性的概念，包括难以管理的具有'3V'（Volume/Variety/Velocity）特征的数据，存储、处理和分析这些数据的技术，以及通过对这些数据的分析可以获得实际意义和观点的人才和组织"。这实际是在广义层面上对大数据给出了一个定义，如图 1-1 所示。

所谓的"存储、处理和分析技术"指的是分布式处理大规模数据的框架 Hadoop、可扩展性好的 NoSQL 数据库、机器学习和统计分析等。能够分析这些数据，并取得实际意义与建议的人和机构是指全球需求巨大的数据科学家，能够与各行业的数据科学家建立直接联系的各领域人员，并且可以合理运用大数据分析的机构[8]。

维克托·迈尔-舍恩伯格（Victor Mayer-Schonberg）认为大数据有三个主要特征：总体性、混杂性和相关性。第一总体性，即获取并分析与研究问题有关的越来越全面的大数据。数量的绝对量并不关键，最主要的因素是有哪些数量与所研究的现象相关。透过与研究问题有关的越来越全面的大数据分析，就能够发现许多细节，而这种细节往往是原先利用随机抽样获取的小样本数据分析所无法达到的。第二混杂性，即广泛接受的混合数据分析。在小数据时代，人类一直在努力获取那些特别干净和优质的数据，并耗费了巨大的金钱和精力，来证明这种数据是最好的数据和优质的数据，而在大数据时代，他们已经不再要求特殊的准确

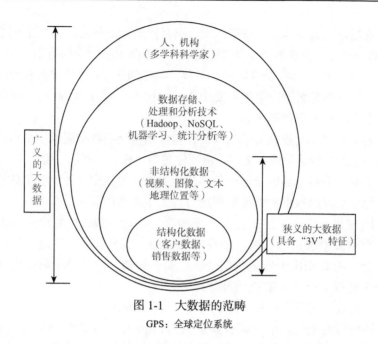

图 1-1　大数据的范畴
GPS：全球定位系统

度了。在微观层次上失去了准确度，却又在宏观层次上重新得到了准确度。第三相关性，由于大数据的混杂性，人们需要在小数据时代寻找因果关系，在大数据时代寻找相关性。

三、大数据与云计算

大数据的爆发性增长和互联网技术的飞速发展催生了云计算。大数据处理中巨大的信息量导致了一般的单机运算并不能实现，云计算可以透过在大规模的分布式计算机系统上进行运算，但却不能透过在大规模本地服务器或异地服务器上进行运算使得大部分信息都可用，基于互联网使普通用户从中受益，使得无法接触高性能计算的用户也可以享受每秒百万亿次的计算能力。

从最广泛的意义上说，云计算技术是一个移动的、可延伸的运算模式，是利用互联网进行虚拟化的技术。狭义的信息技术（IT）服务指的是 IT 基础设施的提供与应用方式，包括基础设施（硬件、平台、软件）能够按需要提取，而且还能够在互联网上轻松伸缩。提供这种资源的互联网叫作云。云计算是指分布式计算（distributed computing）、并行计算（parallel computing）和网格计算（grid computing）的进一步发展。透过使用非本土或远程服务器设备（集群）的分布式网络计算机系统为互联网用户业务提供运算、储存、软件和硬件等服务。

它有效地提升了利用软硬件资源的效率，并透过云计算技术可以让使用者体验到高性能并行计算所提供的便捷。

四、科学研究的第四范式

随着大数据时代和相关技术的日益发展，科学的认知基础也因此产生了巨大的改变。借助各种认知、观测、模拟、统计、建模、传播技术等，科学领域的大数据随着快速的形成、广泛的扩散和经过合理的分组存储，而越来越成为科学创新的重要基石和关键手段。而大数据的时代洪流同时也在改变着人类对信息及其功能的理解，当信息开放化、海量化、网络化、计算化和泛在化之时，信息的功能也出现了本质改变。已故的图灵奖得主吉姆·格雷（Jim Gray）在 2007 年最后一次演讲中描绘了数据密集型科研"第四范式"（the fourth paradigm）的愿景。大数据分析研究因之不同于基于数学模型的传统科学研究方法，它从第三范式（计算机模拟）研究中剥离单独成为一个新科学范型，同时它又为医学的临床科学研究指明了新的发展方向。

2009 年 10 月，微软公司发布了《第四范式：数据密集型科学发现》一书的英文版。该书对于在信息化时代认识并组织科学研究、科研服务以及管理人才有着重大的意义，是国际上首部系统讲述现象，并深入阐述了它对科学技术的革命性影响的作品。该书通过科学研究信息化（e-Science）提供了科学发展的第四范式，并延伸了吉姆·格雷的研究思路，是以大数据分析为基石的数据密集型科学研究，从卫生医疗、国际学术交流、科研发展的基础架构和地球环境保护等四大方面，系统论述了数据密集型科学研究的发展愿景，并对如何充分利用科学技术发展的第四范式提出了深入观点。2012 年 11 月，《第四范式：数据密集型科学发现》一书的中文版出版。

2000 年，英国科学家最早提出 e-Science 这一术语，是指通过运用信息化基础设施开展科学研究活动所需要的一系列工具和技术。而今，随着大数据时代的到来，科学发展进入了一个新的阶段，科学研究的方法不同于实验科学（experimental science）、理论科学（theoretical science）和计算科学（computational science），科研被推进到第四范式——数据密集型科研（data-intensive science）。科学研究的第四范式，将带来科学的全新变革。当科学研究工作者能够轻易地获取从宏观到微观、从自然界到社会的大量实时观察或研究资料后，这种大量资料将能够以网络存取、能够使用、容易获得、在分析信息中进行创新，以及可延伸的方式和手段作为专家和社会的普适性手段，在人类的认知、学习、工作以及日常生活中使信息能够自动更新、广泛链接、定制化、移动交互、智能化，于是一些激动人心的潜力被逐步开发。很多未知的技术和方法也会展现在我们眼前。第四范式——数据密集型科研将更加有利于临床医学的研究推动和发展。

五、大数据对现代脑病医学理念的颠覆

（一）群体模式向个体化模式的转变

从某种意义上说，包括脑病在内的现代医学体系建立于流行病学基础之上，至少是建立于流行病学理念的基础之上。流行病学是研究疾病和健康状况在特定人群中的分布和决定因素，研究预防和治疗疾病与促进健康战略和措施的科学。2004年，世界卫生组织（World Health Organization，WHO）对临床流行病学给予了高度评价，指出这一学科从群体水平和定量研究方法上，在促进全球卫生研究、创造最佳研究成果、促进人类卫生事业方面做出了突出的贡献。它对促进医学领域的发展起着举足轻重的作用。

脑卒中的流行病学的基础是概率论，关注在人群中占主体地位的人。因此，标准的临床医学试验有严格的纳入和排除标准，将非主体的人群，如老年人、儿童、妊娠或哺乳期妇女、肝肾功能障碍者，以及患有某些疾病的人排除在外，并且在纳入的人群中取95%或99%的置信区间，假设置信区间之外的个体表现出来的差异都是偶然的，可以不予考虑。这种试验简化了临床实际，使得大量脑病临床研究得以方便地开展。毋庸置疑，这种方法对于推动现代医学的发展起到了不可替代的作用，但也抹杀了个体的差异性。毫无疑问，在试验设计和统计检验中被排除的人群，也是需要临床照料的人，但却因为与多数人的某些差异而无法得到应有的医学照料。

建立于流行病学基础之上的现代脑病学体系是一种以群体为基础的研究范式。随着大数据时代的到来，它必然会被以个体为基础的研究范式所取代。1995年波立维（硫酸氢氯吡格雷片）完成19 000例患者参与的代号为CARPIE的临床试验，这是严格遵循流行病学和循证医学原则的临床试验，试验结果表明药物对罹患血管疾病的患者群体具有潜在的好处。于是美国食品药品监督管理局（Food and Drug Administration，FDA）连同世界其他一些监管当局批准了该药的使用。截至2010年，波立维以年销售额90亿美元成为全球销量第二的处方药。然而随着精准医疗（precision medicine，PM）理念的日渐兴起，人们也开始重新看待这一科学研究结果，而大量的研究证据也使得美国FDA给出了波立维警告中等级最高的黑框警告：在没有特定基因的病人体内，波立维可能无法正常发挥作用。波立维的代谢决定于功能基因 *CYP2C19*，至少有30%的人因缺少此基因而无法正

常代谢波立维,从而不能产生药效。对波立维的重新认识经历了 20 年的时光,这是以群体为基础的循证医学研究范式向以个体为基础的精准医疗模式转变的过程。

以个体为基础的医疗模式须建立于远多于群体模式的医疗信息之上。因为群体层面的规律是对研究对象理想化、简单化之后的规律,而以个体为基础的医疗则需要充分彰显个体的特性,从而需要对个体进行更加深刻、更加细致的刻画。因此从群体向个体模式的转变,不仅仅是思维模式的变化,也是数据和计算方式的转变。大数据正是促成这一模式转变的关键因素。

(二)大数据是模式转变的关键

今天,医疗行业产生的数据正呈指数级增长。早期的医疗数据大多记录在纸张上,如医院的病历、处方、收费记录、化验检查结果、医学影像等。随着信息技术的发展和医院信息化的快速推进,医疗信息大量电子化。医疗信息记录的成本降低促进了医疗数据的大爆发。有报告显示,2011 年美国的医疗健康系统数据量达到了 150EB。照目前的增长速度,很快会达到 ZB 级(如果家用电脑的硬盘容量为 1TB,那 1ZB 相当于 10 亿台电脑的容量)。另外,现代社会,医疗健康数据不一定产生于医院,个人健康数据的规模也极为庞大。首先是基因数据,一个人的全基因测序数据大约为 300GB。此外,各种可穿戴设备实现了血压、心率、体重、血糖、心电图等的实时监测,使健康信息的获取方便而廉价。虽然这些数据纷繁复杂,可能来自不同的地区、不同的医疗机构、不同的软件应用等。但毫无疑问,如果能够对信息高效地集成与分析,医学大数据分析将在改善医学服务质量、发展医学知识、降低用药风险、减少医药成本,以及维护病人利益等方面起到巨大作用。

同样,云计算从其诞生之日起就以其在网络时代无与伦比的优势得到迅速发展,其对健康领域的影响也日益巨大。云计算可以带来海量数据储存能力以及巨大的计算能力,同时带来了便捷的软件业务,把各大医疗机构的远程业务都作为云端服务进行,从而使用户的需要能够进行最佳的配合,使电子健康服务从以机构为中心的业务模式向以人为中心的业务进行了过渡,通过在云端数据的分析挖掘将医疗服务变得更加个性化、智能化。在云计算技术的帮助下,医务人员将更为便捷地得到各类医学健康历史数据、相关专业知识、治疗方式信息的支持。数据分析云服务将能够把电子病历数据化为知识库,并提升和优化医务人员的临床实践。

医疗数据的电子化、健康管理数据、可穿戴设备产生的数据,以及云存储、云计算等大数据的处理技术,不但为精准医疗的实现,也为脑病临床大数据研究奠定了基础。

（三）精准医疗：医学大数据应用的尝试

精准医疗的发展缘于近几年来多项科学技术的突破，尤其是基因测序技术、多水平的组学生物学技术和计算机分析能力的提升，而这些也同样是大数据革命产生的先决条件[9]。加州理工学院的 David Baltimore 也对精准医疗作了这样的解读："精准医疗的愿景主要是由两项重要技术——DNA 测序和基因组技术来驱动的。"近年来基因测序成本飞速下降，其下降的幅度甚至远超摩尔定律的预计，目前分析一个人类个体基因组的成本只要 2000 美元，这使得大规模获得基因组学数据成为可能。而大规模多水平组学生物学技术，如蛋白质组学、代谢组学、基因组学、转录组学及表型组学等的飞速发展，为现代精细医学奠定了强大的科技基石；临床信息学技术的进展，如电子医学案例，使收集详尽的临床数据并链接生物大数据分析技术变为可能。计算机计算能力的提高，信息技术的出现，特别是大数据处理和云计算的出现，使得处理大量的生物数据成为可能。这一切都催生了精准医疗的出现。

精准医疗的理念可以有效指导临床合理用药，从而达到降低 ADR，提高安全性的目的。王辰院士认为精准医疗可以在有效控制不合理的药费支出、提高疗效、降低 ADR 等方面带来重大的社会和经济效益。贺林院士认为，精准医疗理念指导下的临床合理用药最终走向个体化医疗（个性化治疗）。个性化治疗是指根据个体的疗法，即通过基因组成的不同及基因变异来了解治疗有效性及毒副作用的反应，以便对每位病人进行最合适的药物疗法[10]。据统计，中国每年约有 250 万起由药物引起的严重不良反应，约 20 万起由药物引起的死亡。如果能够推行基于精准医疗的临床合理用药，可能会极大地减少不良反应的损害。同时，推动精准医疗的发展，可以将我国拥有的巨大患者资源优势转化为促进临床诊疗技术进步的战略资源。

精准医疗与中医药个体化治疗的理念相通[11]。大数据的相关技术为现代医学从关注"人的病"向关注"病的人"的转变提供了方法学的支撑。这是现代医学摆脱纯粹的"科学主义"，走向中医学所倡行的科学与人文相结合的新医学的坚实一步。在"生命科学&人文科学"的定位指引下，新医药面临"病的人"这一复杂性巨体系，在面临巨体系中生物学、经济社会、心灵、自然环境等众多元素的复杂性关联时，人工智能的相关技术提出了解决非线性和关联本身的办法，这为统一新医学的进程扫清了大道。我们可以期待，在大数据的推动下，在不远的未来，中医和西医的系统都将发生本质的变化，西医从思想和理念上向中医靠拢，而中医从技术上向西医靠拢，最终形成统一的新医学（图 1-2）。

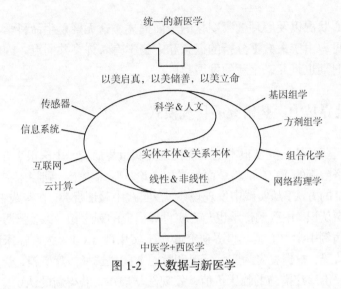

图 1-2　大数据与新医学

第四节　基于大数据理念的中医药真实世界研究

一、大数据与中医药在理念上相通

近代以来，对于中医药科学性的质疑甚嚣尘上。然而随着现代科学领域基础性学科的发展，尤其是物理学和天文学的相互促进，人们对世界的认识更进一步。

随着打破了孤立的、线性的思想惯性，中医学的科学内涵也越来越明显。中医学是中国农耕文明的产物，是在系统论指导下的，以非线性现象与关系本体为主要研究目标的，生命科学与社会人文有机融合的新医学科学。中医生命医药的研究对象，一直是"病的人"而非"人的病"，所以，它要面临的问题始终都是一种复杂的体系，因此关键是要解决复杂的体系中诸元素的相互作用，其原因是中医学构建的对象是关系本身而不是实体本身；但是由于传统中医学研究的对象都是生活的人，所以，为了处理各种复杂非线性的关系，就需要将其研究的对象置于自然界、社会、心灵等的多维世界之中，从整体角度去思考问题，从而发展出复杂非线性的辨证系统；同时，又由于其主要研究对象都是生活的人，所以不但要"格物"，还要"察情"，并把生命科学和人文有机地融合起来[12]。

维克托·迈尔-舍恩伯格对大数据"总体性""混杂性"和"相关性"的概括成为学术界的普遍共识，毫无疑问，大数据分析的思维也是非线性的，它所关注更多的也是关系本身而不是实体本身。与此同时，在医疗领域的大数据分析也提供了研究对象在整个社会中不同层面上的大数据分析，在理想状况下将会有对人际关系、身心状况以及心理健康变化的全面描述，这无疑是生命科学与人文科学的结合。可见，由于大数据分析的概念和中医学有着许多共同点，因此中医学在大数据分析时期也将迎来全新的发展契机。

二、真实世界是中医药研究的传统模式

传统中医药学的研究从根本上来说就是真实世界研究。中医很少在"理想"条件下进行严格限制的 RCT 试验。而是强调理论从临床中来，到临床中去，更多地应用归纳总结的方法，从实践中发现规律，在实践中验证规律，在实践中改进认识，在实践中提高认识。中医的传承也与真实世界研究的观念相一致，强调在临床实践中理解和从病例中学习。真实世界研究起源于实用性 RCT，强调临床试验应遵循实际的临床情况，根据患者的实际情况和意愿非随机选择治疗措施，长期、大样本临床观察，评价诊疗措施的临床价值，发现医学规律，获得新的认识。由此可见，虽然在具体的研究方法上有很多的差异，但它们的概念是一致的，这是毫无疑问的。

中医药辨证施治、综合诊断、个性化诊疗的特色决定了其效果与特色无法通过严格的 RCT 来表达。因为，RCT 采用了临床流行病学的思想探讨人群的规律，其纳入和剔除要求也被严格限定了，并保证只列入主流群体，从而减少了关于特殊人群、个体差异和社会、科研对象之间的心理因素和个性等价值导向的因素。但中医药也强调要考虑这种因素，其对个体诊断的特征也要求必须获取有关个人的人格、心理因素、社会地位、宗教信仰、个性意向等的数据，但毫无疑问，如果 RCT 没有达到这一点，中医药的优越性就只能在真实世界的情况下，才得以更全面地贯彻和实现。

然而，在现实世界的研究中实施有许多困难。与将事物理念化、简约化的 RCT 有所不同，现实世界的研究需要回归事物的现实情景，这就需要科学研究中包含巨大的变量，需要通过变数相互之间的关联来重建变量演化的复杂性体系。这需要非常复杂的数学模型和高性能算法，并且在很大程度上取决于信息科学的发展。正因为这些技术手段上的局限性，对中医药与现实世界关系的研究并不能受到充分的关注。但随着大数据分析时代的来临，医疗大数据分析技术通过对研究对象的不同层次的描述，以及大数据管理技术与处理方式的飞跃，将使得在各个层面上对临床情景进行再现与重建，分析和理解数据成为可能。大数据推动中医药真实世界研究指日可待[13]。

三、大数据为中医药真实世界研究提供了广阔的时代背景

真实世界研究影响因素很多，需要使用大规模样本来得出正确的结果，大数

据分析的关键方式与技术手段使这一切简单方便起来。

大数据分析时代的到来源于信息技术的快速发展，各种感应器的大量使用以及信息传递技术手段的便利性使得临床实际检查数据信息的获取极为方便，而通过网络的信息传输则便宜快捷。如前所述，可穿戴设备的开发可以不断获取研究对象的健康数据信息，使真实世界研究可以建立一定时间内所有持续的数据分析。网络信息平台可以同时和真实地采集国内的大量卫生统计信息。此外，真实世界研究强调研究结果的有用性和可扩展性，而不是因果关系的发现。事实上，真实世界研究更强调寻找相关性作为线索，使用 RCT 的"黄金标准"来确定是否存在因果关系，或者通过有针对性的基础实验来发现机制。同样，与大数据研究一样，真实世界研究也面临着大量的混合数据，而大数据处理混合数据的思路和方法为真实世界研究提供了支撑[14]。

大数据时代的到来，是真实世界研究的重大机遇。在大数据时代，真实世界研究的概念可以充分实现，在关注实际临床实践，产生更多实用和促进的证据，维护患者健康方面可以迈出新的一步。

参 考 文 献

[1] 城田真琴. 大数据的冲击[M]. 周自恒，译. 北京：人民邮电出版社，2013.

[2] 维克托·迈尔-舍恩伯格. 大数据时代：生活、工作与思维的大变革[M]. 盛杨燕，周涛，译. 杭州：浙江人民出版社，2012.

[3] 弗兰克斯. 驾驭大数据[M]. 黄海，车皓阳，王悦，等译. 北京：人民邮电出版社，2013.

[4] 梁娜，曾燕. 推进数据密集型科学发现，提升科技创新能力[J]. 中国科学院院刊，2012，28（1）：726-732.

[5] 沈浩，黄晓兰. 大数据助力社会科学研究：挑战与创新[J]. 现代传播，2013（8）：13-18.

[6] 李国杰，程学旗. 大数据研究：科技及经济社会发展的重大战略领域[J]. 中国科学院院刊，2012，27（6）：647-657.

[7] 维克托·迈尔-舍恩伯格：大数据取舍之道[M]. 袁杰，译. 杭州：浙江人民出版社，2013.

[8] 杨焕明. 奥巴马版"精准医学"的"精准"解读[J]. 中国医药生物技术，2015（3）：193-195.

[9] 贺林. 新医学是解决人类健康问题的真正钥匙——需"精准"理解奥巴马的"精准医学计划"[J]. 遗传，2015（6）：613-614.

[10] 王辰. 我们很需要精准医学[N]. 健康报，2015-03-26.

[11] 周仲瑛. 中医内科学[M]. 北京：人民卫生出版社，2003.

[12] 刘保延. 临床大数据的中医临床科研范式[J]. 中医杂志，2013，54（6）：451-455.

[13] 王思成，刘保延，熊宁宁，等. 临床大数据临床研究伦理问题及策略探讨[J]. 中国中西医结合杂志，2013，33（4）：437-442.

[14] 杨薇，谢雁鸣，庄严. 基于 HIS "临床大数据"数据仓库探索上市后中成药安全性评价方法[J]. 中国中药杂志，2011，36（20）：2779-2782.

第二章　血管性痴呆

第一节　定义与流行病学

一、定义

血管性痴呆（vascular dementia，VD）是造成记忆、认知和行为等脑区低灌注的脑血管疾病所致的严重认知功能障碍综合征[1]。血管性痴呆也是最常见的痴呆，但比起脑血管病变所引起的阿尔茨海默病（Alzheimer disease，AD）略低一筹。血管性痴呆是导致语言、记忆、视觉空间技能、情感、人格和其他认知障碍的一种伴有退行性病理的痴呆综合征。一般血管性痴呆于脑卒中后的 3 个月内出现，早期症状为突发性或阶段性的阶梯性意识功能障碍、假性延髓麻痹等，晚期人格发生显著变化。

二、流行病学特点

75 岁以上人群的认知功能障碍与脑血管动脉粥样硬化有关。随着年龄的增加血管性痴呆的风险也在不断变化[2]。血管性痴呆的病因诊断、筛查也有所不同。世界卫生组织研究表明，血管性痴呆患者占比最高的是欧洲和美国，近年来亚洲血管性痴呆的患病人数的增高与脑卒中的患病人数的增高密不可分。我国上海老年人（≥60 岁）脑卒中的发病率为 26.3%，而这里面 3 个月内会发生血管性痴呆的约有 1/3。血管性痴呆的主要原因是脑血管病，发生率为 36%～67%。多数患者头颅磁共振呈现白质超信号病变。据报道，晚年患痴呆症风险高的主要人群是先兆子痫妇女（HR：3.46，95%置信区间：1.97～6.10）。

第二节　亚型分类

血管性痴呆可以分为多种类型，其中有以下几种主要的类型。

一、急性血管性痴呆

1. 多梗死性痴呆

多梗死性痴呆是大脑皮质被多发性脑梗死所波及或皮质下区域诱发的一种常见的血管性痴呆。具体表现有很多：阶梯式进展、病程变化的认知功能障碍，突然发病的脑卒中等。

2. 关键部位梗死性痴呆

关键部位梗死性痴呆是单个脑梗死病灶改变了与认知功能相关的功能部位的血管性痴呆，如皮质和皮质下等。认知功能突然变化，意志力下降、执行功能障碍等是内囊膝部受累的表现。

3. 分水岭梗死性痴呆

分水岭梗死性痴呆是低灌注性痴呆。本病诊断中影像学检查非常重要，经皮质性失语、失用症等是其表现。

4. 出血性痴呆

出血性痴呆，是指脑实质内出血、蛛网膜下腔出血后引起的痴呆。丘脑出血导致认知功能障碍和痴呆常见。硬膜下血肿也可以导致痴呆，常见于老年人，部分患者认知障碍可以缓慢出现。

二、亚急性或慢性血管性痴呆

1. 皮质下动脉硬化性脑病

皮质下动脉硬化性脑病的病程特点为不断发展、隐匿性，表现有假性延髓麻痹、锥体束损伤等，有一些患者也可能无明显的脑卒中病史。

2. 常染色体显性遗传脑动脉病伴皮质下梗死和白质脑病

常染色体显性遗传脑动脉病伴皮质下梗死和白质脑病都是血管遗传性病变，可于后期进展为血管性痴呆。

第三节　病理学基础

　　血管性痴呆是一类异质性的脑部病变，其认知功能失调也可归因于脑血管功能改变，造成了 20%的痴呆患者，比例仅次于阿尔茨海默病。最近的临床病理研究更突出脑血管病变的影响，脑血管疾病不仅是认知功能下降的主要原因之一，而且是其他因素引起的痴呆的表达的辅助因素，包括阿尔茨海默病和其他神经退行性疾病，如脑血流量减少，都与认知功能下降密切有关，这提供了一个新的框架来重新评估大脑血管的改变如何有助于潜在的认知障碍的神经元功能障碍的发生。但这种受损在脑血流量正常后是否可以恢复与病因密切相关。血管性痴呆所引起的认知障碍，也与大脑损害的部位、程度和多少有关。研究发现，当急性脑梗死容积超过或等于 100ml 时，很大一部分的急性脑梗死会进展为痴呆，而角回、丘脑、海马体等重要部位的脑梗死体积达几毫升就可进展为痴呆。

一、病理解剖学分类

1. 大血管痴呆

　　（1）多发性脑梗死性痴呆（MID）：是指大动脉，特别是动脉内环或 Willis 环的阻塞，在多发大面积梗死灶中可见，皮质及皮质下层常伴梗死灶周围不完全梗死，尤其是白质，引起大面积脑梗死，导致痴呆。

　　（2）关键部位梗死性痴呆（SID）：是指与更多神经功能有关的在脑部重要地区发生梗死所导致的慢性痴呆现象。当梗死出现在脑部的重要部位时，由于失智症状的严重程度与损伤的程度无关，因此一个间歇性梗死也可以引起严重的认知失调。科学研究已经证实，在关键部位脑梗死病灶的大小比非梗死病灶的大小，更能预示着意识能力减退的后果。危重性脑梗死的典型解剖部位为海马、角回、扣带回、皮质下的丘脑、基底神经节和穹隆，以及尾状核和苍白球等[3]。众所周知，前额痴呆是双侧丘脑梗死的结果。研究发现，涉及丘脑旁髓核的关键部位的梗死或局灶性出血可能导致认知功能障碍，导致复杂的多认知领域缺陷，如记忆丧失，专注与决策能力减退，这被认为是丘脑-额叶回路的血流量下降引起的皮质下意识功能障碍。基于体素的 MRI 研究，也在很大程度上强调了特定酚酸纤维束在脑卒中的关键作用，尤其是在额叶前和胼胝体中。这一研究结果与对以往并没有发生血管性痴呆的胼胝体膝部和内囊梗死的研究结果相同。此外，科学研究证实，颞叶损害的患者，除了正常意义上的执行能力下降之外，也可发生以延迟记忆功能障碍为主的记忆能力下降的临床表现。因为人类大脑中有记忆回路，主要由扣带回、海马穹隆、乳头体和丘脑前核组成。核和连接它们的纤维广泛分布在记忆回路中，与颞叶的连接更紧密。

2. 小血管痴呆

小血管病可引起皮质下或白质病变，梗死主要发生在丘脑背内侧核、尾状核、额叶皮质和白质通信部位。假性延髓麻痹可在基底神经节和突起多次腔隙性梗死后发生，额叶皮质多次腔隙性梗死后可发生带额叶征的痴呆综合征[4]。动脉硬化导致小动脉闭塞和腔隙性梗死的形成；Binswanger 病（BD）名为小血管性痴呆，临床表现为潜伏性进行性痴呆，伴随情绪、行为和意志的变化，如抑郁、欣快、情绪失禁等表现。脑白质广泛脱髓鞘病变伴星形胶质增生和多腔梗死是主要的病理生理表现。在一些严重的患者中，大部分室周白质消失，只有短弓纤维残留完好无损。

3. 低血氧低灌流性痴呆

整体大脑灌注量不足可引起短时间或连续性的脑缺血，甚至引起大血管认知障碍。该研究报道称，在一项"颈动脉闭塞和神经认知障碍的随机评估"中，血流动力学恶化侧颈动脉闭塞与认知恶化独立相关，也就是说，在没有脑梗死的情况下，只有颈动脉阻塞或严重狭窄才会导致认知能力下降。在单侧无症状严重大脑前动脉狭窄的患者中，与狭窄侧相连的大脑区域缺血性和缺氧损伤增加了认知障碍的风险。其他相关学科已经证明，除了颈动脉狭窄可减少全脑灌注而引起脑损伤后认知能力下降外，心搏骤停、严重心力衰竭、心律失常、低血压以及严重低血压的脑缺血损害也会继发痴呆。血管性白质疾病最常见的为选择性的不完全性的白质梗死。本病常表现为额颞叶痴呆，其病变的表现是脑内血管狭窄和循环通信不良，伴有阵发性低血压或低血压发作引起的低灌注[5]。

4. 出血性痴呆

颅内出血可导致神经纤维的再生效率低下，使得神经元（neuron）发生不可逆转的损害，导致神经功能与认知功能损害出现，学习及记忆功能下降。研究表明，脑内微出血与信息处理速度和执行功能减退的程度呈正相关。

5. 白质损伤

脑白质为脑部缺血性损伤最常见的部位，表现为广泛的白质纤维结构的破坏，包括联合纤维以及投射纤维的破坏。最常见的病因是慢性大脑灌注不足，导致白质损伤、轴突运输中断和信号传输中断。当与高级神经功能有关的神经纤维损伤后，整个大脑区域内部的信息传导功能也会受损或者停顿，从而导致不同程度的认知功能下降。基底段和半卵圆中心之间的中间部位，含有大量神经元及其运动与认知功能（包括记忆、表现和学习）相关的纤维，以及连接在额叶上的神经纤维。破坏纤维结构，能够对患者的认知能力产生巨大作用。

另外，脑白质病变也会对胆碱能系统产生损害，进而造成认知能力障碍。在最普遍的胆碱能神经纤维投射体系中，由 Meynert 神经元基底核产生的神经细胞纤维连接杏仁核和来自皮质的胆碱能纤维是和认知能力有关的主要通道，它也是大脑中小血管脑损伤最常见的部位。当胆碱能纤维投射系统被严重损伤后，会产生许多主要的神经系统传递功能障碍，而这些主要功能问题又以额叶最为突出。因为胆碱能系统可以参与调控大脑血流。当胆碱能系统损伤和产生功能障碍时，就会造成大脑血流量的降低和灌注不足，进而加重脑白质病变，从而产生恶性循环。

由于各个远端毛细血管的小分支交界处常见于深部白质，血流动力学上比较不平衡，很可能引起严重缺氧；高危人群，如高血压和糖尿病患者，对高碳酸血症的反应也比较差，但在大多数人，由于白质血管大多是末端血管，反应力较弱，使白质容易引起损害。白质病变可引起远部的营养与认知障碍。更多的资料指出，血管闭塞所致的血管性痴呆出现于血管认知障碍出现后，或深部白质在血流供应遭受影响后。对常染色体显性遗传脑动脉病伴皮质下梗死和白质脑病的前瞻性研究发现，脑白质病变与局灶性皮质变薄共存，提示脑白质病变与皮质萎缩存在因果关系。大量结果表明，白质损伤是早期、长期和慢性的。

6. 血管病变（尤其是微血管病变）

血管性痴呆患者血液循环中一氧化氮（NO）合成酶抑制剂的不对称二甲基精氨酸（AD-MA）水平增加，可使大脑动脉中独立的毛细血管松弛，从而提高了其刚性；研究结果表明，主动脉、毛细血管弹力下降，而微血管脉动应力上升，特别是直接从 Willis 环分支的微血管，包括白质病变下的微血管，最终可导致微血管衰竭。这可能是全身血管病变的表现之一。

白质内的小动脉壁发生玻璃样变、纤维增生和变厚等变化可导致皮质下的血流供应断裂（尤其是脑室附近的白质深层区域），出现脱髓鞘。进而可导致皮质与皮质下区域间的联络通道断裂，以及不同程度的意识功能障碍。有血管性痴呆与毛细血管病变危险因素的患者，血管性 T 细胞数量下降，但它能维持内皮依赖性毛细血管的扩张能力，最终可使毛细血管发生退行性改变，产生脑白质缺乏病和腔隙性脑梗死，这就有助于说明在毛细血管性认知失调患者的白质缺损和正常部位都可见毛细血管密度下降。有的患者毛细血管中缺乏内皮细胞，并表现了毛细血管内皮修复功能损害，可能是由神经元和（或）神经胶质细胞源性生长机制的水平下降所导致的。

7. 遗传机制

目前已研究并找到的几种可能是血管性痴呆分子机制的基因，包括载脂蛋白E（ApoE）在保护神经元负荷的完整性和突触可塑性等方面起着主要功能，其基因多态性强，其等位基因 ε4 型可能是血管性痴呆的主要危险原因，Deborah 等检出高龄或老年人的 *ApoE* 基因多见于痴呆，但少见于无痴呆组，其胆固醇水平也要高于无痴呆组。

目前精神科的神经递质研究仍是热点，研究结果表明，在人脑中的一些单胺神经传递物质是人类记忆产生与保持的重要环节之一。张宝平还发现，去甲肾上腺素（NE）和 5-羟色胺（5-HT）都可利用人脑中乙酰胆碱的作用与记忆进行联系，而多巴胺（DA）通过调节心理、情绪、思维和推理过程间接影响记忆，尸检发现脑组织 5-HT 代谢紊乱明显减轻，白质单胺氧化酶活性显著升高。

8. 连锁的氧化应激和炎性反应

解剖病理学调查表明，心血管认知障碍患者的受损白质中氧化应激标志物（如异前列腺素）和炎症标志物（如细胞因子和黏附分子）升高。不管是在动物模型还是在人体，血管性认知功能失调的血管风险因子可能会提高对脑血管的过氧性应激和发生炎性反应的风险。

脑血管疾病大发作时血浆蛋白外渗，包括纤维蛋白原、免疫球蛋白和补体，这种蛋白质是在炎性反应时形成自由基的强效激活物，尤其是纤维蛋白原主要作用于整合素和非整合素受体，刺激皮肤炎症通道，并刺激小胶质细胞和星形胶质细胞；而毛细血管内皮细胞则由于长期缺血而引起状态和功能上的破坏，而同时形成的各种应激因子，破坏了神经元的信息传递功能和相互营养功能。

由于抑制氧化应激和炎症反应，可以在一定程度上减少大脑损害，据推测也有助于缓解认知失调，因此消除自由基或控制炎症反射，有助于缓解酚酸损伤以及啮齿动物中的由于大脑血液灌注缺陷所引起的神经问题；拮抗血液氧化应激的主要药物还原型辅酶Ⅱ（NADPH），其能改善血液功能失调。

9. 营养解耦联作用

脑源性神经营养因子（BDNF）对血管细胞的营养支持作用，能促进多巴胺能神经元和 C-氨基丁酸能神经元生长和发育，可以延缓神经元的自然死亡，修复损伤对神经元的影响，并参与大脑的长期记忆的形成。神经元缺血、氧化应激损伤等情况下，BDNF 通过抗氧化、抗凋亡、自噬等多种途径与其受体酪氨酸激酶 B 受体结合，保护神经元。血管性痴呆患者血管病变可释放活性氧（ROS），促进炎症反应，降低 BDNF 水平，进而抑制神经内皮细胞的促生存功能。阻断了整联蛋白连接及激酶信号传递，并破坏了神经元和神经胶质细胞的正常功能，进而造成了血管内皮细胞萎缩和毛细血管管壁变薄，并由此造成了意识低下。

二、遗传学

1. 载脂蛋白 Eε4（ApolipoproteinEε4，ApoEε4）基因

ApoEε4 基因是一个相对明显的血管性痴呆基因。

2. *Notch3* 基因

最初，位于 19q12 染色体上的 *Notch3* 基因被认为与常染色体显性遗传脑动脉病伴皮质下梗死和白质脑病（CADASIL）有关[6]。Notch3 的细胞外表皮生长因子（EGF）样重复区含有半胱氨酸残基，绝大多数 CADASIL 患者在该重复区有点突变。在 CADASIL 患者中已经发现了各种不同的 *Notch3* 基因的无意义突变，它导致编码的蛋白质突变、交叉、多聚并沉积在大脑小动脉壁上，导致动脉和小动脉壁上的结构和功能异常，阻碍了正确的信号转导。CADASIL 也是血管性痴呆的发病机制之一，因此 *Notch3* 基因也与血管性痴呆的发生机制有关联，能引起血管性痴呆患者的意识功能障碍。

3. 亚甲基四氢叶酸还原酶（MTHFR）基因 C677T 位点突变

MTHFR 是导致血浆同型半胱氨酸（Hcy）代谢变化的最常见的关键酶。种族对 *MTHFR* 基因多态性的荟萃分析结果表明，*MTHFR*C677T 的 T 等位基因显著降低了 MTHFR 活性，并可能导致高同型半胱氨酸血症（HHcy）。欧洲人在血管性痴呆的风险上没有显著差异。*MTHFR* 基因位于 1p36.3 号染色体上，有 3 个基因型（T/T，T/C，C/C）。正常的 MTHFR 活性是脂肪酸和蛋氨酸代谢的关键[7]。MTHFR 利用维生素 B 作为辅助因子，四氢叶酸亚甲基 N5 作为甲基供体，在蛋氨酸合成酶的作用下将 Hcy 重新转化为蛋氨酸。C677T 位点是一个被广泛研究的突变位点，位于 *MTHFR* 基因的 N 端，是维持酶活性、功能和结构域的重要位点。突变是 C 碱基被 T 取代，降低了酶的活性，影响了 Hcy 的复甲基化，从而提高了血液中的 Hcy 水平。研究表明，共同 C677T *MTHFR* 基因常见的 C677T 的多态性为在 667 位核苷酸 C 突变为 T，产生 T/T 基因型，编码的氨基

酸也由缬氨酸代替丙氨酸，患者血浆 Hcy 水平显著升高。叶酸水平低，高血压的发病率也显著升高。其中，Hcy 是甲硫氨酸循环代谢过程中产生的一种含硫氨基酸[7]。它是一种非必需氨基酸，生理意义十分重要。Hcy 可直接或间接损害血管内皮细胞，改善血小板功能，促进血栓形成、动脉粥样硬化，升高血压，提高脑梗死的发生率[8]。研究者发现 Hcy 水平随着血压升高也不断升高，且血浆 Hcy 也促进高血压的出现和发展。高浓度的 Hcy 通过诱导神经毒性作用、DNA损伤和氧化损伤，破坏血管内皮，使脑血管结构和功能发生改变，还能够激活内质网应激信号通路，加速细胞凋亡，造成脑白质的损害[9]。其中高 Hcy 可激活谷氨酸 N-甲基-D-天冬氨酸（NMDA）型受体（NMDAR），这反过来导致海马体神经元死亡，也可能转化为 Hcy，对海马体神经元产生兴奋毒性作用，导致痴呆症状。由于叶酸及维生素 B_{12} 可参与 Hcy 的循环代谢，Hcy 的甲基化代谢过程需在叶酸及维生素 B_{12} 的催化下完成，叶酸及维生素 B_{12} 缺乏可导致 Hcy 甲基化过程受阻，进而引起 Hcy 水平升高，激活机体氧化应激反应。血浆叶酸及维生素 B_{12} 浓度，与血浆 Hcy 水平呈负相关，因此增加这些维生素的摄入量，也许会降低血浆 Hcy 水平。基于上述原因，血管性痴呆患者可以接受相应的治疗，防止血管性痴呆的出现和发展。

4. 对氧磷酶 1（PON1）基因 L55M 位点突变

PON1 是一种高密度脂蛋白运输的抗氧化酶。血清中 PON1 的低活性与心血管疾病相关。既往研究对 *PON1* 基因的 3 种多态性（L55M、Q192R、T108C）进行了研究，发现 PON1L55M 与血管性痴呆显著相关；而携带 R 等位基因的 *PON1*Q192R 基因型印度人比欧洲人有着更高的血管性痴呆风险，但在亚洲人中的相关研究还较少，有待今后开展更多这方面的研究工作。

5. 转化生长因子 β_1（TGF-β_1）基因+29C/T 和 TGF-α-850C/T

TGF-β_1 是多功能细胞因子，被认为可以促进淀粉样蛋白的级联反应，与阿尔茨海默病中的神经毒性相关。TGF-α 是与激活大脑炎性反应相关的细胞因子。研究显示，TGF-β_1+29C/T 和 TGF-α-850C/T 与血管性痴呆显著相关。然而，目前有关 TGF-β_1+29C/T 的研究仅限于亚洲人，而 TGF-α-850C/T 的相关研究仅限于欧洲人，因此对于这 2 个基因，均有待开展更多的研究予以验证。

三、发病机制

目前，血管性痴呆的发病机制尚未阐明。所有影响大脑神经系统生长发育，以及影响人脑理解、学习与记忆活动的异常机制，都与血管性痴呆密切相关。

1. 细胞凋亡

神经元凋亡是神经元损害的最主要表现，而凋亡通路则在低灌注脑组织损害中起了主要作用。梗死区供氧明显下降，成为细胞凋亡的重点部位，而大部分凋亡细胞主要分布于心肌缺血的半暗区，即心肌梗死灶边缘部分的内侧。各种脑血管病导致长期脑缺血和低灌注、氧化应激、活性氧的细胞毒性和线粒体能量代谢紊乱，可直接导致认知功能区域大量神经元坏死或凋亡。海马结构中大脑海马CA1区与学习关系十分紧密，对缺血缺氧特别敏感。在脑组织中氧气供应不足、血流量不足的时候海马细胞的缺血性坏死以及后续导致的神经元坏死，会引起学习记忆、运动能力减退[10]。

脑缺血后产生的损伤级联反应涉及多个不同阶段。谷氨酸介导的脑缺血再灌注损伤的兴奋性毒性、钙调节的紊乱、酸中毒、细胞水肿、蛋白酶水解及炎症等因素协同加剧了病变过程，进而引起神经系统损害。此外，氧化性应激还促进单胺氧化酶（MAO）激活导致了多巴胺过量分解从而引起神经功能失调。ROS 包含过氧化氢（H_2O_2）、超氧阴离子（O_2^{-}）以及羟自由基（$\cdot OH$）。它是在细胞内氧分子的化学迁移过程中所形成的高活性的分子，它是由线粒体电子传递链、黄嘌呤/黄嘌呤氧化酶系统和 NADPH 氧化酶系统形成的。高水平的 ROS 引起大分子产物氧化，引起细胞损伤和细胞器功能障碍，中断能量和细胞物质的新陈代谢，从而开始凋亡程序。缺血时可刺激 p38 丝裂原，激活蛋白激酶（p38MAPK）信号通路而引起神经元的凋亡，进而导致中枢神经系统的功能缺陷。轻度刺激p38MAPK 时可启动保护细胞功能，但在长期缺氧刺激下，p38MAPK 异常活化而导致 Bax、Bcl-2 的表达失衡可以启动细胞凋亡途径[11]。Bcl-2 家族基因组也是细胞凋亡调节物质中非常关键的因素，包含促凋亡基因 *Bax* 和 *bag* 基因，还有控制细胞的凋亡基因组 *Bcl-2* 和 *Bcl-xl*。*bax* 对 *Bcl-2* 也具有抑制功能。它还能够自行产生同源二聚体，进而破坏线粒体膜，在细胞质中产生淋巴细胞的凋亡启动复合物，进而开启了 Caspase 级联化学反应。Caspase-3 是一个执行神经元凋亡酶的半胱氨酸蛋白酶，活化后能引起神经元凋亡和中枢神经系统的功能缺失等。在中枢神经凋亡步骤中，Caspase-3 主要经由以下 2 个途径发挥重要作用：死亡受体路径与线粒体路径，前者通过活化 DNA 片段化因子，进而启动细胞内切酶溶解真核DNA，最后使细胞趋于灭亡。此外，Caspase-3 还参与了许多细胞内的关键蛋白水解，包括聚腺苷酸二磷酸核糖转移酶（PARP），PARP 是一个 113kDa 的真核生物 DNA 融合基因，在所有真核生命中持续表达，约占据了总核孔蛋白的 1%，对细胞存活很重要。PARP 的分解可以促进细胞的结构解聚合，是凋亡的标志；线粒体途径的作用机制为 Caspases，可刺激线粒体渗透转换孔（mPTP），导致线粒体内膜电位的丢失及细胞色素 c（Cyt-c）的释放，最终导致细胞代谢能量障碍、细胞内 Ca^{2+} 超载、水钠潴留等从而导致细胞死亡。

2. 神经元突触结构与功能的改变

神经元突触和突触传导可以保证神经的正常功能，相关实验提出，突触功能的可塑性是人类学习记忆的重要神经生理学物质基础，在人类神经的发展完善以及掌握记忆的生理功能上起着十分关键的作用。影响长期记忆储存能力的最重要蛋白质，是环磷酸腺苷效应元件的结合蛋白质（CREB），参与调控长时间突触可塑性有关的基因组转录。而 CREB 蛋白质则是 CREB 基因组的产物，它能够继续刺激晚期效应转录基因组的表现，是调控长时间突触功能所必需的蛋白质。也可是长期记忆建立后强化过程的关键因素。为血管性痴呆的记忆修复，提出了治疗的新靶点[12]。对缺血或缺氧细胞产生神经兴奋的毒害效应，导致真正神经元的变性作用，不可能为真正突触供应物质和真正突触联络的靶点，对没有与真正突触联结的神经元发动程式化的杀死机制（凋亡）。所以，在缺血时神经元既有死亡，也有凋亡。此外，突触的可塑性表现为两种形式，即长距离增强（LTP）和长距离抑制（LTD）。LTP 也与记忆的形成、保存相关，LTD 与遗忘、记忆整合与检索并产生 LTP 的能力相关[13]。二者共同构成了一种能够学习的神经网络系统。突触可塑性则与突触中相关蛋白质的组成和表达相关。miRNA 已被证明能够通过调节增强可塑性的相关蛋白质的表达来影响突触可塑性。脑组织氧气供应减少、血流量减少后，脑血管组织和系统引起灌注损伤，缺血区及其周围细胞因子、细胞黏附分子、免疫分子、趋化因子与应激障碍蛋白会有不同变化。另外，缺血神经元中保护性蛋白质的合成虽然得到了控制，但有害蛋白质逐渐增多，缺氧诱导miRNA 的异常表达，从而影响了这些蛋白质的转录与翻译。已表明，中枢神经系统受损后 miRNA 表达的改变不但会促进神经元凋亡和炎症反应的发生，还会促使神经胶质细胞凋亡和氧化应激，进而导致在人脑中与学习记忆功能有关的区域的神经元凋亡，致血管性痴呆患者学习记忆的功能产生障碍。

3. 胆碱能通路障碍

乙酰胆碱（Ach）是一类极为重要的神经递质，它可以通过神经、生化等途径干预中枢神经系统，影响大脑的学习、记忆、认知。ACh 主要是由胆碱与乙酰辅酶 A 之间的相互反应组成，由胆碱能突触上的乙酰胆碱转移酶（ChAT）所催化。乙酰胆碱酯酶（AchE）一旦产生，在进入突触间隙后就将很快溶解，从而避免了过量的胆碱能的传导[14]。所以，ChAT 通过 AchE 主动调控胆碱能过程中的稳态。缺血性损伤会导致胆碱能通路受损。缺血、缺氧导致丙酮酸的产生逐渐减少，最终导致合成量不足。血管性痴呆患者海马体和皮质中的 AchE 活力提高。但 ChAT 活力的下降导致乙酰胆碱合成能力降低，从而引起胆碱能系统功能障碍，进而引起学习困难和记忆功能障碍，最后出现痴呆。

4. 兴奋性毒性

兴奋性毒性物质一般来源于中枢神经网络系统。在进行学习记忆时的神经系统递质中兴奋性氨基酸受体（EAA）受到过度激活，使其功能亢进，引起神经元细胞的过分激动，继而死亡[15]。谷氨酸也是一类重要的兴奋性氨基酸神经递质，在中枢神经网络系统中起着重要功能。N-甲基-D-天冬氨酸（NMDA）兴奋性谷氨酸受体类型也是关键，广泛散布在神经细胞的突触后膜，介导了快速兴奋性突触传导作用，与神经系统发育过程中神经网络的形成、学习和记忆过程中的突触传递、可塑性改变等生理过程有密切关系；NMDA 过度活化介导神经系统退行性疾病、脑外伤、急性脑缺血所致的神经元凋亡的神经兴奋性中毒作用，脑缺氧，脑外伤时，兴奋性氨基酸的排出量会逐渐增加，兴奋性氨基酸转运蛋白（EAAT）表达降低，影响突触空间谷氨酸的排出，导致胞外液谷氨酸急剧增加，并与突触空间突触后膜 NMDA 受体结合，从而过度激活了谷氨酸受体功能，而 NMDA 受体可导致钙离子大量流入，导致细胞内钙离子过载，钙离子浓度升高，引起突触传递的长期变化，导致海马区域的长期增强效应，以及突触间信息传递的紊乱，学习和记忆功能因此受损。

5. 炎症反应

炎症反应是导致缺血性组织损伤的原因之一。急性脑缺血后的炎症反应，是一种与再灌注损伤相关的连锁反应，在急性脑缺血后再灌注时由于炎症反应的参与，可以加剧脑组织损害。大量研究证实，急性炎症反射推动了脑缺血损伤后认知功能损害的进展。中枢神经系统内的炎症机制通过神经元与胶质细胞之间的细胞激素所引发的相互作用，最终导致认知障碍。脑组织缺氧或缺血再灌注时，神经元、内皮细胞等被快速活化，并释放出了两类主要的炎症因子：由巨噬细胞分泌的肿瘤坏死因子-α（TNF-α）和白细胞介素-1（IL-1），这两类因子可通过激活小胶质细胞引起细胞坏死和血栓形成，既参与神经调节又参与免疫调节。这两种调节方式反过来影响了其他细胞因子的释放作用，并形成了级联反应，活化中性粒细胞、吞噬单核因子等，从而引起受损神经元的炎症反应；诱发的血管内活性物质异常放出，引起毛细血管萎缩，大脑血流量进一步下降，进一步加剧脑缺血损害。炎症因子不但影响神经元存活，还调节了突触可塑性，参与突触的发病机制。此外，网格蛋白在 TNF-α 和 IL-1 的联合作用下发生损伤，阻挡有害物质的功效不能正常发挥，进而使神经元功能进一步遭到破坏。而在脑缺血后，海马中 TNF-α 和 IL-1 的增多也与血管性痴呆的产生有关。

6. 氧化应激反应

当大脑发生缺血和缺氧再灌注损害时，氧化应激现象也会出现。其过程中产生大量的自由基会去攻击生物膜，此时会促使细胞膜磷脂发生性能改变并提升通透性，特别是对钙离子通透性增加，从而促使细胞过度水肿、兴奋递质的逐渐释放，并破裂分解成为细胞溶酶体促使神经元出现自溶性改变，从而形成连锁反应并进一步影响其他细胞的生物膜，促使细胞发生坏死。同时，这种坏死细胞的数量会不断上升，梗死的范围也会扩大，最后出现了血管性痴呆[16]。如氧化系统中的活性氮对神经的损害。NO 是一类血管神经活性化合物，具有广泛的生物学效应，生理状态：NO 既能扩张血管、抑制血小板堆积，增强侧支循环、防止微血管栓塞而调节脑血流，刺激或控制了中枢神经递质的产生，并参加了突触可塑性；但在 NO 的含量异常增加时会形成对神经元兴奋毒性和炎症性损伤等多方面影响。也有研究人员指出，当 NO 在记忆与神经回路中作为突触传递器时，通过剖析 NO 形成的多个来源，对分析更复杂的生物过程如神经元整合和学习机制等是必不可少的，NO 可诱导与学习和记忆相关的长期增强效应（LTP），并在 LTP 中充当反向信使。在一般生物条件下，NO 主要为神经系统的信使物质，而在内源性和外源性的 NO 过量时，即可启动神经系统毒性级联反应，导致神经毒性，如在大脑血流量不足、氧气供应减少的低灌注状况时能对脑组织形成不利的影响，合成了过量的 NO，即缺血性损害时可引起海马神经元凋亡。许多研究表明，脑缺血时，血液中和脑组织内的 NO 含量都有不同程度的增加。

7. p-Tau 蛋白

微管系统与多种蛋白质功能调控密切相关，是神经系统细胞的主要部分。微管系统由微管蛋白和微管有关蛋白质组成，其中的 Tau 蛋白为所有微管有关蛋白质中最丰富的蛋白质。一般人大脑内 Tau 蛋白的主要细胞功能是与微管蛋白融合，并促使其凝聚生成稳定微管，以保持微管的平衡。慢性缺血缺氧导致 Tau 蛋白在突触后膜上过度磷酸化成为 p-Tau 蛋白，大量的这些蛋白就会聚集到肌动蛋白上，削弱其结合稳定微管的功能，阻碍了微管的组装过程，于是神经递质的运输、储存和释放的过程均发生障碍，致轴突运输抑制，使神经元受损，从而加速细胞凋亡，造成神经纤维退化甚至功能缺失，所以 p-Tau 蛋白在 VD 的发病机制中占有重要地位。研究表明，由于认知功能的减退，病人脑脊液中 p-Tau 水平会持续增高，并和神经元的坏死步骤共同出现，提示 *Tau* 基因特异磷酸化，很可能是神经元坏死步骤的起始动因，但 Tau 蛋白与血管性痴呆真正的发病机制尚待进一步研究。

8. 遗传机制

目前，血管性痴呆的遗传机制研究还不完全，结论上也有部分的不足，但 *ApoE* 基因编码的载脂蛋白 E 是血管性痴呆比较明确的发病原因。常染色体显性遗传脑动脉病伴皮质下梗死和白质脑病都是由酸效应变异的基因遗传错误而导致的半胱氨酸升高所致的。

四、分子机制

1. 胆碱能系统

在与认知活动有关的海马区域中，具有大量的胆碱能神经细胞和胆碱受体，胆碱能神经细胞所释放的乙酰胆碱是参与认知活动的关键递质。在大脑缺血和低氧时期，总胆红素的氧化代谢被抑制，使得乙酰胆碱生成不足，降低学习和记忆功能。

2. 氧化应激与自由基

氧化应激是一种病理状态，其中体内氧自由基或代谢物的产生超过其抗氧化能力。丙二醛也可以表现出不饱和脂肪酸的脂质过氧化程度，是一种很常见的氧化应激程度的指标。此外，在机体内的神经系统中，尚有大量的抗氧化系统，主要包括了超氧化物歧化酶（SOD）、谷胱甘肽过氧化物酶（GPx）、还原型谷胱甘肽（GSH）酶和过氧化氢酶（CAT）[17]。通常，抗氧化与氧化体系处于动态平衡状态。当刺激导致过量的氧自由基的产生或削弱抗氧化体系的功能时，内稳态被破坏，这将影响氧化应激对神经系统的损害。脑血管病发病时，血浆蛋白外渗，包括纤维蛋白原、补体或免疫球蛋白，这些蛋白可诱发一系列的氧化应激反应或炎症反应。叶酸和维生素 B_{12} 还能参加血清中 Hcy 的循环代谢，而缺少叶酸和维生素 B_{12} 还可引起 Hcy 水平的增高，从而激发机体氧化应激反应。总之，当细胞内的氧化与还原稳态被打破时，细胞就会出现"氧化应激"的效应。一方面，ROS

能够加快蛋白质、脂类和核酸的过氧化反应。另一方面，在线粒体有氧循环中形成的超氧阴离子还可继续加速羟自由基等 ROS 的形成，进而造成线粒体的破坏。蛋白质功能障碍而形成大量自由基，可以通过抗氧化并破坏 DNA、蛋白质和脂肪。自由基同时还可以成为重要功能性小分子信息，从而启动了神经细胞内各种应激障碍的敏感信息通道，导致组织破坏。但目前的研究表明，氧化反应很可能主导了两种主要失智症类型的发生机制，即阿尔茨海默病和血管性痴呆。抗氧化反应速度和血管性痴呆的风险因素之间亦高度关联，而在高胆固醇血症、高同型半胱氨酸血症，以及动脉粥样硬化的发生机制中均发现了抗氧化反应速度的重要影响。抗氧化反应速度很可能是神经元功能受损的脑卒中病人继续进展为认知失调的主要催化因素，因为在缺血性脑卒中病人的血浆中已经出现了高度的自由基。而实际上，在血管性痴呆病人身上还出现了更高水平的丙二醛（脂质过氧化标志），其含量已经超过了阿尔茨海默病病人。在血管性痴呆病理过程中也有氧化反应作用的参加，例如脱氧鸟苷引起了对羟自由基的进攻，导致了 8-羟基-2-脱氧鸟苷水平和 8-羟基脱氧鸟苷浓度的增加，从而引起了 DNA 氧化损伤。

在轻度认知功能障碍（MCI）、阿尔茨海默病和血管性痴呆患者身上都出现了高水平的氧化反应标志物和较低水平的抗氧化反应分子，而血管性痴呆患者的抗氧化能力则有所减弱。

3. 炎症反应

炎症反应在血管性痴呆发病机制中的重要性也日益突出。参与炎症反应的细胞因子主要包括白细胞介素（IL）、肿瘤坏死因子（TNF）和集落刺激因子（CSF）。

神经元坏死是由于脑血管疾病发生时病灶缺血缺氧，同时神经元坏死也会造成细胞核分离出高迁移率族蛋白 B1（HMGB1）[18]。在神经细胞外的 HMGB1，表明神经元可能直接遭受早期炎症介质的影响，从而引起神经元损害，产生脑损伤。此外，释放到细胞外的 HMGB1 与小胶质细胞和巨噬细胞表面的膜受体 TLR 或 RAGF 结合，激活小胶质细胞和巨噬细胞，启动 TLR 或 RAGF 信号传导通路，促进炎症反应的发生。胶质细胞是指人脑中的永久免疫力细胞，它大部分来自人体的单核巨噬细胞体系。胶质细胞充分发挥其生物性功能主要是依靠改善其微环境，从而影响蛋白质表面抗原的表达以及蛋白质形态来完成。激活的神经胶质细胞还能继续形成大量生物活性物质，如自由基、NO、兴奋性氨基酸和蛋白酶等，使核转录因子（NF-κB）诱导黏附因子、趋化因子、细胞因子、环加氧酶等物质的表达，尤其是肿瘤坏死因子（TNF-α）和白细胞介素（IL），其中主要是 IL-6 和 IL-18。作为激发因素，TNF-α 还能诱发 IL-6 高表达，从而诱发细胞炎症反应，破坏网格蛋白，增加大脑损伤，并促使少突胶质细胞破坏和凋亡，白质变性，并导致认知功能障碍[19]。在人体内，免疫反应中形成的 IL-6 一般来自 B 细胞和 T 细胞，一般从神经元和神经胶质细胞中形成。它有许多生物学活性，并参与人体内的细胞免疫、炎症以及其他生物过程。血液内的 IL-6 一般由星形胶质细胞和小胶质细胞形成，脑梗死后可激活小胶质细胞，从而分泌 IL-6 至中枢神经，并可致血清 IL-6 反应的增加，进而影响缺血性脑血管病的病理变化和病理生理过程。小血管性痴呆病人血清 IL-6 浓度显著增加，而急性脑缺血后炎性病理生物损害过程，也表现在血清 IL-6 浓度的增加上。IL-8 还可出现在毛细血管内皮细胞、上皮细胞、成纤维细胞和单核细胞中，因为 IL-8 还能在白细胞的运动中游动，可促使中性粒细胞中过氧化物和溶小体的形成和放出，使中性粒细胞趋化和活化。而 IL-8 不但可引起氧化性应激反应，还可改善毛细血管渗透性，从而降低内皮的舒张功能，并提高促凝功能，最终导致血流调节异常，使病情恶化。阿尔茨海默病和血管性痴呆病人血浆中的 IL-18 水平都比正常人偏高。有科学家认为，在输注 TNF-α 的血管性痴呆大鼠脑内出现了梗死，并检查出痴呆迹象，而脑梗死也与痴呆程度和注射剂数量呈正相关。而 MULUGETA 等研究表明，粒细胞-巨噬细胞集落刺激因子（GM-CSF）也与血管性痴呆病人的痴呆程度有关，不过还必须进行更多的相关研究进行证实。

4. 兴奋性氨基酸毒性作用

在中枢神经系统中，约 40%的突触都可以释放兴奋性氨基酸（EAA），甚至在学习、记忆、突触可塑性、神经营养过程中都有 EAA 的参与，其中以谷氨酸最为重要，大脑皮质的主要传出系统中均可检测到谷氨酸。EAA 受体可分为 NMDA 型受体（NMDAR）和非 NMDA 型受体。谷氨酸被大量排放到突触间隙中，从而激发 NMDAR。NMDAR 负责对海马体中长期突触功能的诱导，并在记忆功能障碍的产生机制中起着重要作用。另外，谷氨酸的产生也提高了突触内膜和神经胶质中钙离子的通透性，进而引起了神经细胞外大部分钙离子内流，产生了钙过载，进而致使神经元功能损害。由此可知，在病理情况下使用 EAA 抑制剂对神经元仍有一定的保护效果。

5. 锌离子毒性作用

锌在大脑中扮演着"两面神"的角色。在正常情况下，锌是人体必需的微量元素。作为酶或蛋白质的辅助因子，锌维持大脑的正常生理功能，并在大脑的海马体、杏仁核、大脑皮质、丘脑和嗅觉皮质中高浓度分布。锌离子在海马体诱导的长期增强过程中也是至关重要的，海马体诱导的长期增强是一种已知参与记忆形成的突触信息存储形式。然而，过量的锌是一种神经毒素，是短暂性脑缺血发作（TIA）逆行性神经元凋亡的关键因素，在研究血管性痴呆的发生机制中具有举足轻重的意义。内质网应激与钙离子失调也可以是导致锌神经毒性的主要机制。

最常见的血管性痴呆类型，是由各种小中风或缺氧所导致的。在极短时间的脑缺血或脑卒中之后，由于血液供应中断以及随后的氧气和糖分剥夺诱导膜细胞的持续去极化，大量的锌与谷氨酸盐一起释放到突触间隙中刺激膜受体。目前已经明确了至少三种锌离子的主要进入途径（电压门控钙离子通路、NMDAR 和 AMPA/红藻氨酸型谷氨酸受体），最终导致了锌过载。巨量的锌离子内流入反应神经元，并引起了多个细胞凋亡途径，包括活化钙蛋白酶的半胱天冬酶，以及其他与神经细胞凋亡相关的蛋白酶途径[20]。其中，锌还能抑制各种酶的活性、抑制线粒体呼吸、形成活性氧，最终引起敏感神经元的延迟型凋亡，包括与学习记忆相关的大脑海马区及锥体神经元。此后，脑梗死范围不断扩大，随之引起认知功能障碍：约30%的脑卒中患者在初次脑卒中后3个月内会发生痴呆。

6. 淀粉样蛋白和 Tau 蛋白

淀粉样蛋白 β（Aβ）由 39～43 个氨基酸残基组成，是由淀粉样前体蛋白（APP）裂解而形成的一种跨膜糖蛋白。APP 由 α-蛋白酶、β-蛋白酶、γ-蛋白酶等 3 种蛋白酶分解。Aβ40 和 Aβ42 是其中最常见的残基亚型。β-蛋白酶和 γ-蛋白酶可以连续分解 APP 产生 Aβ。Aβ 的 C 端由 γ-蛋白酶分解产生，其作用在 APP 跨膜区可以生成大量 39～43 个氨基酸组成的残基亚型。梗死导致毛细血管缺血，进而引起多发的缺血缺氧性微损伤，降低了 Aβ 的清除率，后者聚集为具有神经毒性的寡聚体，主要是有神经毒性的 Aβ42，促使细胞膜磷脂发生超氧化，导致细胞损伤和死亡，神经功能障碍[21]。且大脑缺血缺氧时 β-分泌酶和 γ-分泌酶表达增加，促使 β 前体蛋白形成 Aβ 片段，使 Aβ 过多地产生和聚集；同时 Aβ 的累积，通过加剧脑淀粉样血管病的进展来直接导致小血管病，而且通过增强血管收缩直接减少脑血流量，从而导致或加重 VD 发生与发展。Aβ 是一种多效因子，能与不同生物膜上的受体结合，包括细胞膜上的糖基化终末产物受体（RAGE）。RAGE 是存在于细胞表面免疫球蛋白超级家族的多配基受体，能与 Aβ 在膜表面结合。当 Aβ 与 RAGE 相互作用时，可激活 p38MAPK、SAPK 或 JNK 及 NF-κB 信号通路，通过多种机制，导致神经细胞突触功能丧失。Aβ 与 RAGE 的相互作用是介导神经元变性的关键环节。在中风病理中，二者尚可通过上调炎症因子和 NF-κB 促进细胞的损伤，从而诱发神经重构，突触变性，导致或加重痴呆。此外，Aβ 寡聚体聚集沉淀促进 ROS 形成，后者进一步损伤突触；同时，小胶质细胞在 Aβ 形成及神经纤维变性过程中也被激活，进一步释放 ROS，导致神经细胞的损伤及神经血管单元的破坏，相关区域被动性神经重构。

第四节　中医病因病机

一、脑的发生发育

脑为奇恒之腑。奇者，异也。脑不在体腔，居于一身之巅，处头颅之内。似脏非脏，中空可以纳物。似腑非腑，藏脏腑精微而不泻。虽立于五脏六腑之外，但却与五脏六腑、十二经脉、五官七窍、皮肌筋骨交通联系而有"概迎互根，亢承之变"的功用。《素问·五脏生成》云："诸髓者，皆属于脑。"《素问·奇病论》曰："脑为髓之海。"《说文解字注·匕部》："脑，头髓也。"可知脑的生成即体现为脑髓的生成。古籍认为脑为先天之精所化生，精化为髓，继而髓有组织地集结成脑，成为机体最致密的器官。脑髓的生成同时亦有赖于后天之精及水谷精微的不断充养，二者相辅相成，共同维持髓海的充盈。根据《黄帝内经》论述，脑髓生长发育来源有四。

（一）先天之精

何谓精？《灵枢·决气》曰："两神相搏，合而成形，常先身生，是为精。"精是构成人体和维持人体生命活动最基本的物质。脑的生成始于两精相搏所成之胚胎。男女交合，二五之精妙合，凝成胚胎，由此胚由精始，胎自精成。正如《灵枢·经脉》所述"人始生，先成精，精成而脑髓生，骨为干，脉为营，筋为刚，肉为墙，皮肤坚而毛发长，谷入于胃，脉道已通，血气乃行"，指出构成脑髓发育的原始物质是禀受于父母的先天之精，是生命的原动力，先天之精的盛衰，影响脑髓的盈亏，影响脑的发育[22]。

（二）后天水谷之精

脑髓生成不仅需先天之精滋养，还需脾胃游溢精气化生精微，充养入髓。王清任在《医林改错》中谈道："因饮食生气血、长肌肉，精汁之清者，化而为髓，由脊髓上行入脑，名曰脑髓。"又如《灵枢·五癃津液别》云："五谷之津液，和合而为膏者，内渗于骨空，补益脑髓，而下流于阴股。"描述人体摄入的饮食，经脾胃受纳运化，所化水谷精微中属"液"的质地较稠厚的膏状物，内渗入骨孔补养脑髓，为脑髓化生的另一重要来源[23]。因此临床中，对先天脑发育不良的患者，可用饮食调补的方法通过强健脾胃以促后天水谷精气不断滋养脑髓，促进脑髓发育。

（三）脏腑之精

头为气血经脉会聚之处，脏腑气血循输于头，故脑髓还来源于五脏六腑之精气上奉。诚如《灵枢·大惑论》云："五脏六腑之精气，皆上注于目而为之精……裹撷筋骨血气之精而与脉并为系，上属于脑。"《灵枢·邪气脏腑病形》曰："十二经脉，三百六十五络，其血气皆上于面而走空窍。"脑与十二经脉都发生着直接或间接的关系，尤其任督二脉及六阳经均循行过头面部，脏腑精气皆可通过经脉流注而上注于头，以化生和充养脑髓。此外，饮入于胃，游溢精气，脾主运化，散布精气，以灌四旁，输送至五脏六腑而化作脏腑之精，除供给脏腑保障自身生理功能发挥的需要外，剩余部分则下输于肾而藏之，继而通过肾生髓作用以充养脑髓。

（四）肾精

肾藏精，不仅禀受父母的先天之精，亦受五脏六腑之精而藏之。髓由肾精所化，精生髓，髓充脑。《素问·奇病论》："肾藏精，精充骨生髓，髓聚而为脑，髓满而脑髓充，精脱而脑髓消。"《灵枢·卫气失常》："骨之属者，骨空之所以受益，而益脑髓者也。"均明确指出精为脑髓化生的基础物质，肾精为脑髓化生的源泉。且肾之经脉"贯脊"，与肾互为表里的膀胱经的直行支"从巅入络脑……络肾属膀胱"。一方面肾所化生的精髓贯脊充脑，脊为精髓升降的通路，肾精从脊贯注入脑，另一方面肾之精气通过本经及其表里经膀胱经入于脑，以充养脑髓。故精足则髓足，髓足则脑充。若肾精髓有亏，不仅脑髓化生乏源，髓海失养，脑力为之不足，还会影响到肾中生殖之精，导致生殖之精活力下降，即使能够媾精受孕，在胚胎发育中，胎儿脑髓化生较常人迟缓，易见新生儿智力发育不良等症，髓少精亏亦见幼儿解颅等病。

二、脑与髓的关系、部位及生理功能

（一）脑之部位

《灵枢·海论》中云："脑为髓之海，其输上在于其盖，下在风府。"论述了脑的部位。这里的"盖"指"天灵盖"，即头盖骨[24]。"风府"是督脉经上的腧穴，说明脑髓位于颅骨内，在天灵盖以下，风府穴以上，与西医学中大脑的解剖部位大致相同。这一部位实际上包括大脑、小脑和脑干，以颅骨为围，由髓汇聚而成。

（二）脑髓关系

脑，居颅腔之内，为聚髓之所，又名髓海，其外为头面，内为髓，是精髓和神明汇集发出之处，又称为元神之府。《黄帝内经灵枢集注·终始》曰："脑为精髓之海。"《素问·五脏生成》："诸髓者，皆属于脑。"《中西汇通医经精义·全体总论》也指出："是脑非生髓之所，乃聚髓之所，譬犹海非生水之所，乃聚水之所，故名髓海。"又如《灵枢·经脉》云："人始生，先成精，精成而脑髓生。"清代王学权《重庆堂随笔》说："人之记忆含藏在脑，……水髓充足，则元神精湛而强记不忘。"以上均说明，脑为最大的聚髓之所，髓充则脑健，脑健则脑的功能发挥正常。

脑、髓在生理上统一协调，病理上互为影响。《灵枢·海论》云："髓海不足，则脑转耳鸣。"《医林改错·脑髓说》曰："所以小儿无记性者，脑髓未满，高年无记性者，脑髓渐空。"以上均说明脑的功能健旺是通过髓的充盈、旺盛而实现的，髓海充足与否，决定了脑功能的强弱。总之，髓充脑健，则能够维持人体正常的精神活动及知觉运动，若髓海不足，则出现脑功能失调，包括意识思维、情志以及感觉、运动功能失常。

（三）脑髓生理功能

《本草纲目》曰："脑为元神之府。"提示脑为神明之所，神寄于脑，由脑支配，将神机施于全身，脏腑方能发挥各自的功能活动。王清任认为，嗅、视、听等感觉及语言、记忆等功能都归脑所主。《灵枢·海论》指出，脑髓不足可导致视听和运动方面的病变。《华洋藏象约纂》云："夫居元首之内，贯腰脊之中，统领官骸、联络关节，为魂魄之穴宅，性命之枢机，脑髓是也。"概括说明了脑髓为身之主宰，营运谋划机体活动。总结起来脑的生理功能为以下几个方面。

1. 主宰人体生命活动

脑为控制人体精神活动的物质器官，为精神、意识及思维活动的调控枢纽，统领五脏六腑维持和调节人体的生命活动。《颅囟经·序》曰："太乙元真在头曰泥丸，总众神也。"《寓意草》云："头者，泥丸宫。主一身之神明。"这里的"神明"即相当于现代医学中的"意识"，指的是大脑的觉醒程度，也就是中枢神经系统对自身及周围环境做出应激反应的能力，包括平衡协调机体阴阳、维持生命活动规律以及大脑的认知、记忆、思维、情感和肢体行为等，为脑的生理功能中最重要、最基本的部分，是主宰人体生命活动的重要前提。脑有自身的保护系统，居于颅骨内，不可受丝毫损伤。若损伤到脑，就会危及生命，轻者病，重者死。

如《素问·刺禁论》曰："刺头，中脑户，入脑立死。"王冰在注解中提到："脑为髓之海，真气之所聚，针入脑则针气泄，故立死。"真气聚脑而运行周身，由此激发和推动各脏腑组织的功能活动，只有髓海充盈，真气聚守、调顺，脏腑之气才能出入有序，各司其职，功能协调，人体健康无患。

2. 主精神思维

中医学认为，神可分为"元神"和"识神"。"元神"为先天之神，是人的先天元性，是与生俱来的。而"识神"为后天之神，或称"欲神"，是人出生后在元神的功能基础上，后天通过感受外界事物所形成逐渐发展而来。人的生命活动属元神主宰，而人的精神思维活动主要由识神主宰。古代就有脑主宰思维的认识，如《说文解字》云："思，睿也。从心从囟。""囟"即脑，从囟即从脑，意为囟（脑）与思维有联系。汪昂在《本草备要·辛夷》中对人的思维动态，有具体描述："今人每记忆往事，必闭目上瞪而思索之，此即凝神于脑之意也。"《灵枢·本神》云："因志而存变谓之思。"李中梓注解："志虽定而反复计度者思也。"在此"反复计度"，就是指进行细致思虑分析且作出相关判断，即思维的过程。关于脑主记忆，《本草备要》云："吾乡金正希先生尝语余曰：'人之记忆，皆在脑中。'小儿善忘者，脑未满也。老人善忘者，脑渐空也。凡人外见一物，必有一形影留于脑中。"《春秋纬元命苞》云："脑之为言在也，人精在脑。"《尔雅·释诂》中记载："在，存也，察也。精，明也，神也。人之精明在脑因而存记忆功能。"脑为记忆的物质基础，人在认识外界，接受外界事物的各种信息后，记忆便刻于脑中。孙思邈在《备急千金要方》中云："头者，身之元首，人神之所生，清阳之会也。"《血证论》记载："精以生神，精足神强，自多技巧，髓不足者，力不强，精不足者智不多。"脑为中清纯阳之脏，受阴精清阳所奉养，聚精而凝神，故有积精可全神之说，人的精神意识思维活动与脑直接相关。

3. 主感觉运动

五脏之气出入的孔窍眼、耳、口、鼻、舌为人体最敏感的感知器官，均位于头面部，通于脑，每一窍都有赖于脑神的作用。《灵枢·邪气脏腑病形》云："十二经脉、三百六十五络，其血气皆上于面而走空窍，其精阳气上走于目而为睛，其别气走于耳而为听，其宗气上出于鼻而为臭，其浊气出于胃，走唇舌而为味。"《灵枢·大惑论》记载："五脏六腑之精气，皆上注于目而为精，精之窠为眼……裹撷筋骨血气之精而与脉并为系，上属于脑，后出于项中。"明确指出目系连于脑，脑可主宰人的视觉。《素问·解精微论》云："泣涕者脑也，脑者阴也，髓者骨之充也，故脑渗为涕。"明确指出泣涕皆出于脑，脑为阴精汇聚之所。故人的感觉、呼吸、饮食等，都与脑有密切联系。其中《医林改错》云："两耳通脑，所听之声归脑；两目系如线长于脑，所见之物归脑；鼻通于脑，所闻香臭归于脑；小儿周岁脑渐生，舌能言一二字。"《医学原始》曰："五官居于身上，为知觉之具，耳目口鼻聚于首，最显最高，便于接物。耳目口鼻之所导入，最近于脑，必以脑先受其象而觉之，而寄之，而存之也。"都形象描述了脑从目、耳、口、鼻、舌等五官接收刺激信息，产生感觉，继而传递给心统领下的五脏，五脏由此而知觉，做出应激反应，再在心的支配下，协调关节肌肉，产生各种运动。若大脑正常运转，神气充沛，则视听清晰，嗅觉灵敏，语言流畅有力，动作矫健灵活。若脑转不利则会造成感觉及运动异常。诚如《灵枢·海论》记载："髓海有余，则轻劲多力，自过共度；髓海不足，则脑转耳鸣，胫酸眩冒，目无所见，懈怠安卧。"髓海充足，则四肢百骸收放自如；若超出常度，邪气亢盛则见举止失常，狂躁谵妄；髓海不足，则视物昏花而头晕昏蒙，四肢无力而疲软乏力。总之，人的感觉和运动都是由脑所主的，脑髓充足则人之神明健全，感觉运动功能才可正常发挥。

三、脑与脏腑经络及五官诸窍的关系

脑在奇恒之腑中位居首位，在头颅之内，位于人体之巅，为诸脉之会，全身气血通过经络系统传输都聚集在头部，大脑控制着人体的神志和意识思维活动，五脏六腑功能的正常运行，为大脑的精神意识活动提供了有力的保障。大脑通过经络系统与机体五脏六腑创建了密不可分的联系，它们在生理功能上互相联系，在病理变化上密切相关。大脑可以正常行使其功能，那么五脏六腑就可以正常运行发挥其作用，保持着人体生理活动正常有序地进行；如果大脑功能失调，则五脏六腑亦不能幸免。与之相反，若五脏六腑功能失常，可因气、血、津液的缺乏导致脑髓失充，元神虚弱，也可因为脏腑气机不畅，循经上郁脑髓，而扰乱神志。

（一）脑与心

从经络系统方面来说，《灵枢·经脉》记载手少阴心经"其支者，从心系上挟咽，系目系"，手少阴之别络"名曰通里，去腕一寸半，别而上行，循经入心中，系舌本，属目系"，所以脑与心通过经络系统在人体直接相连。

在生理方面，脑是髓之海，掌控机体元神，心主行血生血主脉，又主神志。心主血脉是心主神志的物质基础，心脏为"君主之官""生之本，神之变"，脑为"元神之府，精神之海"，脑中元神主宰心神。张锡纯曾在《医学衷中参西录·人身神明诠》中记载："莫不以脑中为元神，心中为识神。……心者心也，盖言心与脑神明贯通而后可以成思也。"而脑为元神之府，又为髓海，髓、血可以相互转化，心血随脉道上冲于脑，心气充沛，心血运行有力营养全身，使髓海充盛以使机体元神精旺，孙沛指出："故性动而灵，脑赖心血养之。"而心神对机体的生命活动，思维意识的调节离不开大脑中的元神的掌控。

在病理方面，若心气不充，血虚失养，气血就不能上充滋养于脑。髓海失于充盛可见精神萎靡、健忘失眠、反应迟钝、头昏脑涨等症状，所以从心论治，滋养心血，以养心神。若元神失养，髓海不足，元神不能掌控心神，心神不能正常运行，如邪热循经上扰，以致元神紊乱，而见心烦意乱导致神昏谵语。人至中老年，精气不足，无以生髓，髓少气衰，瘀血痰浊内生，在上则瘀滞血脉，在下则蒙蔽心窍，脑与心气不相连接，心火扰神导致心神无主，神无所依，发成痴呆。此类病症，则又当兼从心脑而治，方获良效。

（二）脑与肾

从经络系统来说，脑与肾在人体表面通过督脉和膀胱经互相联系，"督脉之从上而下者，起于太阳之命门[睛明穴]，上额交巅，络脑出项循脊抵腰，……下臀入肾，……而入于下之命门[肾]也"。督脉是脑肾两者之间相互沟通的枢纽。

肾主藏精，为先天之本，在体合骨，生髓，通脑，脑为髓之海，为精髓聚集之场所。肾精化肾气，循经上养脑髓，以充元神。从人体自身的生长发育过程可以了解到，幼小儿童，缺乏后天之精滋养，肾精未足，无以化生肾气，则脑髓未充导致记忆及智能低下；处于壮年之人，经过后天水谷之精的充养，肾精充足以致髓海盛满，所以智力、记忆力处于人体的巅峰时刻；而年老体虚之人肾精脑髓逐渐空虚，出现健忘乏力，记忆力明显不如壮年之人，此乃实证。除此之外脑肾还以督脉为气体交换之通道，从而保障阴阳协调，使机体正常的生命活动得以运行。诸阳会于巅顶，肾主藏精，"受五脏六腑之精而藏之"，在正常的生理状态下，肾精可以生髓，上供于脑，元神得以充盛，从而起到主宰精神活动、感觉运动等作用；同时脑阳通过经络下冲于肾，滋养肾阳，补充命火之源，从而激发肾气，得以推动和调节脏腑功能。

在病理方面，如果肾气衰，肾精不充，又或久病及肾，导致肾精亏损，都可能导致"髓海不足"或"上气不足"，以致元神失养导致健忘乏力、智能减退、神情呆滞，如此可用填精益髓之法来治疗。若因跌打损伤或情志内伤，导致脑之阴阳失调，气机逆乱，则会出现高热惊厥和精神异常等症状，同时也因肾阴不足累及其他脏腑从而出现失眠、多梦等症状，当以清热解郁为治则，脑气得舒，则阳得以降，阴阳调和，气机顺畅，佐以填精益髓，则诸病痊愈。

（三）脑与肝

肝在窍为目，而目系与脑相互贯通，并且足厥阴肝经与脑交会于巅顶，所以肝与脑密不可分。

在生理状态下，肝主藏血，又名血海，是调节全身血液的重要器官。《素问·五脏生成》云："故人卧血归于肝。"王冰云："人动则血归于诸经，人静则血归于肝脏。"肝脏通过对外周与内脏血液的运行与调节从而维持大脑等脏器的正常生理功能。肝主疏泄，有推动全身气机、推展气血津液营运的功能，"凡上升之气，皆由肝出"（《类证治裁》），《灵枢·平人绝谷》云"血脉和利，精神乃居"，可见肝脏通过血液运行濡养脑髓，以使元神发挥作用；肝脏调畅全身气机的运行，使血液正常输布到各个脏器，从而保障大脑主宰生命活动和意识的功能正常运行。而肝藏血、调节全身气机、血液的运行与调控、藏魂等功能也要在脑神的掌控下才能发挥。

在病理状态下，如果肝主疏泄功能失调，全身气机不畅，上扰脑神，常常可见抑郁、急躁易怒、头痛等症状。治当疏肝解郁以安脑神。如果肝主藏血功能失调，不能濡养全身脏器，以及化生和濡养魂，则导致脑髓失充，出现肢体麻木、眼花目涩、视物不清等症状。反之，脑神的功能失常，也肯定会影响到肝脏，从而出现与之相对应的症状。正如《辨证奇闻》记载："脑之气不足则肝之气应之。"临床上由外伤所引起的精神障碍，本是外伤扰乱脑气，导致脑神紊乱，但又常常见到急躁易怒等肝脏的病变表现。又如癔症性瘫痪，亦脑气不足，脑神疲惫而不能主感觉运动，从而影响到肝之罢极之本的功能。治疗时应考虑肝脑同治。

（四）脑与脾

从经络系统来说，脾与脑也是相互贯通的。《灵枢·动输》记载："胃气上注于肺，……入络脑。"加之足太阴脾经与足阳明胃经互为表里经，所以脑和脾胃在经络方面是密不可分的。

在生理方面，脾主运化，为后天之本，气血生化之源，孕养气血上供于脑以滋养脑；脾能将饮入水谷转化为精微物质，运化津液上充于脑海；又为脑中真气生化之源，使脑内真气健旺以发挥主元神之用。所以脾胃是构成脑的物质基础和组成成分——髓的重要化源和后天之本。《灵枢·五癃津液别》记载："五谷之津液和合而为膏者，内渗于骨空，补益脑髓。"同样地，脾主运化水谷精微的正常运行也依赖于脑主元神的掌控与调节。脑神充盛，那么人体精神焕发，气机得舒，而不会出现脾气郁结导致抑郁。

在病理状态下，如果脾之运化功能失调，导致气血津液生化无源，则髓海缺乏以致元气不充，脑髓失其充养而出现健忘乏力、反应迟钝等临床表现；若水液输布失司，积湿成痰，上达于脑，阻塞清窍，则脑窍不运，神识失调；如果脾气上升功能失调，清阳不升，脑气无所充养，清气在下，则升飧泄，从而出现神疲乏力，头目眩晕，心悸气短等；如果脾主统血失调，血不循经溢出脉外成离经之血，瘀血阻脑，有碍气血的运行，损及脉络致脑萎髓亏[25]。

（五）脑与肺

脑与肺之间有经脉相连，督脉入脑，并有分支络于肺。《难经·二十八难》曰："督脉者，起于下极之俞，并于脊里，上至风府，入属于脑。"所以脑与肺相互贯通。

在生理上，肺主气，主宣发肃降，朝百脉，辅心行血。肺为"华盖"，在五脏六腑中位置最高，头位于人身最高处，脑位于头中。由此可知脑和肺在生理位置上都居于最高，肺又为水之上源，脑为髓之汇集之地，两者都具备掌控机体和脏腑正常生理活动的功能。说明脑与肺在人体的位置和生理功能上有相同与相似之处[30]。此外，肺朝百脉，主治节，主行水。周身血液通过百脉集汇在肺，通过肺吸入自然界的清气，进行体内外清浊之气的交换，最后将富有清气的血液运送到周身。肺的生理功能保持正常则气血充盛，髓海充盈，脑得所养。

在病理状态下，如果肺主气功能失调，呼吸衰弱，导致无法吸入足够的清气，宗气合成受阻，对全身气的调节作用减退，不能上供于脑，脑髓失充；肺气不足不能辅心行血，导致心血瘀阻，从而阻滞经脉，使气血无法上充以养脑髓，脑髓失充逐渐发为痴呆。同时，如果肺的呼气受到阻碍，浊气无法经肺排出体外，浊气跟随气血循经运行而瘀阻在脑，以致神志不清，胡言乱语。如果肺失宣降，易导致津液代谢障碍，生成痰饮，阻滞气机，致清阳不升、痰蒙清窍，导致脑失清明，从而出现神志和精神的异常。

（六）脑与经络

经络不仅是全身气血运行的通道，还可以掌控血液顺着特定的轨道和方向运行。《灵枢·本脏》记载其"行血气而营阴阳"，脉道通畅，荣气循脉到达全身。所以经脉又是气脉，是气血、能量、物质汇合聚集的路径脉络，又称为神机通路。六腑在经络中归属于三阳经并与脑相连通；五脏通过互为表里的六腑间接与脑相联系；奇恒之腑乃至四肢百骸，都是经过经络与脑互相联通。足太阳膀胱经"从巅入络脑"并且"正属目本，名曰眼系"；《灵枢·动输》记载足阳明胃经的经络运行路线为"胃气上注于肺，……循眼系，入络脑"；督脉又被称为"阳脉之海"，六阳经都与督脉相交于大椎穴，并且气血都汇集在督脉；阴跷和阳跷脉与膀胱经交汇于脑，"入脑乃别，阴跷、阳跷，阴阳相交，阳入阴，阴出阳，交于目锐眦"（《灵枢·寒热病》），与足少阳经筋交接于脑，即"维筋相交"，将全身阴阳互相贯通。由此一身经脉皆汇聚于脑，脑借助经络系统与脏腑、头面官窍、四肢百骸联系，发挥其协调脏腑、主宰官窍感觉及肢体运动功能，完成机体正常的生命活动[26]。脏腑所化生的气血津液经过经络系统运行到全身并滋养大脑，使全身的生命神志活动得以正常运行，人体才能精力充沛、面发荣光、思绪敏捷、四肢灵敏、精神焕发[27]。

同样地，如果经络功能失调，产生的水谷精微不能通过经络运输至周身，气血运行不畅，就会出现癫狂错乱、胡言乱语、面容呆板、反应迟缓、五官失常等精神异常的表现。反之脑神的功能发生异变时也会导致气血逆乱，气滞血瘀致经脉受阻，从而引起各个脏腑之间、五脏六腑与外界环境之间气血阴阳失去平衡，引起各种疾病的出现。正如《素问·骨空论》云："督脉为病，脊强反折""任脉为病，男子内结七疝，女子带下瘕聚，冲脉为病，逆气里急。"《丹溪心法》云："手少阴心经见证……浸淫，善笑，善恐，善忘，……眩仆，身热而腹痛。"再如《灵枢·经脉》记载："足太阳膀胱之脉……是动则病冲头痛，目似脱，项似拔，脊痛腰似折……狂癫疾……"

（七）脑与五官诸窍

脑开窍于五官九窍。五官指的是目、舌、口、鼻、耳，九窍指的是口、两鼻孔、两耳、两目、前后二阴。官窍是灵机之窗，所以脑又被称作"清窍""窍络"等。窍者，神志出入之枢纽；络者，传达、运输之通道。五官九窍都由脑窍所统领，脑窍由元神所掌控，具有控制升降出入之功，诸窍为脑窍所使，而生传达、运输之功。因此，脑髓既有接收运输之功，也是传导指挥之主。五窍的功能根于五脏，而脑统摄五脏，脑的功能分属于五脏六腑，故五窍功能的实现实为脑的功能在五脏中的一种表达。《灵枢·脉度》云："肺气通于鼻，肺和则鼻能知臭香矣，心气通于舌，心和则舌能知五味矣，肝气通于目，肝和则目能辨五色矣，脾气通于口，脾和则口能知五谷矣，肾气通于耳，肾和则耳能闻五音矣。"

大脑功能失调，导致神志异常，其相应的官窍功能也会因此而失常，比如瞳仁无神、瞳孔散大或缩小，目眩、目痛；耳之听觉出现耳鸣、耳聋、幻听等症状；口之开合失司，口闭难开、牙关紧闭，或口张不合、口角瞤动不止；舌之伸缩出现异常，伸舌不能灵活收回，或伸舌向一侧歪斜；语言障碍出现言语不利、胡言乱语，甚至失语；吞咽功能失常，出现呛咳不止、口角流涎；鼻之嗅觉失常，嗅觉丧失，或者幻嗅；二便功能失常，出现小便不利，淋漓不尽，癃闭，大便不通等[28]。

四、病因病机

血管性痴呆在祖国医学中虽然没有具体与之对应的病名，但其属于"呆病"的范畴。历代医家对其病因病机有着不同的见解，《金匮要略·中风历节病脉证并治》记载："邪入于腑，即不识人。"沈金鳌在《杂病源流犀烛·中风》亦有"中风后善忘"的表述，周流畅等[29]认为髓海不足、脾肾两虚、痰浊蒙窍、瘀血内阻为血管性痴呆常见的病机。亦有学者通过结合古代医家及近代医家思想学说认为其病机分为肝肾精亏、痰瘀内阻，脾肾两虚、痰瘀内阻和肝脾肾虚、痰瘀内阻等，并运用将病情先分期然后分为具体证型的方法辨证施治。在此对认识比较一致的髓海不足、痰浊蒙窍、瘀血内阻、毒损脑络病机进行简要论述。

（一）髓海不足

脑脉不利，髓海失充，髓少脑消或脑髓毁坏是血管性痴呆发生的根本原因。其出现主要是由于五脏气血亏虚，尤以肾精亏虚为关键。《灵枢·海论》记载："脑为髓海""肾主骨，生髓，通于脑"。脑和肾互相连通，肾精充盛，脏腑调和，精气上供于脑，则脑主元神功能得以正常，肾精亏虚，气血津液精微物质匮乏，无以循经上供于脑，则髓海空虚，记忆力减退发为痴呆。清代医家王学权曾论述："水足脑聪，则元神清甚而强记不忘矣。"此外，精、气、神为人身三宝，互生互化，是人体生命活动的重要基础。正如《类经》记载"精以生神，精足则神强"；肾精化肾气，肾气上充以供脑，所以说精气充盛则精神饱满。《灵枢·五癃津液别》记载："五谷之津液，和合而为膏者，内渗于骨空，补益脑髓。"肾精以先天之精为根本，经过脾胃运化的水谷精微补充后天之精，使髓海充足，神志充盛。故痴呆发生的病机为肾气亏虚，髓海失养，神无所归，记忆力下降，终为痴呆。

（二）痰浊蒙窍

脑为清灵之府、诸阳之会，"脑髓纯者灵，杂者钝"，最忌浊邪上扰清窍，导致神机失用。"百病皆由痰作祟"，痰邪上扰容易蒙蔽清窍，故古代医家历来认为痰瘀阻窍是痴呆的关键致病因素。《辨证录》记载："呆病之成，……于是痰积于胸中，盘踞于心外，使神明不清，而成呆病矣。"陈士铎建立了"治呆无奇法，治痰即治呆"的治疗法则，创洗心汤、转呆丹、还神至圣汤诸多方剂，至今仍被广大医家在临床中运用。《临证指南医案》记录："风阳上僭，痰火阻窍，神识不清。"中风之后，情绪失调，肝郁气滞，上犯脾土；或脾肾阳虚，运行无力，脾虚不能运化水谷，湿邪阻滞，聚湿化痰；或肺行水，通调水道功能障碍致水液宣发下输失常，水湿停聚，聚湿成痰，痰浊交阻，气血津液无法正常运行，水谷精微不能布达全身，痰浊阻滞心神，神机失用，发为痴呆；痰浊阻遏脑窍，脑窍不通，神识受阻，呆病因此而发[30]。

（三）瘀血内阻

血瘀是血管性痴呆形成的重要原因之一。头为精明之府，如果血不循经，成为离经之血，上扰脑窍，清窍受阻，脉道不通，五脏运化的水谷精气不能上达于脑，从而出现智力下降等症状。《医林改错》记载："凡有瘀血也，令人善忘。"认为主要是由于瘀血上扰于脑，导致脏腑阴阳不相顺接，从而出现痴呆。《血证论·瘀血》记载："瘀血攻心，心痛，头晕，神气昏迷，不省人事。"心与神志活动密切相关，为君主之官，瘀血阻心导致神不明则脑窍不利，出现健忘乏力，神昏谵语等，最后发为痴呆。人至老年，肾精渐亏，五脏渐衰，肾精能化生气血，肾之精气不足，精不化气则元气亏虚，气虚无力运行血，血行缓慢渐变发为瘀；脾虚则生化无源，统血无力，血虚而瘀；心主血脉，心气虚推动乏力，脉中之血凝而成瘀；肝主藏血，肝血不足，血行涩滞发为瘀；或者肝之阴血不足，阴不敛阳导致肝气上逆冲于脑，血随气行上于脑，血不循经成为离经之血；肺气不足，不能朝百脉，主治节，血布失调血行瘀滞而成瘀。《类证治裁》云："若血瘀于内，而善忘如狂。"瘀血瘀阻于脑络，脑窍受蒙，神机失用，灵机迟钝笨拙而发为痴呆。

（四）毒损脑络

痰瘀诸邪日久不解，进一步浊邪生毒，加之痰毒、热毒，日久闭阻脑窍，气血津液水谷精微疏布受阻，毒邪闭阻脑窍，神机受损，发为痴呆。《金匮要略心典》记载："毒，邪气蕴结不解之谓。"毒邪之物的产生离不开脏腑的阴阳失调，气血的逆乱。痰瘀蕴积，浊毒内生，脑髓受损，终致神机失用发为痴呆。在五脏六腑中，肺与大肠为表里两经，二者相互协调，一同完成肺气的宣发肃降功能，肺气清肃下降，气机下降于大肠促进传导，促进糟粕的排出，大肠传导功能正常，糟粕可以下行也有助于肺气的肃降。如果肺气壅滞，肃降失用，气机下行受阻，致大肠传化糟粕功能失常，糟粕不能按时排出体外，停留于肠腑变为浊毒，浊毒随经络阻于清窍，扰乱神志，可进一步加重病情[31]。血管性痴呆大多因老年人发作中风之后，加重脏腑亏虚，肺气虚衰，则宣降失司，从而导致大肠传导功能减弱，导致腑气不通，津液不能下达，导致肠燥秘结，痰浊瘀毒难以排出体外，则进一步加快病情的进展。所以，肺气充足和肺的宣发肃降功能的正常运行保障了脑窍的清明、神机之灵巧。

第五节　临床诊断和鉴别诊断

一、临床表现

血管性痴呆是大脑血管发生病变所导致的痴呆，根据脑部病变位置不同，临床表现也各有不同。主要分为认知功能障碍和相关脑血管病的神经功能障碍两个层面，严重时可并发记忆力下降、精神错乱、肢体瘫痪等。

（一）典型症状

1. 多梗死性痴呆

病人往往有高血压、动脉粥样硬化或反复发作性的缺血性脑血管事件等的病史。发病过程通常为骤然出现、逐渐增强的意识功能障碍。而且在每次发病后还会遗留有部分神经系统和精神体征，最后逐步进展为全身体征和智能大幅度减退。临床主要症状为一侧肢体的感觉和运动功能出现障碍，突发的认知功能、定向能力、言语能力、注意力、判断力、视空间能力下降。早期症状可能近事记忆力受损较轻，但是多数伴有一定程度的执行能力障碍，比如患者容易在熟悉的环境中迷路，短暂性的一过性遗忘等现象。

2. 关键部位梗死性痴呆

关键部位梗死性痴呆常常表现为局部的小病灶，病变部位大多在大脑皮质或皮质下。皮质部位主要有海马、角回和扣带回等，皮质下部位主要是丘脑、穹隆、基底节等。患者会出现记忆力受损、表情淡漠、言语不利、幻视幻听、反应迟钝、意识障碍等。

3. 皮质下血管性痴呆

皮质下血管性痴呆一般是由于脑部的毛细血管发生病变，并以腔隙性脑梗死、广泛性的脑白质缺血性损伤和不完全性缺血性损伤为主要疾病特征。皮质下血管性痴呆好发于前额皮质下区域。临床上主要表现为记忆障碍、执行障碍、运动性偏瘫、言语困难、姿势步态障碍、面容呆板、精神抑郁等症状。影像学上的表现多是多发性腔隙性疾病或者更广泛的大脑白质损伤，但临床表现上仅仅是发作持续时间比较长的短暂性脑缺血发作，或是多次发病的短暂性脑缺血发作，并没有遗留神经系统异常症状或只是轻微的局部疾病，如漂浮感、运动反射障碍、步态障碍等。

（二）其他症状

血管性痴呆患者还会发生心情焦虑、抑郁等其他精神症状，为额叶和基底节区的脑白质病变、小血管病变等或者牵连到了情感调节中枢结构所致。

（三）并发症

1. 记忆力下降

血管性痴呆患者记不清以前清楚记得的事情，随着病情进展，会出现认知功能障碍，出现行为、判断和言语功能的减退。患者变得不能思考，言语减少甚至缄默。疾病发展到后期，患者可能会完全丧失认知能力，最后变得无法正确识别自己的儿女。

2. 精神错乱

患者在疾病早期仅有微小的精神情感障碍，如表情淡漠、面容呆板、急躁易怒、精神抑郁等表现。

3. 肢体瘫痪

肢体瘫痪由引起血管性痴呆的相关脑血管病引起。

二、临床诊断

（一）痴呆的诊断

选择 2013 年美国精神病学会（APA）修订的《精神障碍诊断与统计手册》第 5 版（Diagnostic & Statistical Manual of Mental Disorders 4thed，DSM-V）痴呆诊断标准，做出痴呆的诊断。

（1）认知功能障碍表现在以下两个方面：①记忆力障碍（包括短期和长期记忆力障碍）；②认知功能损害至少具备下列 1 项：复杂注意力、执行功能、学习和记忆、语言、知觉-动作或社交认知下降。

（2）上述两类认知功能障碍明显干扰了职业和社交活动，或与个人以往相比明显减退。

（3）不只是发生在谵妄的病程之中。

（4）上述损害不能用其他的精神及情感性疾病（如抑郁症、精神分裂症等）来解释。

（二）痴呆程度的确定

采用修订的简易精神状态检查表（MMSE-R）（表 2-1）和 1993 年 Morris 修订的临床痴呆评定量表（CDR）（表 2-2）做出痴呆程度（轻、中、重）的判定。CDR＝0 为无痴呆，CDR＝0.5 为可疑痴呆，CDR＝1.0 为轻度痴呆，CDR＝2.0 中度痴呆，CDR＝3.0 为重度痴呆。

表 2-1 修订的简易精神状态检查表（MMSE-R）

题号	检查内容	记分	项目号
1	现在是哪一年?	□	1
2	现在是什么季节?	□	2
3	现在是几月份?	□	3
4	今天是几号?	□	4
5	今天是星期几?	□	5
6	我们现在是在哪个国家?	□	6
7	我们现在是在哪个城市?	□	7
8	我们现在是在哪个城区?	□	8
9	这里是哪个医院（胡同）?	□	9
10	这里是第几层楼（门牌号是多少）	□	10
11	我告诉你三样东西,在我说完之后请你重复一遍它们的名字,"树""钟""汽车"。请你记住,过一会儿我还要你回忆出它们的名字来。	树□	11
		钟□	12
		汽车□	13
12	请你算算下面几组算术:		
	$100-7=?$	□	14
	$93-7=?$	□	15
	$86-7=?$	□	16
	$79-7=?$	□	17
	$72-7=?$	□	18
13	现在请你说出刚才我让你记住的那三种东西的名字。	树□	19
		钟□	20
		汽车□	21

续表

题号	检查内容	记分	项目号
14	（出示手表）这个东西叫什么？	□	22
15	（出示铅笔）这个东西叫什么？	□	23
16	请你跟我说"如果、并且、但是"	□	24
17	我给你一张纸，请你按我说的去做，现在开始："用右手拿着这张纸""用两只手将它对折起来""放在你的左腿上"	□	25
18	请你念念这句话，并按上面的意思去做。"闭上你的眼睛"	□	26
19	请你给我写一个完整的句子。	□	27
20	（出示图案）请你按这个样子把它画下来。	□	28

　　测量方法：MMSE-R 由 20 个问题共 30 项组成。每项回答正确计 1 分，错误或不知道计 0 分，不适合计 9 分，拒绝回答或不理解计 8 分。在积累总分时，8 分和 9 分均按 0 分计算。最高分为 30 分。文盲小于 17 分、小学小于 20 分、中学以上小于 24 分为痴呆。

表 2-2　临床痴呆评定量表（CDR）

姓名：　　性别：　　　　年龄：　　　　房间号：　　　　床号：　　　　日期：

项目	无痴呆 CDR＝0	可疑痴呆 CDR＝0.5	轻度痴呆 CDR＝1.0	中度痴呆 CDR＝2.0	重度痴呆 CDR＝3.0
记忆力	无记忆力缺损或只有轻度不恒定的健忘	轻度持续的健忘；对事情能部分回忆；属"良性"健忘	中度记忆缺损；对近事遗忘突出，有碍日常活动的记忆缺损	严重记忆缺损；能记住过去非常熟悉的事情；新材料则很快遗忘	严重记忆丧失；仅存片断的记忆
定向力	能完全正确定向	除时间定向有轻微困难外，能完全正确定向	时间定向有中度困难，对检查的地点能定向；在其他地点有可能有地理性失定向	时间定向有严重困难；通常时间不能定向，常有地点失定向	仅有人物定向
判断力＋解决问题的能力	能很好地解决日常问题，处理职业事务，对财务判断力良好，与过去的水平有关	在解决问题、判别事物间的异同点方面有轻度缺损	在解决问题，判断事物间的异同点方面有中度困难，社会判断力通常保存	在解决问题，判别事物间的异同点方面有严重损害；社会判断力通常受损	不能做出判断，或不能解决问题
社会事务	在工作、购物、一般事物、经济事物和与社会团体社交方面独立的水平，与过去相同	在这些活动方面有轻微损害	虽然可能还参加但已不能独立进行这些活动，偶尔检查是正常	不能独立进行室外活动，但可被带到室外活动	不能独立进行室外活动，病重的不能被带到室外活动

续表

项目	无痴呆 CDR＝0	可疑痴呆 CDR＝0.5	轻度痴呆 CDR＝1.0	中度痴呆 CDR＝2.0	重度痴呆 CDR＝3.0
家庭生活 ＋爱好	家庭生活、爱好、需用智力的兴趣均很好保持	家庭生活、爱好、需用智力的兴趣轻微受损	家庭活动轻度障碍是肯定的，放弃难度大的家务，放弃复杂的爱好和兴趣	仅能做简单家务、兴趣保持的范围和水平都非常有限	丧失有意义的家庭活动
个人料理	完全有能力自我照料	完全有能力自我照料	需要督促	在穿着、卫生、个人财物保管方面需要帮助	个人料理需要很多帮助，经常二便失禁
评分标准	记忆力（M）是主要项目，其他的是次要项目 如果至少3个次要项目计分与记忆力计分相同，则CDR＝M 当3个或以上次要项目计分高于或低于记忆力计分时，则CDR＝多项次要项目的分值 当3个次要项目计分在M的一侧、2个次要项目计分在M的另一侧时，则CDR＝M 当M＝0.5时，如果至少有3个次要项目计分为1或以上，则CDR＝1 如M＝0.5，CDR不能为0，只能是0.5或1 如M＝0，CDR＝0，除非2个或以上次要项目存在损害（0.5或以上），这时CDR＝0.5				
特殊情况	1. 次要项目集中在M的一侧时，选择离M最近的计分为CDR得分（例如，M和一个次要项目＝3，2个次要项目＝2，2个次要项目＝1，则CDR＝2） 2. 当只有1个或2个次要项目与M值相同时，只要不超过2个次要项目在M的另一面，那么CDR＝M 3. 当M＝1或以上，CDR不能为0；在这种情况下，当次要项目的大多数为0时，CDR＝0.5				
	第一次 年　月　日	第二次 年　月　日	第三次 年　月　日	第四次 年　月　日	第五次 年　月　日
记忆力					
定向力					
判断力＋解决问题能力					
社会事务					
家庭生活＋爱好					
个人料理					
总分					
评定医师签名					

（三）血管性痴呆的诊断

采用 1993 年美国国立神经系统疾病与卒中研究所和瑞士神经科学研究国际协会（NINDS/AIREN）制定的很可能（probable）血管性痴呆诊断标准（clinical criteria for the diagnosis of vascular dementia，CCDVD），做出血管性痴呆的诊断。

1. 临床很可能血管性痴呆标准

（1）有痴呆（通过临床和神经心理学检查有充分证据表明符合痴呆的诊断标准；同时排除了由意识障碍、谵妄、神经症、严重失语及全身性疾病或脑变性疾病所引起的痴呆）。

（2）有脑血管病的证据：

1）临床证明有脑血管病所引起的局灶性体征，如偏瘫、中枢性舌瘫、病理征、偏身失认、构音障碍等。

2）影像学检查如 CT 或 MRI 证实有脑血管病的临床病理，如大血管梗塞、重要部位的单个梗死、多发性脑梗死和腔隙性脑梗死、广泛的脑室周围白质病变、上述病变共存等。

（3）上述两种损害有明显的因果关系：

1）在明确的脑卒中后 3 个月内出现痴呆。

2）突然出现认知功能衰退，或波动样、阶梯样进行性认知功能损害。

2. 临床支持很可能血管性痴呆标准

（1）早期出现步态异常（小碎步、慌张步态、失用及共济失调步态等）。

（2）不能用其他原因解释的多次摔倒病史。

（3）早期出现尿急、尿频及其他泌尿系统症状，且不能用泌尿系统疾病来解释。

（4）假性球麻痹。

（5）人格及精神状态改变：意志缺乏、抑郁、情感改变及其他皮质下功能损害，包括精神运动迟缓和运动障碍。

3. 不支持血管性痴呆诊断标准

（1）早期发现的记忆力损害，且进行性加重，同时伴有其他认知功能障碍，且神经影像学上缺乏相应的病灶。

（2）缺乏局灶性神经系统体征。

（3）CT 或 MRI 上未显示脑血管病损害。

4. 临床可疑血管性痴呆标准

（1）有痴呆表现及神经系统局灶性体征，但脑影像学上无肯定的脑血管病表现。

（2）痴呆与卒中之间缺乏确切的相互关系。

（3）隐匿起病，认知功能损害呈平台样过程，且有相应的脑血管病证据。

5. 确定血管性痴呆诊断标准

（1）符合临床很可能血管性痴呆诊断标准。

（2）脑活检或尸检的病理证实有脑血管病的病理改变。

（3）无病理性神经原纤维缠结及老年斑。

（4）无其他可导致痴呆病理改变的病因。

（四）血管性痴呆的中医辨证

采用 1997 年田金洲等制定的血管性痴呆中医辨证量表（The Scale for the Differentiation of Syndromes of Vascular Dementia，SDSVD）作为血管性痴呆中医辨证标准。包括肾精亏虚证、痰浊阻窍证、瘀血阻络证、肝阳上亢证、火热内盛证、腑滞浊留证、气血亏虚证。各证候满分为 30 分，≥7 分为该证候诊断成立；7～14 分为轻度，15～22 分为中度，23～30 分为重度。

三、鉴别诊断

1. 阿尔茨海默病

阿尔茨海默病与血管性痴呆均为典型的中老年人精神性疾患，临床有许多共同点。两者之间的主要差异在于，血管性痴呆认知功能的变化具有明确的阶段性，而且与脑血管病发生在时序上也有明显的关联，例如家属在描述患者脑卒中住院后突然不认得人。而阿尔茨海默病患者最早的表现为记忆障碍，最初时只是遗忘近期的事情，接着出现视觉空间障碍，在熟悉的地方迷路，情绪变得焦虑，变得沉默寡言等；随着病情的日渐加重，还会出现计算力减退，综合分析能力减退，反应迟钝，最后出现情感淡漠、失语等表现。但值得注意的是，脑小血管疾病和脑白质缺血等因素所引起的小血管性痴呆，起病较隐蔽、发展迟缓、神经系统症状并不明确，与阿尔茨海默病区分很难，但脑血管病的病史和神经系统影像学变化有助于确诊阿尔茨海默病。

2. 正常颅压脑积水

正常颅压脑积水主要以进行性智力衰退、共济失调步态以及尿失禁三大主征为临床表现。并且发病隐匿，影像学的特征大多是脑室扩大，血管性痴呆主要是有一定的脑卒中病史，影像学还有一些脑梗死的表现；加上结合临床与 CT、MRI、脑池扫描等，才可以对两者做出判断。

3. 亨廷顿病

亨廷顿病是一种遗传性疾病，疾病出现的智能减退在早期并不是特别明显，开始表现出全身的行为异常，如不自主运动，加上情绪不稳，如急躁易怒、表情淡漠等。接下来出现智能衰减和记忆障碍。根据典型的行为异常和家族史，加上血管性痴呆的影像学表现，可以分辨出两者。

4. 肝豆状核变性

除了出现一些精神异常表现，如情绪不稳，智能衰减，反应迟钝及记忆力下降等外，本病主要是铜含量在体内的增多所导致的，所以还会出现一些肝脏损伤的表现，如黄疸、内分泌失调等；还会出现肢体震颤、言语不利，行为异常等一系列神经系统受损的表现。加之一些 CT 及 MRI 等检查可以鉴别。

5. 路易体痴呆

路易体痴呆可有波动性认知障碍，但影像学上无梗死灶，头颅 MRI 可鉴别。

四、神经心理学检查

1. 认知功能评估

血管性痴呆患者的认知功能受损的程度与病变血管所处的位置及其所导致的神经系统病变密切相关。血管性痴呆病变部位主要是在大脑皮质下，大多数情况会波及额叶纹状体环路，所以，血管性痴呆患者的认知功能障碍主要表现为无法集中注意力、信息转换功能和执行功能受损，而情境记忆损害常常并不明显。目前，国际上较为公认的神经意识功能评定标准是由美国国立精神疾病和卒中研究所与英国国家卒中中心共同提出的一套评估标准，2014 年国际血管性行为与认知障碍协会（International Society for Vascular Behavioural and Cognitive Disorders，VASCOG）关于血管性痴呆的诊断中，要求其典型的认知受损水平低于平均值的 2 个标准差。根据 VASCOG 的诊断标准，血管性认知障碍（VCI）患者需要在以下几个方面进行评判：①注意力及处事速度；②额叶的执行功能；③学习能力与记忆能力；④语言功能；⑤视空间感觉能力；⑥行为-直觉-身体图式；⑦社会认知功能。而对于记忆、语言等其他认知领域的评判，以及精神、情绪、日常生活能力的相关评判，没有确定的诊断标准。

2. 非认知功能评估

在血管性痴呆患者中可以见到情绪不稳、表情淡漠等表现，其中表情淡漠在临床上出现得最多。使用神经精神问卷是当今对于精神异常表现最常用的评判方式。目前对于抑郁症状的评判方法，最常使用的是美国国立精神卫生研究所制定的抑郁量表，得分＞16分说明患有抑郁。对日常生活能力进行评分也是确认是否患有血管性痴呆的一种方法，但是对于治疗效果没有评判意义。并且由于血管性痴呆的特殊性，日常生活活动（ADL）能力的评估也受到血管性痴呆脑血管病变部位不同及严重程度的影响。

五、神经影像学检查

神经影像学检查对于在临床上诊断脑血管疾病已经是不可缺少的辅助手段，一些异常的信号提示对于医生的正确诊断有重要的参考价值。一些临床表现不明显的脑血管疾病如静息性脑梗死和脑白质病变在临床上很容易被忽略，这时有影像学的表现就可以帮助诊断。

1. 传统影像学技术

血管性痴呆患者的CT和MRI常常有以下几种表现：脑皮质和脑白质多发性的低密度梗死灶、脑室增大、多发的腔隙灶、大中脑血管病变和脑萎缩等。其中，海马沟回间距增大、额叶颞叶等皮质下部位梗死以及大面积脑白质病变（通常定义为大于25%）或者多种病变的联合发生，是血管性痴呆最常见的神经影像学表现。NINDS-NIREN的诊断标准是"多个大血管性脑卒中"或"1个关键部位的梗死"或"多发性基底节和白质腔隙"或"广泛的脑室周围白质损害"。

2. 弥散张量成像

弥散张量成像（diffusion tensor imaging，DTI）是一种比较特殊的MRI，主要是根据水分子向各个方向的特异性记录神经纤维束的走行来进行绘图，可以观测到CT和普通MRI所不能看到的大脑微小病变。有研究表明DTI对脑皮质下缺血性病变更加敏感，可以用来解释患者早期出现认知功能的异常。另有相关研究表明，皮质下缺血性脑血管病（SIVD）患者的白质部分有明显的异常，这些白质的异常主要是在投射区、联合区以及连合纤维等区域。由此表明SIVD患者的认知功能与白质联合纤维损害密切相关。

3. 磁敏感加权成像

脑微出血指的是大脑小血管受损引起的出血，出血量极其微小，其在痴呆中主要是损害患者的认知功能。但是常用的 CT 或 MRI 并不可以在影像上识别出微出血，而磁敏感加权成像（susceptibility weighted imaging，SWI）却能将微小量的出血识别出来，并且可以清楚地看到病灶所处的位置和数量，对脑内微小出血的检验有较高的准确性。所以 SWI 对早期脑微出血的诊断有着极其重要的意义。有研究表明，病灶量的多少与大小和认知功能损害的程度呈正相关。因此 SWI 的表现可以作为临床早期评估血管性认知功能障碍的影像学标志。

4. 液体衰减反转恢复序列

液体衰减反转恢复（fluid attenuated inversion recovery，FLAIR）序列对病灶有着较高的敏感性，可以比较准确地识别脑白质病变和腔隙性梗死，也能准确地表现出脑白质病变的严重程度和分级。需要我们了解的是，脑白质病变也能够在正常的老年人和阿尔茨海默病等患者中见到。只有多发的、融合的脑白质病变，并且和患者的认知功能损害在时间上是有相关联系的，才能够认为血管性痴呆是由脑白质病变引起的。

六、实验室检查

实验室检查包括血糖、血脂、同型半胱氨酸、氧化低密度脂蛋白等，确认相关危险因素。此外，甲状腺功能、肝肾功能等检查有助于排除其他原因导致的痴呆。

七、其他检查

1. 脑电图检查

脑电图检查显示不同程度异常或局灶电波。

2. 经颅多普勒检查

经颅多普勒检查显示血液流速、流量血管管径改变。

3. 诱发电位检查

（1）躯体感觉诱发电位（SEP）常显示中枢传导时间延长，N13、N20 潜伏期延长，波幅降低。

（2）事件相关电位（ERP）常显示 P300 潜伏期延长，且与评分显著相关，随病情好转而改善。

4. 遗传学基因诊断

目前一些关于血管性痴呆的基因诊断的研究方向主要汇集于某些家族性综合征方面，比如常染色体显性遗传脑动脉病伴皮质下梗死和白质脑病，即位于 19 号染色体上的 *Notch3* 基因突变所致的遗传性脑小血管疾病。这些遗传性综合征在某些方面上可能会为脑缺血的出现做出病理学解释，不过晚发型血管性痴呆与基因之间的联系还不能够确定。

第六节　治疗及预后

一、中医治疗

（一）中药治疗

目前祖国医学对于血管性痴呆的治疗还是以辨证论治为主，医者从疾病的发病原因、症状表现、舌象和脉象，不断探究与总结本病的研究进展，古今各个医家都有自己对本病的独特治法，笔者现将各个证型常用的方剂与用药加减总结如下。

（1）髓海不足型：治以补髓益肾、填精益神，予七福饮加减，方中熟地、当归、白术、酸枣仁各 15g，人参、远志各 6g，炙甘草 3g。

（2）脾肾两虚型：治以健脾益气、补肾养精，方用还少丹或归脾汤，方中熟地、枸杞、肉苁蓉、巴戟天阴阳双补，茯苓、山药健脾，杜仲、牛膝补肝肾，远志、石菖蒲交通心肾。

（3）肝阳上亢型：治以平肝息风、滋阴潜阳、醒神开窍，方用天麻钩藤饮或镇肝熄风汤加减，方中天麻、菖蒲、郁金、远志各 10g，钩藤、石决明、川牛膝、桑寄生、杜仲、丹参、赤芍各 15g，黄芩 6g。

（4）痰蒙神窍型：治以豁痰开窍、健脾化浊，方用涤痰汤加减，方中茯苓、半夏、陈皮健脾化湿，远志、菖蒲化痰开窍，川芎、郁金行气活血，人参、丹参健脾益气。

众多医家对本病的分型虽然各不相同，但是都离不开脏腑、阴阳、气血、风、火、痰、毒等，总体属于本虚标实，本虚以髓海不足，肝脾肾亏虚为主，标实多为瘀血、痰饮、浊毒等为主，本病虚实掺杂在一起共同导致疾病的产生。

（二）针灸治疗

除了中药治疗本病外，临床上还常常采用针灸穴位来改善患者的脑部供血，改善认知功能。李鑫等[32]通过针刺关元、中脘等穴位运用补肾培元益智法来治疗血管性痴呆。治疗组、对照组各 46 例，最终结果为治疗组治疗率为 89%，对照组治疗率为 76%，进行统计学分析后发现结果有意义。李丽丽等[33]运用回阳九针法（针刺哑门、劳宫、三阴交、涌泉、太溪、中脘、环跳、足三里、合谷 9 穴）对防治血管性痴呆有较好的效果，实验组中使用回阳九针法，对照组使用口服给药的奥拉西坦胶囊，各 50 例，并通过 MMSE 积分观察，结果显示此针法能够改善患者意识功能和日常生活的独立自主功能。当今许多的临床实践都可以表明针灸治疗此病具有一定的疗效，能够较为明显地提高患者的日常生活能力，加之操作方便，费用较低，是治疗本病较好的一种选择。

（三）其他治疗

高压氧疗法也可以改善痴呆患者的 MMSE 评分，改善其意识功能障碍，亦不会增加不良反应。此治疗方法通过用薄层分散法，融合超声或水合法制成包载辅酶 Q_{10} 的纳米脂质体，已研发出的新型纳米脂质体包载辅酶 Q_{10}，对血管性痴呆动物的记忆功能也有一定影响，研究表明应用纳米脂质体包载辅酶 Q_{10} 可以提高药物进入人脑的速率，同时也能够通过改变 Nrf-2/ARE 系统来降低血管性痴呆小鼠由脑内的氧化应激所引起的损伤，增强血管性痴呆小鼠的认知功能，这可能会变成治疗血管性痴呆的一种新型药物模式[34]。

1. 益智药物和方剂

（1）益智药物

1）丁苯酞胶囊：有项前瞻性研究，林哲聪等[35]对住院治疗的 70 例血管性痴呆患者按简单随机数字表法进行分组，每组各有 35 例，对照组只服用日常用药尼莫地平，实验组除了服用尼莫地平还服用丁苯肽胶囊，通过实验对两组患者用药后的临床效果报告和对使用过程所发生的疾病加以记录；治疗前对患者使用MMSE 量表评定认知功能，痴呆发展程度（CDR）量表评价疗效，日常生活活动能力（ADL）量表测评正常生活水准；并对比治疗后患者 MMSE、CDR、ADL的变化情况。通过对临床疗效的实验结果进行分析，得出实验组的治疗效果比较好。通过对实验指标 MMSE、CDR、ADL 等结果的对比表明，结果具有统计学意义，并且两组均未出现与本研究相关的严重不良反应。最终结论说明，丁苯酞胶囊对防治血管性痴呆的作用相当突出，再加上它能够有效缓解患者的痴呆情况、改善患者的意识能力，而且不良反应并不明显，所以能够在临床中广泛应用。

2）银杏叶提取物：为研究银杏叶提取物对血管性痴呆患者的记忆力以及 γ-氨基丁酸转移体-1（GAT1）、cAMP 反应原件结合蛋白（CREB）表达的影响，对无特定病原体（SPF）级成熟雄性 SD 老鼠（30 只）都构建了血管性痴呆模型，之后又将 30 只老鼠随机地分为了三组：对照组、奥拉西坦组、银杏叶组。各组中分别有 10 只老鼠[36]。对照组给予生理盐水疗法，奥拉西坦组给予奥拉西坦疗法，银杏叶组给予银杏叶提取物疗法，都连续服药 14 天，测定了大鼠记忆力水平和大鼠海马组织中 GAT1、CREB 的表达情况。结果三组造模后 10 天的逃避潜伏期，对比差异无统计学意义；银杏叶组与奥拉西坦组造模后，7 天、14 天的逃避潜伏期远小于对照组，对比差异有统计学意义（$P<0.05$）；银杏叶组与奥拉西坦组的 GAT1、CREB 蛋白含量都比对照组高，银杏叶组蛋白含量最高，结果有统计学意义。所以结果表明银杏叶提取物能够增加血管性痴呆大鼠海马组织 GAT1、CREB 蛋白的产生，并且可以减少炎症因子的产生，提高大鼠的认知功能。

3）复方丹参注射液：为系统评估复方丹参注射液及其结合药物防治血管性痴呆的疗效度与安全系数，通过 RevMan5.3 软件系统进行 Meta 分析。结论表明，试验组相比于研究组的有效率、MMSE、ADL 评价均是较高的，而且均具备了统计学意义；并且也不会出现严重的不良反应，不良反应仅是表现为皮疹和皮肤刺痛等，并不会影响治疗功效。而根据此结论，联用复方丹参注射液防治血管性痴呆不仅比单一应用药物防治的效果更佳，并且还没有产生严重的不良反应。

4）单味中药：痴呆的主要病位在脑络，发病机制与心、肝、脾、肾四个脏腑功能失调密切相关，以肾脏功能失调为主。基础病机以髓海失养，痰瘀阻窍，神机失用为主。本病的病性总属本虚标实，本虚为五脏亏损，从而出现髓海不充。标实主要为气滞、痰饮、浊毒、血瘀等。从心脑肾为一体来治疗本病，辨证论治，心肾亏虚合而为病，证型当属心肾亏虚、脑髓失养。治疗上，心肾亏虚、脑髓失养以补益心肾、填髓生精为主，主要以熟地、当归、茯神、石菖蒲、远志等开窍化痰、交通心肾，肉苁蓉、紫河车、阿胶等血肉有形之品补肾益精填髓，再佐以川芎、郁金等药物疏肝行气。使心肾同治，故而脑窍得养，疾病得治。

（2）益智验方

1）佛手散：主要由当归、川芎等构成，为了确定其对防治血管性痴呆的药理功效物质基础及其功效机制，研究人员通过网络药理学策略和方法，建立了佛手散化学成分信息库，并对其中的活性成分进行筛查，再运用计算机模拟技术进行了药效靶点预测，对所预测的功效靶点进行了基因本体论深入研究并且进行多层次数据整合网络数据分析，以便更全面深刻地阐述佛手散防治血管性痴呆的功效机制。从研究成果中获取了佛手散的 296 个化学成分，并利用药物的吸收、分配、代谢和排泄（ADME）检测得到了 56 个活性物质。经靶标结构预测，共得出了 222 个蛋白作用靶点，从基因本体论深入研究可知，预测靶位主要是在质膜、内质网等区域，具有氧化还原酶活力、催化剂活力等小分子功能，进而积极参与新陈代谢等生物学过程。网络整合研究结论表明，佛手散重要功用与 3 个血管性痴呆相关的重要病理控制功能有关：突触可塑性调控模块、钙平衡调控模块和 G 蛋白偶联受体模块。此研究采用了系统药理学手段，高效、完整地探索出佛手散防治血管性痴呆的功能机制，为佛手散的临床运用提供了更为精确的理论支撑。

2）健脑益智方：有研究观察了健脑益智方联合盐酸多奈哌齐治疗血管性痴呆[37]，将 68 例患者随机分为研究组和对照组各 34 例，两组均给予盐酸多奈哌齐片，研究组加用健脑益智方。研究的结果为总有效率研究组高于对照组（P<0.05）。治疗后两组蒙特利尔认知评估量表（MoCA）、MMSE、ADL 评分均上升，CDR 等级下降，并且 MoCA、MMSE、ADL 评分研究组都比对照组高，研究组的 CDR 等级相对于对照组较低，两组比较均具有统计学意义。现代研究发现，健脑益智方缓解痴呆患者的认知功能是通过提高胆碱的吸收、分布，增加脑部供血及血流量来实现的[38]。所以可以认为健脑益智方联用乙酰胆碱酯酶抑制剂类药物治疗血管性痴呆效果颇佳，可以增强患者的自我生活能力，降低患者的痴呆表现，并且具有较高的安全性。

3）温阳化痰汤：现代人因生活习惯等因素多属阳虚体质，故血管性痴呆多以阳虚为主，在治疗血管性痴呆上以温阳与化痰为重点。张瑞杰[39]研究了温阳化痰汤治疗血管性痴呆的疗效，选取了 60 例患者，然后分为观察组和对照组各 30 例，在基础治疗上，对照组口服尼莫地平片，观察组服用温阳化痰汤，观察两组的 ADL、MMSE 积分的变化。最后数据为 ADL、MMSE 积分观察组明显高于对照组，对照组有效率为 56.7%，观察组有效率为 80.0%，经过统计学分析，结果有统计学意义。说明温阳化痰汤可以改善患者的生活能力，提高认知功能，最终缓解患者的病情。

4）定志益聪颗粒：张智龙教授认为髓海亏虚、痰瘀闭滞、神机失用是血管性痴呆的重要病机，治疗应该以"清""养"为基本原则。定志益聪颗粒中党参可以补脾益气，石菖蒲"开心孔，利九窍……去湿逐风，除痰消积"；远志能够安神定志，交通心肾；茯苓可以健脾柔肝，宁心使神有所居，又能敛心气以安魂定魄；益智仁可以和中益气，补肾填精益髓；何首乌填精益髓，养血祛风；枸杞子可以滋肾阴补肾气；当归可以养血和血；熟地滋阴养血，生精益髓；川芎既可活血化瘀，又可行气止痛；西红花也可以活血化瘀；桃仁活血化瘀，瘀血日久，西赤芍也可以清热利湿凉肝，散瘀止痛。诸药合用，共奏养精益髓、清浊开闭、调神益智之功。研究人员通过治疗的临床测定与量表化评分方法，证实定志益聪颗粒能够有效提高轻中等血管性痴呆患儿的认知功能，从而大大提高了患儿的生活品质，并有很好的长远疗效。

5）四逆汤：可以对脑血管损伤起到修复作用，李建华等[40]研究四逆汤对血管性痴呆大鼠的记忆功能的影响，将 30 只大鼠分为模型组、假手术组、四逆汤组 3 组，对大鼠进行 Y-迷宫测试、水迷宫测试，测量大鼠脑组织中 NOS、NO 含量及谷胱甘肽过氧化物酶（GSH-Px）的活性，结果数据经过统计学分析，四逆汤组出错次数更少，四逆汤组大脑皮质及海马区 NOS 和 NO 的含量都有减少，GSH-Px 活性得到提升，结果说明四逆汤可能是通过减少脑组织中 NO 含量并且增强 GSH-Px 的活性来改善大脑的缺血状态，从而提高学习记忆能力的。

2. 饮食疗法

（1）药膳

1）丹参粳米粥

原料：丹参、山楂各 50g，粳米 90g，白糖些许。

制作方法：先选取品质较好的丹参和山楂各 50g 清洗过后，小火在中药煎锅中熬制 30min，将残渣过滤后留下浓汁备用，然后将粳米加水熬成粥，再将先前备好的浓汁加入，放入适量白糖后即可服用。

2）地黄蒸乌鸡

原料：生地黄 200g，乌骨鸡 1 只，饴糖 80g，姜丝 10g。

制作方法：先将已经宰杀清洗好的乌骨鸡准备好，然后将生地黄用刀切好，将地黄、饴糖和姜丝用布包好放进乌鸡肚子里面，放入高压锅中蒸 40min，蒸熟后即可服用。

（2）药茶

1）绿茶：饮用绿茶能够增进患者的记忆能力，从而起到预防痴呆发生的作用。现代药理学研究表明，茶叶中含有茶碱，茶碱可以起到抗氧化的作用，维持脑血管中血液的正常运行，以及脑部的供血，从而降低血管性痴呆的出现。

2）柿叶茶：也可以起到改善记忆力的作用，从而缓解患者的痴呆情况。主要机制为柿叶中富有胆碱这种物质，而胆碱能够促进神经递质的传递，使大脑信号之间的连接更迅速，所以服用富含胆碱的物质可以提高患者的认知能力[41]。

二、西医治疗

（一）盐酸美金刚片

陈永衡等[42]将 50 例血管性痴呆患者分为对照组和观察组，各 25 人，对照组口服吡拉西坦片，观察组口服盐酸美金刚片，4 周为 1 个疗程，均治疗 6 个疗程，仔细观察各种剂量对患者生理状况和病情控制的影响。结果显示治疗后，观察组收缩期峰值速率（V_{max}）、搏动指数（RI）的平均值都明显低于对照组，而舒张期的高峰速率（V_{min}）、RI、屏气指数（BHI）水准均明显优于观察组，观察组均值丙二醛（MDA）水准与同型半胱氨酸（Hcy）水准均明显少于对照组，而均值超氧化物歧化酶（SOD）水准明显优于对照组，观察组使用后 4w 与 12w 认知能力依次提高到 20.01 ± 1.24 分、22.05 ± 1.26 分，且均明显优于对照组（均 $P < 0.05$）。据此可得出结论盐酸美金刚片更有利于促进血管性痴呆患者认知能力提高，且对脑血流动力学和氧化应激能力的提高都有着积极影响。

（二）盐酸多奈哌齐

盐酸多奈哌齐属于胆碱酯酶抑制剂，主要通过增加体内胆碱的数量，从而增强神经突触的传递，以改善患者的认知功能。除此之外，盐酸多奈哌齐还能够直接与受体结合，通过减少脑组织的损伤，起到一定的保护脑细胞的作用[43]。

（三）尼莫地平

尼莫地平属于钙离子拮抗剂的一种，主要作用机制是抑制钙离子内流，并且还可以激活 Na^+-K^+-ATP 酶，从而加快钙离子的外流，扩张局部血管，增加脑组织的血流量[44]。除此之外，尼莫地平可以通过加快血管性痴呆患者大脑局部供血，从而激活细胞外信号调节酶的产生，使海马区神经元 NMDA 受体亚单位的表达减少，进而改善患者认知功能。

（四）依达拉奉

姜生友[45]将住院的 78 例血管性痴呆患者用简单随机法分为 2 组，每组 39 例。对照组给予盐酸多奈哌齐，观察组基于对照组给予依达拉奉，两组都治疗 3 个月。记录两组的治疗效果以及不良反应。研究结果显示观察组治疗总有效率为 94.87%，高于对照组的 71.79%（$P < 0.05$）；观察组恶心、呕吐、发热等不良反应发生率 15.38% 与对照组 10.26% 比较，无显著差异（$P > 0.05$）。结论：血管性痴呆采用依达拉奉和盐酸多奈哌齐联合治疗，可提高治疗效果，且安全性较高。

三、预后

血管性痴呆的预后不良。因为血管性痴呆是一种神经变性病，随着病程的进一步发展，患者脑内多巴胺神经元也会逐渐减少，症状也会越来越重，最后发展为记忆和生活能力完全丧失，需要家人的照料。目前来说，血管性痴呆没有特别有效的治疗办法，广告宣传的血管性痴呆能够治愈的说法是不科学的。血管性痴呆属于一种慢性进展的疾病，它相对而言生存期较长。一般血管性痴呆患者的生存期，短至几年，长则一二十年，甚至更长的时间，均有可能。所以患者的家属应该积极配合医师治疗，则患者生存期可能与正常人群没有什么差别，但失治、误治、护理不到位，可出现各种并发症，同样影响预后及生存期。

第七节　康复与护理

一、各种康复疗法

痴呆是认知功能逐渐衰减的过程，想要完全恢复基本是不可能实现的。但是，可以在常规疗法的基础上加用康复训练疗法，使用特定的康复训练方式，可以提高患者的语言理解能力、记忆力，恢复一定的生活自理能力，从而有助于改善患者日常生活质量。我们可以通过一定的康复措施来维持患者的生活质量，笔者简单总结了以下几种康复训练的方法。

1. 运动疗法

让患者提高基本生活能力，包括起床穿衣、上厕所、进食、洗漱等常见的动作。这不但能够帮助患者恢复运动力量，还可以提高患者的工作能力。

2. 注意力训练

通过患者平素的爱好来进行一些娱乐游戏，比如下象棋、读书、绘画、制作手工作品、和家人一起搭积木等活动，并且每次结束后鼓励患者，增加获得的快乐，提高患者的自信心。

3. 心理疗法

医生深入地与患者进行沟通，了解患者心里的实际想法，是否出现紧张、压抑等现象。对于那些心理负担比较严重的患者，我们应该对他们采用安慰、鼓励、心理暗示等办法治疗，还可以向患者讲述一些预后良好的病例，来提升患者的信心，从而使其积极地投入治疗中。

4. 记忆训练

记忆训练中，重复地向患者介绍日常生活中的基本常识或人生中重要的事，让患者对所居住地周围的环境、家庭成员、生活中重要的大事进行记忆，运用一些辅助记忆的物品配合康复训练。训练从简单到复杂，从短时间到长时间的练习，对能够积极合作的患者，可以给予一些鼓励，从而增强患者的积极性。

5. 思维训练

通过培训患者的分析、判断和计算能力，来提升其剩余的脑力。比如用一副扑克牌，医生和患者一人抽一张，让患者说出哪张牌比较大。1 次训练半个小时，1 周 3 次。

6. 训练推理

首先准备好 30 张卡片，分别有动物、植物、食物各 10 张，提前告诉患者一共有 3 种，然后让患者将其分类。还有比如脑筋急转弯游戏、猜灯谜、分组谈论及对国家大事说出自己的见解等方式；其他的文字类游戏，互相说姓名并且相配对游戏。即使这些相应的活动不能够提高患者的记忆力，但是可能对老年人提升多种的策略有一定的帮助，提高其自信心。所以这种类型的活动也可以当作提升策略的办法，或者是一种刺激其智能发展的办法。

7. 音乐治疗

音乐治疗指的是有规律地使用音乐去提高某些在记忆、日常社交层面有所不足的人对其所处环境的适应能力。它对某些人来说可能属于工作，但是对另外的人来说却可能是休闲娱乐活动。它的多样性和力量包括了许多层面，比如感觉、听觉和情绪等。音乐可以使患者心情变得愉快，心理上得到升华。对于一部分人，音乐甚至可能增强其对人、物和环境的认知。倘若加上一些相对应的身体活动，也会有助于身体健康的发展。对于某些急躁易怒的痴呆患者，音乐也能起到平静和安神的作用。音乐活动有许多种方式，其中有听音乐、唱歌、弹奏乐器、音乐体操等形式。并且音乐活动也可以见于日常生活中，在特定的时间段播放特定的音乐，可以帮助患者增强时间的观念。

8. 美术治疗

美术治疗是指进行美术活动，来满足患者在情感、心理等方面的需求。许多研究人员指出主动进行绘画和手工制造等有助于树立自尊、加强大小肌肉的协调性，提高意识和技巧，增强认知功能，提高创造性表现、兴趣和社交，提高决断力以及防止衰老。美术疗法注重过程大于结果。透过不同的活动方法，患者能够了解自身实际的需要和大脑的想法。因为它糅合了情感、知识和生活经验，对参与者们而言是一个很特殊的活动。并且，美术可以完成日常的幻想，流露出内心真实的情感，也能使全身各个感觉器官产生满足的感觉。除此之外，美术活动也是一种社交方式，能降低淡漠与低落情绪的产生。

9. 缅怀治疗

缅怀治疗在精神科运用得比较多，可以用来改善血管性痴呆患者的认知功能。缅怀方式有以下几种，包括往事回念、与别人分享、话剧等。并且因为其多样性和可以融入在日常生活与谈话中，许多医院及相关机构都经常使用这种方法。由于病情的影响，患者记忆力会逐渐减弱，忘记好多事情，逐渐与社会的接触减少，变得沉默寡言。患者在与别人分享其在人生中所取得的成就时，面对别人佩服的目光，其会得到很大满足，这样有助于其重获信心。同样的，患者也会自感得到社会的接纳与认可，共同分享同样也是一个互相学习的方式，可以使患者变得充满自信来对待现在及未来的困难。一般互相分享时除了一些高兴的事还会讲述生活中遇到的不幸之事。因为过度沉迷于愉快的回忆可能会使患者躲避现实的状况；而如果仅仅只回忆一些不幸的事又会使患者情感受挫。所以医护工作者必须有着认真谨慎的心理。相关研究也表明，合适的缅怀活动可以提升患者的人生自豪感，降低抑郁的产生以及提高生活质量。

二、家庭护理及康复

除了要在日常生活做好优秀的护理外，还要与患者进行深入交流并与患者互相信任。心理治疗对患者的康复也是有帮助的。医者应该与患者在日常生活中和睦相处，把患者当作亲人，让患者建立治病信心。家人也要在生活中照顾患者，一起进行康复训练，尽量给予其鼓励。另外患者所处的环境也是至关重要的，做出一些特殊的环境设计，比如大箭头标志及特殊指示等措施，再加上护理工作者的帮助，可以让患者快速熟悉自己居所的周围状况，这样他们就不会因感到迷惘而心情焦虑；家庭中的日常生活用品可以放在患者容易看见的地方。厕所和住的房间要做上可以让其理解的标记，避免走错地方。家属在日常生活叫患者时，要先叫出患者的名字，首先让其有一个基本的印象，并且和患者交谈时要注意自己的表情，要露出真诚的目光，看着患者的眼睛与其对视，来彰显自己的真诚，并且不要打断患者的话。与其沟通时也要抱着积极客观的态度，不要表现出一副不耐烦的样子，当患者出现精神不稳、幻听幻视的时候，积极安慰患者。此外，当患者表现良好时还可以给予其一些奖励。运动康复训练不能过度，视患者自身的情况逐渐增加。

三、社会保障体系

医生在患者出院后 2 周、1 个月、3 个月对患者进行电话随访，询问患者出院后精神状况，还有自感生活中有什么不适，病情有什么变化，同时评估患者的用药是否需要改变，为患者提供全面的服务，改善其生活水平。

四、生理与心理护理

当患者即将出院的时候，主管医生需要对患者及家属交代本病可能会产生的影响、在家如何进行康复活动、药物的服用方法等应该注意的事项。在日常饮食方面，嘱咐患者不能暴饮暴食，也不能食用过辣、过咸的餐品，需要家属做一些绿色、健康的食物。有些患者由于对痊愈没有信心，自暴自弃，不听从医生的嘱托，所以医生要着重注意患者的心理状况，和其进行深入的交流，让其明白此病并不可怕，树立积极乐观、向上的正面心态来面对疾病对生活的影响，从而正确对待医者的嘱咐。

参 考 文 献

[1] 丁杰. 血管性痴呆的危险因素及综合诊治的临床分析[J]. 中国医药科学, 2013, 3 (20): 178-179.

[2] 向岁, 王平, 石和元. 血管性痴呆的中西医研究进展[J]. 中西医结合心脑血管病杂志, 2022, 20 (18): 3352-3356.

[3] 李晗, 王蕾. 血管性认知障碍发病机制的研究进展[J]. 中国病理生理杂志, 2021, 37 (2): 363-368.

[4] 中国痴呆与认知障碍诊治指南写作组, 中国医师协会神经内科医师分会认知障碍疾病专业委员会. 2018 中国痴呆与认知障碍诊治指南 (六): 阿尔茨海默病痴呆前阶段[J]. 中华医学杂志, 2018, 98 (19): 1457-1460.

[5] 赵霄潇, 李慧生, 王宏宇. 血管性痴呆相关危险因素研究进展[J]. 心血管病学进展, 2018, 39 (3): 328-331.

[6] 刘晓惠, 刘学源. 血管性痴呆的分子机制和遗传机制[J]. 神经病学与神经康复学杂志, 2016, 12 (2): 87-93.

[7] 王凌玲, 雷梦觉, 胡杰等. H 型高血压患者 MTHFR 基因型分布及与血管性痴呆的关系[J]. 中国老年学杂志, 2018, 38 (23): 5633-5636.

[8] 白维，刘阳，李尧. 老年原发性 H 型高血压与认知功能障碍的调查研究[J]. 解放军预防医学杂志，2019，37（6）：159-160.

[9] 王俊峰，关雪峰，杨永菊. 中医药对骨关节炎信号通路研究进展[J]. 海南医学院学报，2021，27（1）：75-80.

[10] 王景，王欣丽，汪婉，等. 番茄红素对血管性痴呆大鼠的认知功能及海马区细胞凋亡蛋白表达的影响[J]. 脑与神经疾病杂志，2022，30（9）：581-585.

[11] 高赛红，张小良，杨迎春，等. 高脂血症大鼠脑缺血/再灌注后 p38 MAPK 活化及对 Bax 和 Bcl-2 表达的影响[J]. 解剖学报，2023，54（1）：50-55.

[12] 柴金秀，徐冰，张禹，等. 基于 cAMP/PKA/CREB 信号通路探讨醒脑益髓汤对血管性痴呆大鼠海马神经元的影响[J]. 现代中西医结合杂志，2023，32（5）：603-608.

[13] 孙传峰，曹红. NR2B-Wnt3α-ADAM10 信号通路与糖尿病脑病关系的研究进展[J]. 中国老年学杂志，2015，35（21）：6257-6260.

[14] 李经伟，孙世杰，郑攀. 中医药治疗血管性痴呆研究进展[J]. 中国民间疗法，2020，28（3）：93-96.

[15] 高天理，冯立群，张茁. 兴奋性氨基酸受体拮抗剂治疗缺血性脑卒中的研究进展[J]. 北京医学，2001（5）：306-307.

[16] 霍飞飞，崔友祥，王世信，等. 芪参还五胶囊联合吡拉西坦胶囊治疗血管性痴呆痰瘀互结型的疗效及对患者认知功能、日常生活能力和氧化应激指标的影响[J]. 河北中医，2022，44（12）：2042-2046.

[17] 杨超. 基于炎症反应、氧化应激、miRNA-124/BACE1/Aβ 通路探讨涤痰汤治疗血管性痴呆模型大鼠的作用机制[D]. 武汉：湖北中医药大学，2020.

[18] 赵健衡，王丽，蒋燕，等. 丙泊酚调节 SIRT1/HMGB1/NF-κB 信号通路对缺血缺氧性脑损伤新生大鼠神经元损伤的影响[J]. 中国优生与遗传杂志，2023，31（4）：708-714.

[19] 常光明，陈潇，耿鑫. 高迁移率族蛋白 B1 在血管性痴呆中的炎性作用机制及研究进展[J]. 国际检验医学杂志，2019，40（15）：1893-1896.

[20] 于文然. 锌离子对大鼠黑质多巴胺能神经元的损伤作用及可能机制研究[D]. 青岛：青岛大学，2008.

[21] Wolfgang H K, Barbara M, Oliver W, et al. Is plasma amyloid-β 1–42/1–40 a better biomarker for Alzheimer's disease than AβX–42/X–40?[J]. Fluids and Barriers of the CNS, 2022, 19（1）: 96.

[22] 臧守虎，范奇鑫. 道家思想对《黄帝内经》理论体系构建的影响[J]. 中医杂志，2018，59（22）：1891-1894.

[23] 曹云，黄佳钦，张丹莉，等. 脑-肠互动理论下应用"益髓醒神调枢"法治疗卒中后失语的机理探讨[J]. 中华中医药杂志，2021，36（12）：7103-7107.

[24] 邢飞，刘伟. 基于脑髓生成理论探讨补肾化痰法在中风病恢复期的应用[J]. 中国中医基础医学杂志，2019，25（12）：1658-1661.

[25] 张芬芳，张肖，赵炳武，等. 陈志强治疗糖尿病视网膜病变经验[J]. 中华中医药杂志，2020，35（7）：3490-3492.

[26] 郑蒙, 俞晓飞. 经筋理论对中风后痉挛性偏瘫的临床指导意义[J]. 上海中医药杂志, 2021, 55 (1): 39-42.

[27] 杜新宇, 许军峰, 石学敏. 试论脑与经筋的关系[J]. 江苏中医药, 2018, 50 (10): 7-9.

[28] 林少鸿, 郭佳颖, 聂平英, 等. 基于数据挖掘探讨艾灸治疗脑卒中后认知功能障碍的选穴规律研究[J]. 中国民间疗法, 2022, 30 (16): 37-40.

[29] 周流畅, 庞喜乐, 刘立瑾, 等. 辨证施治血管性痴呆研究进展与思考[J]. 中国中医药现代远程教育, 2018, 16 (15): 146-148.

[30] 闵冬雨, 刘勇明, 贾连群, 等. 从脾论治血管性痴呆钩玄[J]. 辽宁中医药大学学报, 2018, 20 (2): 105-108.

[31] 王方, 蔡林. 补中益气汤的临床研究进展[J]. 黔南民族医专学报, 2021, 34 (1): 27-29.

[32] 李鑫, 张智龙, 许可. 补脾培元益智针法治疗血管性痴呆 46 例临床观察[J]. 四川中医, 2017, 35 (2): 171-173.

[33] 李丽丽, 焦富英. 回阳九针法治疗血管性痴呆患者 50 例[J]. 陕西中医, 2014, 35 (12): 1675-1677.

[34] 孙惠萍, 詹小兰, 孙张弛. 纳米脂质体包载辅酶 Q_{10} 改善血管性痴呆小鼠学习记忆功能的实验研究[J]. 中国医院药学杂志, 2020, 40 (4): 406-411.

[35] 林哲聪, 韩巧琳, 吴惜燕. 丁苯酞胶囊治疗卒中后血管性痴呆的效果研究[J]. 河北医学, 2020, 26 (1): 130-133.

[36] 徐睿, 王雪鹏, 周兵. 银杏叶提取物对血管性痴呆大鼠记忆力及 GAT1、CREB 表达的影响[J]. 中国实验诊断学, 2020, 24 (2): 295-298.

[37] 牟来品. 健脑益智方联合盐酸多奈哌齐治疗血管性痴呆疗效分析[J]. 实用中医药杂志, 2019, 35 (12): 1522-1523.

[38] 田勤, 李志华. 健脑益智颗粒联合吡拉西坦治疗老年血管性痴呆疗效及对患者神经功能的影响[J]. 辽宁中医杂志, 2018, 45 (10): 2107-2110.

[39] 张瑞杰. 温阳化痰汤治疗血管性痴呆疗效观察[J]. 山西中医, 2017, 33 (5): 20-21.

[40] 李建华, 纪双泉, 陈福泉. 四逆汤对血管性痴呆大鼠学习记忆力的影响[J]. 中国实验方剂学杂志, 2011, 17 (12): 188-191.

[41] 郭振东. 柿叶茶祛病作用大[J]. 药膳食疗, 2003 (6): 35-36.

[42] 陈永衡, 卢锦华, 黄巍, 等. 盐酸美金刚片对血管性痴呆患者氧化应激水平及脑血流动力学的影响[J]. 中国老年学杂志, 2020, 40 (3): 480-482.

[43] 冀玉婷, 崔莉红. 盐酸多奈哌齐对痴呆患者认知行为症状的疗效及安全性[J]. 川北医学院学报, 2017, 32 (3): 439-442.

[44] 熊葵. 尼莫地平联合盐酸多奈哌齐对血管性痴呆患者痴呆程度和认知功能的影响[J]. 临床合理用药杂志, 2020, 13 (3): 73-75.

[45] 姜生友. 多奈哌齐联合依达拉奉治疗血管性痴呆的临床疗效观察[J]. 首都食品与医药, 2020, 27 (7): 77.

第三章 真实世界中血管性痴呆临床大数据研究的选题与设计

　　临床医学研究是与人关系最为密切的医学研究形式，而脑卒中的临床研究在临床医学中占据重要地位，其研究成果可直接改善临床医疗实践。从调查证据出发，随机对照试验（RCT）是评估干预措施的一种合理设计方法。然而，RCT 因为其研究对象较为单一、样本量较小、对实验设计要求严格、有时限制合并干预措施的使用、通常研究时间较短、评估指标相对简单、研究成本较高，并且在某些情况下受到伦理学限制，这些因素决定了它仅能提供干预措施在内部有效性方面的结果，即其效力。但是干预措施需要在临床中推广使用，在真实世界研究中患者情况更加复杂，如年龄范围更广，可能合并多种疾病，可能合并使用多种干预措施，需要的是干预措施的真实效果，由于经典 RCT 存在局限性，需要开展真实世界研究对干预措施进行评价。

　　真实世界研究有多种研究类型，主要为观察性研究，在回答临床实际疗效时能够发挥重要的作用。医疗大数据大多为观察性数据，可以较方便地应用于观察性研究。其中最为典型的是医疗电子数据，如医院信息系统数据。从科研过程来讲，需要提出研究问题，建立科学假说，确立研究目标，开展研究方案设计，收集数据，进一步分析，形成研究报告，发布研究结果，指导临床实际。近年来，利用医疗电子数据开展临床评价研究越来越多，但尚缺乏指导性文件，不同研究者实际开展的研究之间差别较大。本章主要针对医学电子数据处理的新特性，从基于大数据分析的医疗研究的视角入手，针对关于缺血性脑卒中以及有关临床应用研究的医疗临床评价研究的主要目标、设计、方法研究中的问题，以及主数据库的选型和使用等方面内容加以阐述，并希望对运用医学大数据分析进行真实世界科学研究提供必要的指导作用，以便提升真实世界科学研究品质，为脑卒中临床研究提供较为可信的科研依据。

第一节　研究问题与目标的设定

医学科学研究的最终目的是解决临床问题，提出好的研究问题相当于研究完成了一半。因此开展任何一项研究之前提出好的科学问题是每一位研究者应具备的基本技能。研究问题和研究目标是研究的基础，研究设计和分析等各方面内容都要服务于研究问题和研究目标，因此要使研究产生对医疗决策和行为有价值的新知识，必须详细阐述和精确书写研究问题和研究目标。

形成研究问题需要包含 7 个重要组成部分，分别是确定研究的内容与范围、研究者与受益者、研究背景，整合现有知识了解研究进展，建立科学假说，应用 PICOTS 结构化研究问题，确定研究结局，预估评价效果大小，以及讨论证据的局限性。本节分别介绍以上 7 个组成部分的关键内容，同时以医院信息系统（hospital information system, HIS）数据为例，简要介绍利用 HIS 数据可开展的脑卒中及其相关临床评价研究。

一、如何提出研究问题与研究目标

（一）确定研究的内容与范围、研究者与受益者、研究背景

在确定临床研究问题时，研究者首先要阐明研究的内容和范围是什么，比如针对疾病开展疗效评价研究，药品上市后安全性评价或者有效性评价研究，还是开展疾病或药品的经济学研究。确定研究的内容和研究范围是确定研究问题与目标的第一步，也是基本步骤，因此需要在开展研究前加以限定。

医疗科研的主要目的是提高临床诊断技术水平，在科学研究进行之前必须明确研究者和研究结论的受益人分别是谁，并且对科学研究的结果也要有预期，这将有助于科研人员更清楚科学研究问题和目标。如果因为伦理、管理或其他因素，必须在一个一定的时间区域内使用研究结论作为临床决策的基础，这将直接影响科研结果和研究设计类型的选定，那么应对研究的时间范围加以明确说明。如通过医保电子资料进行对某个地区的中医药医保项目编制的研究，因为其研究者通常是医疗保险政策制定者、医疗保险决策执行者以及实际参与医疗保险的政府工作人员，而决策为真实世界研究中的中医药种类、价格及应用范围，在探讨研究问题时应对以上内容加以明确说明。由于医保政策的制定与国家金融政策、中医药研究进展等内容密切相关，在开展此类研究时应明确表明研究的时间范围。

在制定研究问题与目标时，还应对医疗决策制定的背景进行阐明，包括制定

医疗决策的理论依据，目前存在的主要问题，科学证据支持决策的途径，利益相关者进行决策的过程，对研究受益者的描述等。通过对以上背景的详细阐释，能够更加明确研究目标与相关指标的制定，明确研究的局限性所在，以便于对研究进行科学的假设，对产生的研究结果进行合理的认识，更有利于研究结果的转化和应用。

（二）整合现有知识了解研究进展

在设计一项新的研究前，研究者需对目前能获取的与研究相关的文献进行综述，或进行系统综述，严格评价文献质量，整合各类研究结果，获得目前关于此类研究的进展，重点对文献中研究的干预措施的已知效力、效果、安全性及相关结局进行总结。同时对于文献中的测量方法、局限性等问题进行评价。除研究者进行文献综述外，还可查找高质量的文献综述或系统综述，参考研究相关的指南或标准，结合疾病的病理生理学知识和专家意见，还可对患者进行访谈，整合各类知识，了解目前研究问题的相关进展，为研究问题及研究目标的设定提供基础。

（三）建立科学假说

这是人类将认识从已知推向未知，进而变未知为已知的至关重要的思想方式，是现代科学发展的一种重要方式。简单来讲，就是人类在探寻错综复杂的大自然奥妙的过程中，以已掌握的经验材料和已有的事实为基础，以现有的自然科学方式为指导，对不知道的自然界事物形成的基本因素以及运动规律，进行了推断式的说明。而这个假说就必须在实践中检验它的科学性，减少对它的猜测性，以获得科学理论的正确认识[1]。

在建立科学假说过程中，可以邀请利益相关者以及其他相关专家对干预措施与患者结局之间的关系进行描述，也可以描述可能影响假设建立但是不会在研究中加以验证的混杂因素，这些内容应该在研究方案和研究报告中表达出详细的概念，便于研究员对研究结果深刻透彻地参悟。

以科学的假设为基础，研究者可以利用相应的科学理论来设计研究方案并制订分析计划。建立正确的假说能够使研究获得的结论更加可靠，能够帮助研究者对研究结果提高认识，正确解释研究结果。

从以下几个问题入手能够帮助更好地建立科学假说，包括：研究的主要目标是什么？与医疗决策的关系如何？决策者、研究者和相关专家对研究问题的假设是什么？假设的干预与解决可能存在的关系是什么？

（四）应用 PICOTS 结构化研究问题

为使研究方案的读者更好地理解研究问题，可采用临床流行病学的六大基本要素对研究问题进行结构化，即研究人群（patient/population，P）、干预措施（intervention，I）、对照（control，C）、结局（outcome，O）、时间（timing，T）和场所（setting，S），简称 PICOTS。P 指某一类患者或某一类人群，对于这部分内容主要需要明确研究的患者群体是哪些，干预措施在同种疾病的不同亚组之间是否具有同样的效果，是否需要进行亚组划分等；I 指需要确定的干预措施或干预因素是什么，如药物、针刺等；C 指对照，即与干预措施或干预因素相对比的措施是什么；O 为研究所关注的结局或终点是什么；T 为研究的时间范围是什么，最终结局是短期结局还是长期结局；S 指研究的场所，如大型综合医院、社区卫生服务中心或其他场所等。PICOTS 给出了研究问题的关键点，有助于保证在提出研究问题与研究目标时更加明确。

例如基于 HIS 数据开展"中医药治疗肝病"的研究，根据 PICOTS 来结构化研究问题，其中"肝病"是指哪类肝病？什么时期？对患者有什么要求？这就是 PICO 中的"P"。又如"中医药"过于泛化，无明显的目的性，要说明是什么样的中医药，针刺？灸法？中成药？或者方剂？要明确采取何种治疗措施，这是 PICO 中的"I"。PICO 中的"C"在科学假说中可以认为是未使用中医药治疗的患者，或者未使用所需研究的干预措施的同类患者。结局指标的选择需要根据干预措施来确定，比如终点结局指标"死亡""肝癌"等，也可是中间替代指标，比如各类酶学指标的变化等，也就是 PICO 中的"O"。那么根据以上临床问题，研究问题可以表述为"清热解毒类中成药是否能够降低慢性乙型肝炎患者急性期谷丙转氨酶和谷草转氨酶水平？"

此处需要指出的是，建立假说所选择的 PICOTS 一定为医疗电子数据库中可以获得的指标，比如在以上研究中，清热解毒类中成药、慢性乙型肝炎急性期患者、谷丙转氨酶、谷草转氨酶均为 HIS 数据库中所记录的信息，如果在以上研究中提出观察清热解毒类中成药对基因或组学的影响，那么这类数据在 HIS 数据库中并未有记载，也就无法进行统计分析，最终基于医疗电子数据建立的科学假说就是失败的。

（五）确定研究结局

临床研究的最终目的是对利益相关者起到积极的保健、预防或治疗作用，在确定研究终点时可通过访问利益相关者获得哪些结局对研究干预措施更加重要。RCT 研究一般使用临床终点和替代指标来衡量效力的大小，而开展真实世界研究，存在多种混杂因素，因此疗效可能需要同时使用多种指标才能度量，其中很多指标并非生物学指标，从医疗电子数据特点来讲，可作为研究终点的测量指标有死亡率、发病率、不良反应、成本以及相关指标降低等多种结局。

（六）预估评价效果大小

在决定研究问题和研究目标时，一个十分关键的内容就是怎样判断一项干预措施的有效性，这通常和评估指标直接相关，而不是单纯地用统计的显性差作为最有意义的临床疗效差异，例如开展对高血压病的研究，就使用血压值作为研究指标，当实验组血压下降 5mmHg 时，就采用统计学分析两组之间可能出现的显性差别，但是对于临床实际来讲，人体血压存在一定的波动范围，血压值降低 5mmHg 无太大临床意义，因此不能确认是干预措施的疗效，可见预估评价效果的大小对干预措施的评价有重要的意义。研究者需要正确认识测量工具和统计方法的准确性、局限性，从而确定所需效果的大小，需考虑的问题包括确定不同干预出现什么样的差异是有意义的，目前能获得的研究成果是如何定义有意义的差异的，以及通过研究希望获得优效结果还是非劣效的结果。

（七）讨论证据的局限性

任何一项研究都有其局限性，有的是来自研究设计本身存在的天然缺陷，有些是来自研究实施过程的限制，如数据质量、研究时限、研究者的专业素养、测量差异、分析方法的选择等。因此在制定研究问题与研究目标时要预先对研究的局限性进行说明，这有利于读者对最终研究结果有正确的认识，避免决策者过分依赖研究结果而做出不恰当的决定。

以上步骤为制定研究问题与研究目标的标准，是一切研究的基石。美国卫生健康研究与质量管理署（Agency for Healthcare Research and Quality，AHRQ）[2]提出可以邀请利益相关者共同参与制订，这将有利于获得对于临床更有意义的结果，也更利于研究结果的推广。在制定具体的研究问题时，可列出相应的核查清单进行逐一明确，以确保研究实施过程的透明化和可操作性。

二、利用 HIS 数据开展中医药研究

HIS 数据是医疗电子数据的典型代表，利用 HIS 数据可开展系列中医药临床评价研究，主要的研究范畴为疾病评价和药品评价。在确定研究主要内容后参照以上框架制定研究问题与研究目标。

（一）疾病评价

利用医疗电子数据开展疾病临床评价研究，可以进行发病规律、诊疗特征、指南评价、经济学评价等研究，具体内容包括如下几方面。

1. 疾病发病规律分析

（1）疾病的发生与年份、性别、年龄、发病节气、入院病情、基础疾病间的关系。

（2）疾病中医证型转化规律。

（3）疾病发生后血常规、尿常规、肝肾功能、血脂、凝血常规等常规安全性检测指标特征。

2. 疾病治疗特征

（1）疾病用药特征分析。

（2）针对某种疾病的常规用药方案特征分析。

（3）特殊人群疾病诊疗特征分析。

（4）中药在疾病治疗中的地位及疗效评价。

3. 疾病中西医指南推广临床评价

（1）疾病临床实践指南推广及依从性评价。

（2）疾病临床实践指南效果评估等。

4. 疾病的经济学评价

（1）疾病负担研究。

（2）最优诊疗方案经济学研究。

（二）药物评价

利用医疗电子数据进行药物临床评价主要为使用特征分析、安全性评价、有效性评价及经济性评价。

1. 药物临床使用特征分析

（1）药物使用人群特征分析。

（2）药物适应证用药人群特征分析。

（3）药物使用剂量、疗程分析。

（4）药物临床常用联合用药分析。

2. 药物安全性评价

（1）药物对肝肾功能影响性的研究。

（2）药物疑似过敏反应患者特征及影响因素研究。

（3）特殊人群用药安全性评价，如老年患者、儿童、合并肝功能或肾功能障碍患者的用药安全问题等。

3. 药物有效性评价

（1）同类药物对同种疾病治疗的有效性评价。

（2）以实验室指标的变化来评价药物的疗效。

4. 药物经济性评价

（1）同类药物的最小成本分析。

（2）药品的成本效果分析。

（3）药品的成本效用分析。

（4）药品的成本效益分析。

利用医疗电子数据开展中医药研究，首先要从临床实际入手，明确哪些是急需解决的问题，再从中医药的优势出发，找出与西医的不同之处，"以己之长，补彼之短"，如中医药在慢性疾病治疗方面有所优势，又或者中成药与西药相比较在疾病治疗方面所存在的优势，均为提出好的研究问题的着眼点。还可从医疗电子数据的特点出发，如通过大量医疗电子数据，更能发现中成药小概率的安全性问题，或者发现中医药在特殊人群中应用的特点及安全性问题等。

总之，了解医疗电子数据的特点，从临床需求出发，提出科学合理创新的中医药研究问题是利用医疗电子数据开展中医药研究至关重要的一步。

第二节　确定研究设计

针对临床研究问题和研究目标，确定合理的设计类型非常重要，但在选定合理设计类型时，要充分考虑医疗大数据的特点以及设计类型的特点，选择适宜的设计类型，从而获得正确的研究结论。

选择设计类型，最重要的是了解医疗大数据的特点。真实世界研究数据之所以独具特色，是由于其数量大，数据能够真实反映临床实际，更易总结规律，发现发展趋势，节省研究成本，如病例采集时间、临床试验药费、观察费、检测费等。开展多中心研究，反映不同地域和不同类型医院间的诊疗差异，为前瞻性研究提供思路与线索，最终将研究成果反馈于临床，指导临床实践。

真实世界研究中也存在着其本身的缺陷，各类医学电子信息种类复杂多样，多为出于特定目的的专业信息，而不是为了科学研究目的而独立设置，数据类型往往也是回顾式，而使用这些信息进行的科学研究往往具有特殊性，如不同单位数据结构的不统一，数据标准差异，就如同一个检测项目中可以有多个单位的正常范围，或者信息中有遗漏，混杂因素过多，缺少某些研究指标，获得的研究结果仅能为临床提供参考，不能作因果判断等。

所以，鉴于医学中电子数据分析的回顾性、观察特性、大样本数据分析特征，可以根据临床流行病学与药物流行病学的设计分类，优先可选的设计类别主要有队列研究、巢式病例对照研究等，本节将分别对可选用的设计类型作详细介绍。

一、队列研究

队列研究，是把一个调研对象按是否显露于某因素分成显露组与非显露组，随访一段时间，并对比二者之间所调查病例或结果发生率上的差别，以分析这个（些）暴露因素与病情或结果之间的关联。队列研究是观察性研究中的经典设计形式，从"因"到"果"的探究，一般包含了前瞻性队列研究、回顾性队列研究和双向性排队分析，而应用于医疗电子数据研究中的则一般是回顾性队列研究。

回顾性队列研究的研究对象通常是先按照它在过去某个时点的身体特征或暴露状况而入选和分类的，然后再在现有的研究记录中追踪从那时开始至其后某一时点或直到研究当时为止这一阶段，每个研究对象的死亡时间或发病状况[2]。

队列研究的优势主要有以下几方面：①时间方向清晰，能够区分暴露和混杂因素，还可以区分暴露和结局的关系；②能够得到各组间的发病率或风险率，可计算组别间比率的差值；③能够获得同一干预措施的多种结局；④证据等级较高，仅低于 RCT，位于证据等级金字塔的第二位。其局限性在于当研究结局发生率较低时，将会非常耗时和耗费人力、物力及财力。

队列研究是医疗电子数据研究的主要设计类型，根据是否有暴露因素自然形成分组，具有样本量大、研究时间长等特点。医疗电子数据样本量大，由于监测或医院病例连续纳入，研究时限长，有些监测会定期对患者进行随访，符合队列研究的设计需要。根据研究目的，按照研究结局指标分为暴露组与非暴露组，采用队列研究分析方法获得结果，其证据等级仅次于 RCT。

采用队列研究可以进行疾病危险因素分析、病证结合的证候规律探索分析、中西医联合治疗方案有效性评价及安全性评价、药物有效性分析、药物安全性研究等，如扶正类药物对化疗后患者血细胞的影响、清热解毒中药对白细胞的降低作用等。

近年来，注册登记研究（registry study，RS）越来越受到研究者们的重视，RS的概念是"注册登记是一种有序的管理系统，该信息系统通过观察性调查的手段，收集统一的数据信息（临床的或其他）来评价由某个病症、状态影响或暴露的群体的特殊结论，该信息系统提供服务于单一或众多计划的社会科学、临床研究或国家政策的目的"。定义中出现的"暴露"一词也属于流行病学范畴，即进行某些治疗措施或接触某种发病因子。从实质上来说，RS属于队列研究的一类[3]。

在RS中，按照研究目的的不同，暴露涉及使用药品、医疗器械、疾病及症状、健康护理措施和评价、医疗卫生信息等，所以一般可把RS项目分成健康产品（包括药品及医疗器械等）登记、保健产品登记、慢性病及健康状况登记，也可按照科研目的结合以上类别，作为同一个注册登记的项目出现。因此，RS必须对处在上述一个或多个暴露条件中的患者进行评估。

在对RS的界定中，重点内涵主要包括了如下几个基本方面：①科学研究种类为观察性科学研究；②数据采集范围由科研目的而确定；③所采集的数据内容必须统一；④所有数据采集方法必须一致；⑤所有数据采集信息内容必须为来自患者或临床实践的数据；⑥必须采用主动搜集数据的方法。

AHRQ于2010年发布的《评价患者结局注册登记指南（第2版）》中，对RS研究的目的进行了阐述，主要有：①描述疾病的自然史；②确定临床实际效益或成本效益；③评估医疗产品、医疗服务的安全性或风险；④评价或改善医疗质量；⑤开展公共卫生监测；⑥开展疾病监测。RS不仅可以作为安全性评估手段，还能够为临床实践、患者转归以及比较效益等方面提供真实世界研究的结果。在科研设计中，RS同时存在多个目的，以最亟待解决的问题为主要目的，而其他则为次要目的，应按主要科研目的设定结局评价方法，而科研设计应紧紧围绕着主要科研目的进行。

在记录病例时，基于调查需求，参与者可能是目标群体中整个或接近所有的参与者，也可能是当中的某个样本（由抽样得到的群体，可表示目标人群特点）。以描述性调查为目的的RS，可不设有对照组。但RS往往具备调查样本量大、数据采集范围广泛（不少调查为国家记录）、调研时间长、获取的信息量大等优点。

医疗电子数据来源中，如传染病监测数据库、慢性疾病监测数据库等，均为针对某类特定人群建立的，同时数据具有连续性、大样本的特点，与RS定义相符，因此可采用RS设计，开展疾病研究或药品研究[3]。

二、巢式病例对照研究

巢式病例对照研究（nested case-control study，NCCS），又称套叠式病例对照研究或队列内病例对照研究，是将病例对照研究和队列研究进行组合后形成的一种新的研究方法，即在对一个事先确定好的队列进行观察的基础上，再应用病例对照研究（主要是匹配病例对照研究）的设计思路进行研究分析。这一设计方案于 1973 年由美国流行病学家曼特尔（Mantel）最早提出[4]。

其科学研究对象都是按照队列研究的标准定义的，患者组首先应该是指科学研究队列里所有的患者，之后再按照患者起病日期，从科学研究队列的随机配对中选一位或几位非患者作为对比，然后再形成对照组，以比较两组之间的暴露程度。由于 NCCS 是在队列调查的基础上重新设计并进行的，所以它同时具备了先进性、回顾性、双向性三个特点。

NCCS 的主要优点是：①暴露资料在疾病诊断之前已经采集，因此选择偏差和资料差错较小；②患者和对照组都来自同一个队列，可靠性较好；③能够统计发病率，因此数据和试验效果都比病例对照研究更好；④样本量少于队列研究，可以节约时间与物力；⑤与因果推论的要求一致，所以论证力度更大。由于 NCCS 证明是在队列研究基础上展开的，其证明等级与队列研究一致，也就是二级证明。使用 NCCS 的主要问题在于它只能获取一些被选入研究范围的但并非全队列的全部资源，因此节省了资源获取所耗费的人力、物力。队列研究在确定暴露因素与疾病的因果关系上能为人们提供直接的证据，比病例对照研究更具有说服力。其次，随着时限的延长，以及工作的发展与深化，一个团队研发中很可能会要添加原来设计中缺少的关于某一暴露或混乱元素的信息，NCCS 能妥善解决这一问题。最后，使用 NCCS 可以避免一些与时间相关自变量的计算问题。

在 NCCS 设计中，病例仍然是全队列中的全部病例，而对照则是在相应时效时间上的危险集内选出的很少一部分非病例。除上述时间搭配之外，较常考虑的匹配因素为性别、年龄，而且必须按照情况对混合因素加以搭配[5]。因此，在对吸烟和肺癌的比较研究中，除可以选择性别和年龄作为配比因素外，由于癌症可能具有遗传性，因此肺癌家族史可能是一个混杂因素，也可以选择肺癌家族史作为配比因素[6]。

需要注意的是，采用 NCCS 设计对照组时要从同一队列中相同时期的患者中选取，如从队列基线中直接选取，那么可能忽视时间因素对于结局的影响，对干预措施的评价可能产生偏倚。另外，尽管通过匹配的方法可以减少混杂并提升数据质量，但在 NCCS 方法中的因素通常应选择对研究结果影响大的因素，搭配后，匹配因素对治疗结果的作用也无法判断，而把与研究结果相关较强的因素视为匹配因素，有时可能反而降低统计效率。比如探讨降压药对血压的影响，年龄可能是个重要的因素，如以年龄作为匹配因素，则无法评价年龄这一因素对血压的影响。因此在进行匹配时，对于匹配因素要进行评估，权衡利弊后谨慎选择。匹配因素也不宜选择过多，否则限制过多可能难以获得足够的对照组。

基于 HIS 数据，采用 NCCS 可以进行药物的安全性研究、某些疾病的理化指标变化研究等，如某种中药注射剂疑似过敏反应研究，将使用这种中药注射剂的全部患者作为队列，将发生疑似过敏反应的患者作为病例组，以性别、年龄作为配比条件，以随机抽样的方式在符合条件的未发生过敏反应的患者中按照 1:4 比例抽取对照组，并采用 Logistic 回归分析获得发生疑似过敏反应的影响因素。

三、处方序列分析

处方序列分析（prescription sequence analysis，PSA）是药物流行病学的设计类型，由 Petri 在文献中加以介绍，是一种依赖于药品处方记录来检测药品反应的研究方法，主要用于研究药品的不良事件（adverse event，AE）。

PSA 方法的应用前提条件是必须包含现有的、完整的处方记录资料库，当某些药品的 AE 本身就是其他药品使用的指征时才能应用。因为在这种情形下，病人的方剂或用药记载会体现出一个特殊的药品使用前后序列（顺序），在大规模的方剂记载信息库中体现出特殊的频率分配，包括了药物一和药物二，其中药物一是最初方剂的药物，从而产生了某种 AE，而这种 AE 需要用药物二来处理，这样在数据库中两种药的使用频率分布就会改变[7]，根据药物频率的变化确定哪些患者发生 AE，从而对其特征或治疗进行研究。

可利用 HIS 数据采用 PSA 开展某些中成药发生 AE 的研究。药品 AE 属于小概率事件，在药品上市前由于样本量限制而难以发现，因此需要进行上市后的研究。HIS 中存储了许多来自真实世界研究的临床诊疗数据，对患者住院期间的全部用药信息作了详细的记录，但患者是否发生了 AE 却不能判断，如当患者使用某种中成药发生过敏反应时，可能使用地塞米松注射液进行治疗，从时间上存在序列关系，适用于 PSA 的使用条件，所以采用这种方法进行分析是可取的。

四、其他设计类型

除以上设计类型外，还可采用病例-队列研究、病例-交叉设计、病例-时间-

对照设计、自身对照的病例系列设计，各种设计类型分别有其优缺点，在进行设计类型的选择时可根据研究问题及研究目标确定最佳的选择。

利用医疗电子数据开展研究时，针对医疗电子数据的特点，适当选择正确的研究设计类型，能够为临床提供高等级的研究证据。处方序列设计与以上几种设计类型有所不同，是药物流行病学特有的设计类型，是难以直接获得研究对象，但是有完整处方记录的情况下产生的一种回顾性设计类型，主要用于药品的 AE 研究，更加适用于利用 HIS 数据开展药品 AE 研究。

总之，无论选择何种设计类型，均应充分考虑数据的特点，根据研究问题和假说，选择适宜的设计类型，从而获得真实准确的研究结论。

第三节　研究方案制定的关键要素

开展脑卒中临床大数据真实世界研究，通过结构化来研究问题，制定明确的研究目标，选择适宜的设计类型，另一个重要步骤就是制定研究方案，为使方案科学、合理、可行，本节详细介绍研究方案制定的各个关键要素。

一、研究题目

研究选题是对一项研究成果的深入总结，好的研究选题必须包括研究的问题、研究对象、研究成果的设计类型、结局指标等内容，应该让读者在最少的时间里，掌握研究成果的重点内涵。在提出研究问题时应富有开创性，研究问题不能冗长，而要以正确、简明、具体、有趣、生动活泼的语言来表述研究的主旨，字数的上限是 40 个汉字（包括标点符号）。可采用"PICO＋设计类型"结构制定研究题目，如"清暑解表类中成药对慢性乙型肝炎患者 ALT、AST 水平影响的队列研究"，而不能单纯用"中药治疗肝炎的研究"等内容模糊说明。

二、研究背景

研究背景是指一项研究的由来、意义、环境、状态、前人的研究成果，以及研究目前所具有的条件等，此部分内容在确定研究问题与研究目标过程中进行，在研究方案制定中应详细说明，有利于方案制定中保证研究的先进性与可行性，也有利于方案执行者对研究目的与研究内容有更加明确的认识。

研究背景无需长篇大论，只需要对前期获得的资料进行概括与总结，选择与本研究有密切关系且有影响力的观点进行说明，重点描述结论性内容，对于有争议的内容进行说明并表明观点。研究背景可从两个方面进行说明：

（1）该项研究的现状及趋势。阐明当下的研究水平和突出的矛盾，指出研究的方向和关键点。

（2）研究的重要意义和影响价值。研究的意义要具体、详细、客观、深度，不能含糊其词，无中生有。

三、研究目的

研究目的是对科学研究问题的具体反映，是努力的指向方向和目标，必须直接、清楚、具体地表示，希望通过科学研究取得哪些成果或解决哪些问题。有时在研究目的中可加入研究的意义，说明为什么开展本研究，努力的价值与作用，可能是潜在的、长远的、影响面较大的，研究完成后有哪些收获与作用。撰写研究目的时，忌讳将研究背景、研究方法等内容写入研究目的，描述冗长，造成研究目的不突出等。

仍以"清热解毒类中成药对慢性乙型肝炎患者 ALT、AST 影响的队列研究"为例，如撰写该研究目的时表达为"乙肝对人体健康有很大的影响，而慢性乙型肝炎占到了绝大多数，中医对乙肝也有很好的防治效果，据研究清热解毒类中成药对慢性乙型肝炎也有很好的防治效果，所以本研究采用了医院电子健康数据，并采用了队列研究的分析形式，对慢性乙型肝炎住院患者在应用清热解毒类中成药前后肝功能的 ALT、AST 的变化进行分析，从而了解清热解毒类中成药的疗效，为慢性乙型肝炎的中医药治疗提供证据"。在以上研究目的表述中混入了研究背景和研究方法，难以直接了解研究的最主要目的，可修改为"了解清热解毒类中成药对慢性乙型肝炎患者 ALT、AST 的影响"，其他内容可在研究背景或研究方法中详细说明。

四、研究方法

研究方法主要反映一项研究要"怎样做"，是对研究目的的全面化。通过研究目的，确定研究方法概括出亟待解决的问题，选择最佳的研究方法，有的课题需要几种研究方法，而同一课题也可以采用不同的研究方法。结合医疗电子数据特点，研究方法主要包括以下几方面。

1. 数据的纳入与排除标准

所有研究领域都要有具体的纳入与排除标准，同时要说明纳入及排除的研究时段和研究方案的制定日期。科研人员要尽力保证每个科研对象都采用同一个时段的标准。当无法满足同一时段时，需慎重评价不同时段治疗组的差异。必须注意的是，制定纳入和排除标准时只能利用基线上可得到的信息而不能参考随访时的信息，否则会由于时间差异产生偏倚。此外，纳入、剔除规则的严密性与研究结论的外推性呈负相关，并与研究成果的内容真实性呈正相关。如果引入、排除标准比较严格，则研究结论外部真实性较差而内部真实性较好，反言之，如果引入、排除范围比较宽时，则研究结论内部真实性差而外部真实性较好。

基于科研目的的不同，以及医疗电子数据来源不同，对于数据的纳入和排除规范制定方法也有所不同。如果研究数据为前瞻性，则在深入研究之前就必须针对所收集的研究数据制定具体的纳入和排除标准，以便于提高研究数据的质量。而如果采用了回顾性数据，如 HIS 数据，由于在分析前未对数据采集进行预先设计，因此需要根据研究目的设立明确的数据纳入与排除标准，如选择的研究对象合并疾病及合并用药的限制、病情的选择，甚至对于实验室检查结果都要进行限定，从而保证研究人群既具有一定的同质性，又具有真实世界的代表性。因此应结合研究目的，选择适宜的纳入与排除标准，但需要注意的是，设定纳入与排除标准不宜过于严格，否则将会损失真实世界研究数据的优势。

2. 选择适宜的设计类型

根据研究目的，结合医疗电子数据特点选择适宜的设计类型，如队列研究、NCCS 等，具体设计类型已在第二节中详细说明，此处略。

3. 对照的选择

在真实世界研究中，对照的选择会直接影响研究结果的有效性、临床解释与外推，因此选择恰当的对照十分必要。对照组人群不仅应该反映具有临床意义的治疗决策，还应基于研究问题对其进行选择。为保证研究结果的有效性，需要认识到对照组的影响，以及可能引入的潜在偏倚。

基于研究目的和研究目标，对照组的干预举措可能涉及用药、手术、医学和辅助仪器及技术、行为改善策略和保健服务的提供。在一些特殊情形下，应该选用不采取干扰保护措施的对照组、传统治疗对照组、历史比较对照组，或是来自他人数据源的患者为对照组。

在选取对照组时，要明确所研究干预措施的适应证，尤其是干预措施有多种适应证时则需明确选择哪种适应证。确定适应证要明确疾病诊断、排除鉴别诊断，或同时满足两者。还需要确定不同干预措施的暴露时间窗，因为不同的干预措施起效时间往往是不同的，在研究方案制定之初即应加以明确。在确定研究人群、适应证以及对照组后，要考虑对照药物的剂量及强度，研究者需要对各研究组的药物剂量进行描述和评估。

4. 分析方法

依据研究目的以及医疗电子数据特点，可采用统计分析或数据挖掘的方法，此处需对分析方法进行详尽的说明，包括方法来源、采用的公式、分析的步骤等，同时应列出分析采用的软件及版本号。对于具体可采用的分析方法将在第四章第二节中详细介绍，此处不再赘述。

5. 结局指标

在制定研究结局指标时要重点考虑研究结果的适用范围以及采用本研究结果进行决策的人员。研究结局的选择要重点考虑数据来源、样本量大小，结合疾病的自然史、研究条件以及如何获取结局测量所需信息等多方面因素。对于研究结局主要可分为临床结局、经济学和资源利用结局两大类。

临床结局是真实世界研究最常用的一类结局，如疾病复发间隔时间、肿瘤患者生存期、不良结局发生（如高血压发生脑卒中、死亡、心肌梗死等），也可采用中间替代指标（如血压值的变化、血脂水平等），还可采用某些主观评价指标（如患者报告结局、临床医生报告结局、观察者报告结局等）。这些结局指标可以单独采用，也可采用多个结局指标，最终形成复合结局。

经济学和资源利用结局从社会视角来审视医学问题，可以采用的经济数据有医药费用、健康资源利用、质量调整生命年、伤残调整寿命年等。

在研究方案中明确列出研究的主要结局指标和次要结局指标，对临床结局或经济学和资源利用结局进行明确定义，描述如何使用已验证的患者报告结局测量工具，指出可能产生的偏倚，并提出使偏倚最小化的方法。对于医疗电子数据的利用来讲，所选择的结局指标一定为医疗电子数据中有的指标，或者通过处理能够获得的指标。

6. 亚组分析

RCT 通常会剔除所有导致治疗效果异质性的研究对象，从而降低研究人群异质性，降低研究结论的变异，这虽然提高了研究结论的内在真实性，但同时也影响了研究结论的外推性。观察性研究是为了描述干预措施在真实世界研究的疗效，因此纳入标准通常较为宽泛，纳入比 RCT 更为广泛的研究对象。这一方面增加了研究结果的外推性，另一方面也增加了治疗效应异质性的可能性。但是观察性研究存在的各种偏倚与混杂因素可能导致研究结果偏离干预措施的真实疗效，因此可采用亚组分析的方式检验质量效应的异质性。

区分亚组的变量必须为真正的协变量，即在研究对象接受干预之前确定好的变量或已知不会受到干预措施影响的变量，那些因干预措施而改变的变量则不是协变量。常见的几种重要的亚组变量包括：①人口学变量（如年龄）；②病理生理学变量（如脑卒中后的病程、稳定型或不稳定型心绞痛）；③伴随疾病（如高血压合并肾疾病）；④共同暴露（如同时服用阿司匹林和 β 受体阻滞剂）；⑤遗传标志物（如结直肠癌中 *K-ras* 基因位点突变与西妥昔单抗的交互作用）。一般来说，年龄和性别是必须要考虑的，年龄分组标准较为多样，因此需要事先确定。此外，当有较为合理的流行病学或生物学机制的证据提示其他亚组变量可能与干预措施存在交互作用时，其他亚组变量也应考虑。

在制定研究方案时，研究者需要事先确定好亚组的分组及统计分析方案。若存在显著的交互作用，则研究者应分别报告各亚组的治疗效应，并对其临床意义进行讨论；若无显著交互作用，则研究者应报告平均治疗效应，并结合其他研究对可能的原因进行讨论。解释性亚组分析应在文中明确标明，相应的分析结果不呈现在研究报告的摘要中。鼓励研究者使用森林图来报告描述性亚组分析的研究结果。

五、技术路线图

技术路线图是一个过程工具，帮助识别研究的关键技术，以及获得执行和发展这些技术所需的项目或步骤，通过图形、表格、文字等形式来描述技术变化的过程和技术有关环节之间的逻辑关系。

通过浏览技术路线图，使用者可以找到研究的方向和完成目标的突破点，找到方法和结果之间的联系。它包括最后的结果和中间的步骤。技术路线图有着高度概括、高度综合和前瞻性的独特优点。

技术路线图需要以流程图的模式简洁、明了表现研究的全部过程，因此清晰地绘制技术路线图也能够表明研究是否能够顺利完成。如图 3-1 为利用 HIS 数据开展疾病或药物评价的技术路线图。

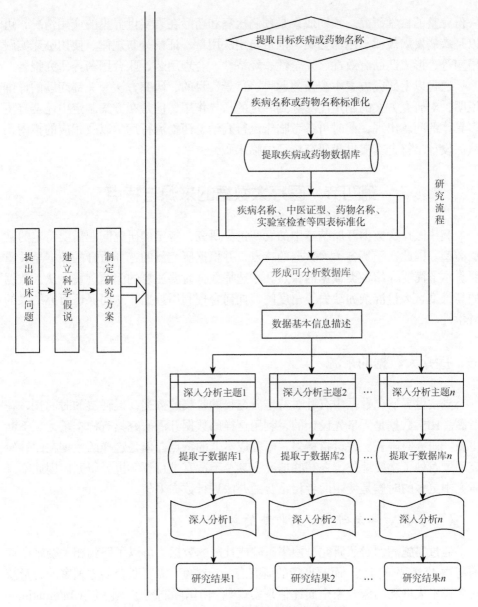

图 3-1 基于 HIS 数据研究的技术路线图

六、预期成果

在制定方案时即需对预期达到的目标与成果有明确的认识，预期目标与研究目的须对应，要能够解决研究的临床问题，证实科学假说，首尾相顾，从而完成一份完整的科学研究。预期成果是预测疾病和药品在真实世界里的应用情况，可以是疾病发病规律、用药方案、剂量与用法用量、证候分布规律、使用临床实践指南等，形成药品有效性、安全性、经济性、合理用药、联合用药等研究报告。

通过以上研究方案中涉及的题目、背景、目的、研究方法等关键问题的详细说明，对研究方案的制定能够起到一定的指导作用，但是在方案制定中还会有更多具体的问题出现，此时可参考临床流行病学、药物流行病学以及相应的指南，从而设计出符合真实世界研究特征的临床研究方案。

第四节　医疗大数据的来源与特点

利用医疗大数据开展脑卒中的真实世界研究，特定的研究问题需要特定的数据类型。因此，了解各类大数据的特点，并根据研究目的选择适合的数据至关重要。本节简要介绍各类数据的特点和在选择数据时要注意的问题，重点从大数据的高维度、大量混杂和缺失等角度阐释如何合理利用数据，从而保证研究结果的科学性。

一、医疗大数据的来源

真实世界研究数据中有针对特定研究目的收集的数据，但耗费的时间长，花费高。HIS 数据是无事先设计的，利用这样的数据开展研究具有样本量大、不断更新、研究时限长、评价指标多、研究成本低的特点，但是这样的数据在回答研究问题时处于次要地位，在某些情况下甚至不适宜进行真实世界研究。因此临床研究中更多的时候是使用两者相结合的办法进行数据采集。

（一）针对特定研究目的收集的数据

通过实施病例对照研究，搜集医院或社区的数据，可以了解到相关疑难杂症的药物-疾病评价信息。而罕见病的研究有一定难度，需要联合多方国家的力量获得多样本人群和临床专家全面评估来实现[8]。由国际制药工程协会（International Society for Pharmaceutical Engineering，ISPE）发布的《优良药物流行病学规范指南》和国际流行病学会（International Epidemiological Association，IEA）发布的《流行病学实践指南》（good epidemiological practice guidelines，GEP），对具有广阔前景实践性强的患者研究作出了中肯的指导建议。

一般来说，在批准新药上市前有关主管部门必须进行药物注册，以求得相应的临床疗效，并监控其安全性。注册登记是一种可取的设计类型，因此，当以特定资料源的结构进行科学研究时，在经过了一个患者确诊（患者注册记录）或一种药品治疗处方（暴露注册记录）的研究结果后，就加入了该资料源进行科学研究了。在关于患者流行病学的风险降低科学研究方面，对药品流行病学相关研究的调查也在日益增多。这样的调查使用抽样策略，以鼓励外部效果和最大化内部的应答率，当然 RCT 还是原始数据采集的一种类型[9]。

在过去数年，欧盟执委会一直在极力引导并扶持全球协作的药品安全研究，资金支持已经成为需要解决各国间资源共享障碍的重要基石。网络化就意味着学者间的协作，这主要是出于信任、与人共享的愿望，从而最大程度地利用了专业优势。从方法学视角出发，大数据网络有很多好处：①通过将科研群体的规模扩大，数据网络能够减少获取所需要样品的时间，更有利于罕见事件的调查，从而加强对药品安全问题的研究；②跨国的药物所暴露的异质性，可供研究更多的单个药物的效果；③通过跨国研究，可提取一些关于特定药品在某些国家中是否存在安全问题以及各个国家出现不同原因的额外信息，以便于为监管组织以及药品制造公司提供重要信息；④来自各个国家的专家可以参与数据库中和科研过程中的病例定义、术语、编码工作，这也有助于提高对不同国家观察性研究结果的一致性；⑤信息的共享要求数据分析的准确性和透明度，以及对数据处理规范的统一[10]。

ADR 的自发报告依然是对药物警戒重要性的研究，主要从医学人员、医药文献，尤其是向患者收集个人信息。Eudra Vigilance 是欧盟对可疑 ADR 报告与评估的数据处理网络与系统，它主要负责个案病例与安全报告（individual case safety port，ICSR）的电子交换，如果在初期报告有探测到一些安全信号，将进一步监控与评估初期报告 ADR 所涉及的潜在安全问题。

（二）日常医疗电子数据

HIS 是指"通过计算机和通信设备，具有对全院所有机构进行疾病诊断信息和行政控制信息的收集、贮存、加工、提供与数据交换的功能的系统，是为了能满足授权系统的功能要求的目的"。目前 HIS 在全国各类医疗机构中已普及应用，在三级甲等医院中已广泛应用，在县级公立医院中 HIS 覆盖率已基本达 60%。HIS 信息涵盖医院的诊治数据、医院服务数据等，主要分为门诊信息、急救数据、住院信息、检查数据、化验检测数据、影像资料、药品使用数据、随访资料、治疗数据、收费数据等。通过采集患者治疗阶段的所有真实记载的数据，采用数字化方式全部整理保存至今，使患者治疗最实时、最客观、最详细的数据，与病情或诊断关联非常密切，对这些数据加以综合分析，那些隐含其中的许多有着重大医疗价值的信号都可被破解出来。

（三）医疗保险数据

医疗保险数据是获得保险报销过程中重要的一环，目前医疗保险已经覆盖了我国大部分人口，因此，其中所包含的数据也可以用于真实世界研究。对于医疗保险有不同类型的数据库，如我国的省级医保、市级医保、生育保险、大病保险、个人医保等。医疗保险数据管理具有覆盖范围广泛、历史数据记载翔实、数据有可追踪性、监管力量大、服务质量较高等优势，不过其弊端就是目前全国各级医疗保险体系单独运作，医疗保险数据还无法进行联通和互动，而以医疗保险数据管理作为科研目的，尤其将医疗保险信息系统加以整合与研发，编码的正确性就变得十分重要，否则对于某些内容则无法进行合理利用。

（四）医疗卫生服务平台数据

根据医学电子产品的数据化发展，中国目前已经形成了各类医疗健康服务平台，并在建立了标准的医疗信息库基础上，利用网络传输，先后建立了在线的医学影像信息中心、电子健康档案信息中心、远程的医学健康信息资源共享系统，并通过开展交互式检测和管理，实现了多种医疗设备资源互联和数据共享。其中国家健康综合管理平台在刚开始运作的阶段，就已收集和保存了突发性的公共事项 20 亿余条、感染消息超过 5 千万条，形成了 5 万人的电子健康档案，保存了新农合数据接近 4000 万条，存储了 1000 万人的电子医学数据。医疗卫生数据服务平台通过整合了各种医学资料，并保存了海量医学电子数据，为临床科学研究创造了全新的数据源泉[11]。

（五）大样本临床医学研究或监测大数据的再次利用

科学的发现和临床试验是分不开的，如药物上市前的 I 期、II 期、III 期临床试验积累的科研资料，药物上市后的 IV 期临床实践和上市后再评价研究所获得的科研资料，重大疾病研制中的随机对照试验资料、大型队列研究资料、注册登记研究资料等。如果对获得的数据进行深层次的剖析，可能与其他来源的医疗数据资料有着密切联系，将进一步加大研究的信息量，更有助于知识的发现[12]。

（六）公共卫生普查数据

全国进行的大规模的疾病普查工作，如对 24 万余例恶性肿瘤患者的普查、49 万余例鼻咽癌患者的普查、11 万余例妇女疾病的普查等，通过普查工作累积了海量的医学数据，由于信息采集方向确定、方式固定，通过大数据分析和发掘这些数据能够获取的丰富信息，为临床研究提供了依据。

二、医疗大数据的特点

医疗大数据的特点主要表现为数据的混杂偏倚、缺失和数据的准确性不足。基于医疗大数据的真实世界研究不同于严格设计的临床试验，它要求最接近临床实际诊疗记录，而临床实际上患者往往身患数种疾病，用药也一般以多药联用的形式出现，更有患者心理、社会环境、自然气候环境等的影响，这些都会造成混杂偏倚。事务型系统是真实世界研究重要的数据来源，而数据缺失是重大问题之一。数据缺失产生于多个方面。首先，事务和科研的考察指标不同，以 HIS 为例，医院的医疗事务主要考察收治患者的规模、营业的收入，以及医疗行为的规范性等；而科研关注疾病的诊断治疗、药物的使用情况，以及治疗的结果。为保证科研的客观性和真实性，一般的科研都设计了严谨的结局指标，而这种指标往往很难在事务型数据中找到。其次，由于临床医生医疗事务繁忙，事务型系统设置的许多数据项目也会出现缺失。医生认为对于医疗事务不重要的项目，测试结果正常或常见的时候都可能会漏报。另外，一些连续型变量可能会被人为改为离散型或等级变量，如年龄写为"成人"。最后，数据重构和标准化也会导致某些项目缺失。真实世界研究的事务型数据往往来自不同的数据系统，因此数据结构等方面会有较大差别，如果要合并分析，则需要构建统一的数据仓库，其中涉及数据的重构和标准化。数据项目不同的系统，在数据重构过程中，许多数据就会缺失。

前瞻性临床试验的数据采集一般都有严格的质量控制，比如双录双核、差异校验等。但基于医学大数据分析在真实世界研究中所大量使用的回顾性数据，在收集时也往往缺乏这方面的保护手段，所以其数据分析的准确性相比于前瞻性临床试验数据来说大有欠缺。分析真实世界研究数据时，时常会发现年龄数百岁、住院数十年的患者。另外，事务型系统的特点从设计上就导致了它在某些项目上的不准确性。比如 HIS 的结局指标可以从治疗结局（痊愈、好转、无效、死亡）、实验室指标变化、住院时间长短、用药情况等近似地获知，然而这些近似的指标远远称不上准确，它们都是多种因素综合作用的结果，而且要么很不客观（如治疗结局），要么缺失严重（如实验室指标），要么与真正的结局间隔了好多环节（如住院时间长短或用药情况等）。

（一）偏倚和混杂的主要来源

真实世界研究中，可能的偏倚和混杂包括：

1. 暴露风险窗口（exposure risk window）

选择合适的暴露风险窗口对风险比较有很大的影响。在 ADR 研究中，暴露风险窗口构成处方的使用天数。我们认为的理想设计时机是在特有的暴露风险窗口时仅仅覆盖此期间潜藏超负荷风险的时候。药物使用时间和药物毒性反应发生和持续时间决定了药物的风险时间。所以说处方风险窗口的选择，可以影响暴露风险的估计。

2. 未亡时间偏倚（immortal time bia）

流行病学中的未亡时间是指相应时间里未见死亡（或决定终结随访的结局）的队列随访时间。未亡时间偏倚一般出现在进入队列和第一次暴露的日期之间的间期被错误辨别的时候，也会出现在粗略地被排除且在分析中未顾及的时候。或许这种治疗方法对患者的长期疗效不太令人满意，这种结果可能由于未亡时间偏倚所造成。所以，在利用电子数据库实施评价药物疗效的观察性研究时，一定要进行正确客观的设计和分析，以防止出现未亡时间偏倚。

3. 易感人群偏倚（susceptible population bia）

易感人群偏倚是指长期持续用药的人群表现出高耐受性，相反地，那些易受 AE 的患者会选择除危险人群以外的效应。如实施药物安全性评价研究，记录的患者一般可以长期服药来使得随访顺利完成，但是因为这类患者习惯性服药，对药物已经产生了良好的耐受性，很难出现 ADR。反之，一些患者可能是由于易出现 ADR 而很少服药，但这类患者可能不会被纳入研究中，因为他们几乎不可能完成随访。因此，以前使用某药应被作为使用该药发生某事件相关联的非实验风险评估条件下的潜在风险调节。

4. 适应证混杂因素（confounding by indication）

适应证混杂因素是指假设相应的高风险或不良预后是实施干预的适应条件，那现有结局参数外部的决定因素就变得相当混杂。这说明了病例组和对照组之间的医疗差异或许部分来自干预适应证的区别。潜在的适应证混杂可以使用合适的分析方法进行干预。

5. 药物/暴露原始反应偏倚（initial response bia/expose the original response bia）

药物/暴露原始反应偏倚是指使用某种药物治疗某种疾病时，造成了某种新诊断症状，并将其评估为该药所造成的一种起初反应。比如，使用镇痛药治疗由一个未确诊的肿瘤引起的疼痛，可能会导致镇痛药引发肿瘤的错误结论。因此，药物/暴露原始反应偏倚反映了原因和效应的倒置。

（二）处理偏倚和混杂的方法

1. 新用药者设计（new-user design）

大多数观察性研究以纳入现行用药者（即在随访研究开始前已治疗一段时间的患者）为主，这种形式可能会导致两类偏倚。一是现行用药者是初期药物治疗的"幸存者"，如果风险随着时间推移变化，可能导致主要偏倚；二是药品使用者在进入研究时的协变量往往不可避免地受到药物本身的影响。新用药者设计有助于避免调整因果路径上有不同因素时可能导致混杂的相关错误。

2. 自身-对照设计病例-交叉研究（case-crossover study）和病例-时间-对照研究（case- time-control study）

自身-对照设计病例-交叉研究和病例-时间-对照研究对于研究短暂暴露-即时效应特别适合，且不易受到适应证混杂因素的影响。病例-交叉研究使用每个病例的暴露史作为自身对照，可以反映暴露与即时效应的时间关系。这种设计通过慢性适应证等稳定特性消除个体之间的混杂。病例-时间-对照设计是病例-交叉设计的一个更高层次的改良，它从传统对照组的暴露史数据来估计和调整处方时空变化中的偏倚。然而，如果未能很好地匹配，对照组可能会重新产生选择偏倚，在这种情况下，病例-病例-时间-对照（case-case-time-control）方法可能有所帮助。自身对照病例系列（self-controlled case series，SCCS）方法产生于研究短暂暴露（如疫苗）和 AE 之间的关联研究中。将每个病例给定的观测时间划分为对照期和风险期，风险期定义为暴露过程中或暴露后，然后比较在对照期和风险期的发病率。其优点是那些不随时间推移而变化的混杂因素（如遗传学、地理位置、社会经济状态）都是可控的，即使在高度暴露的人群中亦可进行风险评估。

3. 疾病风险评分（disease risk score，DRS）

控制大量混杂因素的方法之一是构建一个多变量混杂因素的综合评分，将潜在的混杂因素汇总为一个分值。其中一个例子是 DRS，其估计在未暴露条件下疾病发生的概率，然后估计暴露与疾病之间的关联性，从而对单个协变量进行疾病风险评分的调整。如果结局是罕见的，DRS 便较难估计。

4. 倾向评分（propensity score，PS）

药物流行病学研究中使用的数据库通常包括面向医疗服务提供者的处方用药记录，从中可以构建潜在混杂因素（药物暴露和协变量）的替代测量方法。逐日跟踪这些变量的变化往往是可行的。尽管这些信息是研究成功的关键，但其数量为统计分析带来了挑战。PS 将大量可能的混杂因素综合成为一个单一的变量（得分），这和 DRS 类似。暴露倾向评分（exposure propensity score，EPS）是指暴露条件概率（暴露于给定观察协变量的治疗措施下的概率）。在队列研究中，匹配或分层处理和比较受试者的 EPS 趋向于平衡所观察到的所有协变量。然而，与治疗方法随机分配不同的是，PS 不能平衡未观测的协变量。除高维倾向评分（high-dimensional propensity score，hd-PS）外，与传统的多变量模型相比，在研究者可识别的混杂因素调整方面，虽然在大多数情况下 PS 模型不具有任何优势，但仍然会获得一些益处。PS 方法可能有助于探索治疗的决定因素，比如年龄、衰老和合并症，其可以帮助识别与期望相反的治疗个体。PS 分析原理的优势是在暴露不罕见条件而结局罕见的情况下，可以调整大量的协变量，这是药物安全性研究中经常遇到的情况。

5. 工具变量（instrumental variable，IV）

IV 方法是在 70 年前提出的，但最近才被应用于流行病学研究。其中 IV 校正法在很多情况下具有应用价值。即使 IV 假设有问题，校正仍然可以作为敏感性分析或外部调整的一部分。然而，当假设非常有说服力时，在实地试验和获得效度或信度数据的研究中，IV 方法可以作为分析中一个完整部分。《安全性和有效性比较研究中的工具变量方法》是药物流行病学中 IV 分析的一个实用指南。IV 分析的一个重要局限是弱工具（IV 和暴露之间的微小联系），会降低统计效能和有偏 IV 估计。

6. G-估计

G-估计是一种类似于 IV 的方法，该方法主要评估随时间变化的治疗措施的联合效应。边际结构模型（marginal structural model，MSM）是 G-估计的替代性方法。与 G-估计相比，MSM 方法具有两大优势，一是虽然对生存时间结局、连续变量结局和分类变量结局有用，Logistic G-估计在估计二分类结局治疗效果时却有诸多不便，除非结局是罕见的；二是 MSM 与标准模型类似，而 G-估计不是。

除了上述方法，在研究设计时运用传统和高效的方法来处理随时间变化的变量，如评估时间变化的暴露窗口的 NCCS 应予以考虑。

　　真实世界研究的最大优势在于它可以为真实临床环境下中医药干预措施（中药、针灸等）的有效性和安全性提供更多的证据。设计严格的真实世界研究，可以用来作为对 RCT（特别是 ERCT）研究的补充，去检验已经认为有效的中医药干预措施（中药、针灸等）在基于广泛人群真实医疗实践中的有效性和安全性，这正是中医药临床研究所迫切需要解决的重要问题。

<h2 style="text-align:center">参 考 文 献</h2>

[1] 杨薇，谢雁鸣. 美国 AHRQ《评估患者结局的注册登记指南（第 2 版）》解读[J]. 中国中药杂志，2013，38（18）：2958-2962.

[2] 廖星，谢雁鸣，杨薇，等. 将注册登记研究引入到中医药上市后再评价研究领域的意义[J]. 中国中西医结合杂志，2014，34（3）：261-266.

[3] 谢雁鸣，田峰. 中药上市后再评价关键问题商榷[J]. 中国中药杂志，2010，36（11）：1494-1497.

[4] 李新华，郭元吉，曾光. 流行病学知识问答[J]. 中华流行病学杂志，1999，20（1）：58-61.

[5] 陈万青，张思维，郑荣寿，等. 中国 2009 年恶性肿瘤发病和死亡分析[J]. 中国肿瘤，2013，22（1）：2-12.

[6] 陶庆梅，詹思延. 处方序列分析与处方序列对称分析在药物流行病学中的应用[J]. 药物流行病学杂志，2012，21（10）：517-519.

[7] CLAYTON T C, LUBSEN J, POCOCK S J, et, al. Risk score for predicting death, myocardial infarction, and stroke inpatients with stable angina, base dona large randomized trial cohort of patients[J]. BMJ, 2005, 331（7521）: 869-873.

[8] 胡瑞峰，邢小燕，孙桂波，等. 大数据时代下生物信息技术在生物医药领域的应用前景[J]. 药学学报，2014，49（11）：1512-1519.

[9] 田峰，廖星，谢雁鸣. 欧盟《药物流行病学研究方法学标准指导手册》译介[J]. 中国中药杂志，2013，38（18）：9.

[10] 杨薇. 基于医疗电子数据的缺血性中风病急性期中西药物群组模块方法学研究[D]. 北京：中国中医科学院，2015.

[11] 刘英卓. 数字化医疗卫生服务平台体系研究[J]. 管理科学文摘，2008，15（21）：284-286.

[12] 邓洪，曾毅，梁建平，等. 488683 人鼻咽癌普查基本方案分析[J]. 肿瘤，2005，25（2）：152-154.

第四章　临床数据的处理与分析

第一节　数据预处理

随着信息时代的到来，人们面对的数据和信息越来越多，而且数量还在以一种令人震惊的速度增加。因此，从这些数据中提取出有价值的信息，并对其进行深入的分析，使之更好地发挥其作用，从而提高人们的工作效率和生活品质是需要研究解决的问题。在这样的大环境下，对数据的分类与数据挖掘也就产生了，并且在市场分析、金融投资、医药卫生、环保、生产制造、科学研究等诸多方面都进行了广泛的运用，产生了重要的社会影响和经济效益。

传统的中医数据管理方式虽然能够有效地完成数据的输入、查询、统计等功能，但是却不能从数据中挖掘出潜在的有用关系和规律。为了发掘隐藏在数据后面的知识，解决数据爆炸、知识匮乏等问题，并为中医的临床治疗提供科学依据，各领域的专家和研究人员都在寻找新的途径和技术，以期将这些数据转换为有用的知识。目前，中医数据库中存在着大量数据冗余、缺失、不确定、不一致等问题，这些问题已经严重影响到人们对知识的认识。在大规模的 HIS 数据系统中，需要先对其进行预处理，才能对其进行有效的挖掘。

一、数据预处理的必要性

数据挖掘的目标是临床医学领域中大量的、种类繁多的数据，但是数据的多样性、不确定性、复杂性等特点，使得我们收集到的数据往往是零散的，不能满足挖掘算法的需求。实际数据的特点如下。

1. 不完整性

不完整性指在数据记录中，某些数据属性的数值遗失或不确定，以及所需数据的缺失。这主要是因为系统设计上的缺陷，或是因为使用中的某些人为原因。例如 HIS 的数据显示，有些患者的就诊时间是空白的，这是输入的原因。有些其他有关数据未被记载，可能是因为录取者对属性的认识不正确，或是设备出现问题。

2. 含噪声

含噪声是指数据的属性值不正确，含有误差或者与预期的偏差。这其中有许多原因。例如采集数据的装置会发生故障，数据录入时会有人或电脑出错，数据传送也会有问题。HIS 中的错误数据也有可能是由于命名惯例与系统使用的数据码不相符，或是由于输入栏位内容（如时间）的格式不一致。在实际应用中，也会出现许多模糊性的信息，而且还有一些数据是随机的。

3. 杂乱性

杂乱性，又称为不一致性。大范围 HIS 数据是从不同的医院应用系统中获得的，因为没有一个统一的规范，而且数据结构上也有很大的差别，导致不同的系统之间的数据不一致，不能直接用于临床。同时，由于数据的融合，在不同的应用系统中也会产生大量的数据重复和冗余。

对大规模信息库和统计库存而言，不完整性、有噪声、不一致的信息是一些常见的特点。一些较成熟的信息挖掘技术，通常要求数据信息所收集的数据信息完备度好、信息冗余度低、属性之间的关联性低等。但是，目前我国各大医院的实际应用系统所提供的数据往往无法直接满足数据挖掘的需求。所以，在数据挖掘之前，必须对数据进行预处理。

数据预处理就是在对数据进行数据挖掘前，先对原始数据进行必要的清理、选样、集成、变换和归约等一系列的处理工作，使之达到挖掘算法进行知识获取研究所要求的最低规范和标准。通过数据预处理工作，我们可以完善残缺的数据，纠正错误的数据，去除多余的数据，挑选出所需要的目标数据并且进行数据集成，转换不适合的数据格式，还可以消除多余的数据属性，从而达到数据类型相同化、数据格式一致化、数据信息精练化和数据存储集中化。总之，通过对数据挖掘的预处理，既可以获得挖掘系统所需的数据，又可以最大限度地降低挖掘成本，并提高挖掘结果的可读性。

大量的案例证明，在数据挖掘中，数据分析预处理占了整个操作量的60%～80%，而之后的数据分析预处理工作只需占用整个统计的 10%。通过对数据挖掘结果进行预处理，不但节约了大量的时间与空间，还能对挖掘结果进行有效的决策和预报。

二、如何进行数据预处理

业内有一句俗话，"垃圾入，垃圾出"（garbage in，garbage out），很适合这种情况。数据的质量与技术的有效性同样影响着工作的成效。如果挖掘算法是以"脏"的数据为基础的，则可能会因噪声的影响而导致挖掘效果偏离。所以，利用数据预处理技术对数据库中的数据进行处理，剔除不合理的数据，是进行有效数据挖掘的前提。

1. 数据预处理方式和阶段

一般地，数据预处理方式可分为 4 种：

（1）手工完成，由人工检验：只要投入足够的人力、物力和财力，就可以把所有的差错都找出来，但是效率很低，而且在海量的数据下，这个方法根本行不通。

（2）通过专门编写程序：这种方式可以通过专门的编程来处理某些问题，但是它的灵活性并不强，尤其是在清理过程中，往往只有极少数的情况适用（通常只有一次数据能满足要求），从而造成了复杂的处理和大量的工作量。同时，该方法也未能充分发挥现有数据库所具有的强大数据处理能力。

（3）针对某一具体领域的问题选择适宜的方法：例如依据概率统计原理查找数据，整理患者姓名、联系地址、邮政编码等。

（4）不涉及具体的应用范围的数据清除：本节着重于清除重复记录，如 Green Hills Software 公司面向医疗器械行业应用领域开发的 INTEGRITY 系统。

这 4 种实现方式中，后 2 种方式由于其通用性强、实用性强而受到人们的重视。但无论采用何种方式，大体包括 3 个步骤：数据分析与定义错误类别、搜寻、辨识错误记录并修正错误。

2. 数据预处理过程（图 4-1）

如今，真实世界中的数据库系统极易遭受噪声信息、遗漏信息以及不一致信息的影响。本章重点讨论的是怎样对数据挖掘进行预处理，以提高数据挖掘的品质，进而促使数据挖掘工作更有效率、简单。应该庆幸的是，现在已经有了很多可参考的数据预处理技术。比如，数据处理可以消除噪声，消除数据的不一致性。数据集成指将多种资源的数据集组合成一个整体的数据储存（例如数据库或数据立体），并通过标准化的数据转换，以提升数据挖掘方式的准确度与效率，采用聚合、去除冗余数据、聚类的方法对数据分析进行归约。通过这些数据分析方法，能够显著提高数据分析发掘模型的效率，缩短数据分析发掘所需要的时间。

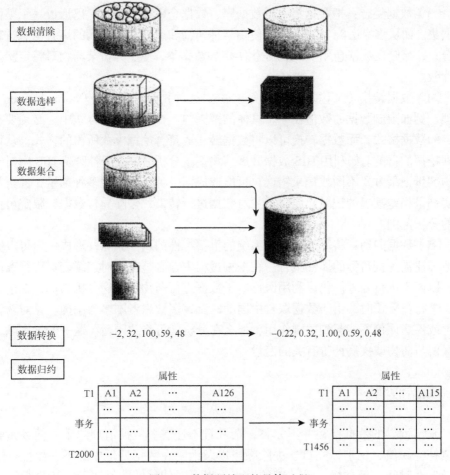

图 4-1　数据预处理的具体过程

（1）数据清除：数据的填补、噪声数据的消除等。数据清除是指通过对"脏数据"的成因和存在方式进行分析，利用现有技术和方法对"脏数据"进行清洗，把"脏数据"变成符合数据质量或应用需求的数据。如利用实验室指标开展药物或疾病评价时，某些患者的记录可能超出正常范围数十倍或数百倍，此种情况可能由于患者特殊状态而出现，但是由于此种记录会导致数据分析出现偏差，因此需要对其清理后再进行分析。

（2）数据选样：指从数据集合中选择数据，进行数据分析。在统计方面，数据取样通常用于数据预备和最后数据分析。如利用医疗电子数据开展药物评价或者疾病评价时，从数据仓库中选择全部使用某种药物的患者或者患有同一种疾病的患者。

（3）数据集合：把数据集中到数据库、数据仓库或文档中，以形成一个整体数据集。如从多家医院 HIS 中提取使用某种药物和患有某种疾病的患者信息进行整合，并存储在数据仓库中，形成药物-疾病数据集，便于分析某药物对特定疾病的疗效。

（4）数据转换（又称为数据变换）：主要是对数据的规格化（normalization）处理，例如限制数据的数值在一个具体的范围内。在一些挖掘方式中，必须要有特定的数据格式，而数据转换可以将数据转化成符合挖掘模式所需的格式，从而达到挖掘的目的。如利用 HIS 数据开展药物剂量分析时，由于各医院 HIS 中对于药物剂量记录方式不同或记录错误，可能造成同一种药物出现多种剂量，甚至与真实剂量相差甚远的记录，此时需要对数据进行转换，去除异常数据，限定可信任的分析范围。

（5）数据归约：将不能刻画出系统的重要特性的属性剔除，形成一组可以完整地描述被挖掘目标的属性集合。在挖掘过程中，必须首先对连续变量进行离散化，以便于进行处理。仍以利用医疗电子数据进行药物或疾病分析为例，在进行人口学特征分析时，由于数据取自中国的医院，多数患者国籍为中国，且对药物评价或疾病评价不能起到关键作用，那么在分析前可将"国籍"这一变量剔除，仅保留与药物或疾病评价有关的变量。

三、数据清理

真实世界的数据往往并不完整，杂乱且不连贯。数据清理的主要任务是尝试填补空缺值、识别孤立点、去除噪声以及消除在数据处理中的不一致性。这是最耗费时间、最枯燥、最关键的一步。以下对使用的数据清理方法进行逐一解释。

（一）缺失数据的处理

缺失是指在已有数据集上的某一项或某项属性的数值不完整。造成缺失的因素有很多，有机械因素和人为因素。机械因素是因为数据收集或储存不正确而造成数据丢失的因素，例如数据储存错误、存储器受损、机器错误，在一定时期内无法搜集数据（为时序数据采集）。人为因素主要是主观失误、历史局限、故意掩盖等因素导致的，例如被调查对象在市场调查中不愿提供有关问题的答案，或问题的回答不正确，或数据录入人员失误、数据遗漏等。

　　缺失值根据缺失的分布，可以划分为完全随机缺失、随机缺失和完全非随机缺失。完全随机缺失（missing completely at random，MCAR）是指数据丢失是随机的，其丢失与不完整或完整的变量无关。所谓随机缺失（missing at random，MAR）就是指数据的丢失并非完全的随机性，也就是此类数据的丢失取决于其他的完整变量。完全非随机缺失（missing not at random，MNAR）是指数据丢失取决于不完整的变量本身。

　　目前有许多处理丢失值的方法，大致可以分成两种：一种是删除包含缺失值的案例，另一种是可能值插补缺失值。第一种是最简单的，也是最容易实施的，它通常是删除属性或者实例，删除不完全的数据。第二种是利用填充算法来填补不完全的数据，主要是对完整的数据进行分析，以填补不完全的数据。

　　（1）删除包含缺失值的案例：一般采用简单的删减和加权的方法。简单删除是最原始的处理缺失值的方法。它会直接删除有缺失值的案例。这种方法最有效，只要删除一小部分样本就能解决数据丢失问题。在不完全随机丢失的情况下，对全部数据进行加权，可以减少这种误差。在对数据不完备的案例进行标签后，对完整数据进行加权处理，并用 Logistic 或 Probit 回归求出每个案例的权重。若在解释变量中有一个影响权重估算的行因子，则该方法能有效地减少误差。针对多个属性的缺失，需要对各属性的缺失赋予不同的权值，从而使计算的困难和精度下降。

　　（2）可能值插补缺失值：这种方法是用最有可能的数值进行插补，而不是将不完整的样本全部删除，这样就可以减少损失。在数据挖掘中，往往会出现一种具有几十上百种属性的大型数据库系统，但是因为缺少了一个属性，就要舍弃一大堆属性，这么做也是一个很大的资源浪费，所以就出现了利用可能值来插补缺失值的思想与办法。常见的内插方式有均值内插、同类均值内插、最大似然（maximum likelihood，ML）估计、多重内插（multiple imputation，MI）等。均值内插主要是利用统计学中的方法，通过使用众数（即出现频率最高的值），对遗漏的数据加以补充。同类均值内插的方式也包括单值内插，它利用分层聚类模型估计缺失数据变量的种类，然后再以该类型的平均数内插。最大似然估计这种方法具有一个很重要的先决条件：可以在大量的样本中使用。为了使最大似然估计具有渐近无偏性和符合正态分布，要有足够的有效样本数目。该算法容易陷入局部极值，而且收敛速度慢，运算量较大。多重内插其理论基础来自贝叶斯估计法，即所有被插补的数量都是随机的，而实际数据则来自观测到的数据。在实际使用中，一般都是首先估算一个待插补的数值，而后再加入各种噪声，以此产生一个可选的插补值。在一定的选择基础上，选取了最适合的插补。

这4种插补方法均能有效地解决任意缺漏的问题。两种均值插补法是最简单、最常用的处理方法，但对样本的影响较大，特别是用插值进行回归，结果与实际数据有较大的误差。与多重内插相比，最大似然估计具有更好的优点，但由于其缺乏不确定因素，因此人们更倾向于采用多重插补。

（二）异常数据的处理

如果在所有的记录中，大多数区域都遵循一定的规律，那么其他的记录就会被视为异常。比如，在 HIS 数据库中，如果一个整型域 99% 的数值处于一定的范围（例如 0 到 1），那么剩余 1%（这个字段值 >1 或 <0）可以被视为一个例外。最易被发现的是数字异常（尤其是单个区域），可以采用数理统计（如平均值、值域、置信区间等）。下面介绍几种发现异常的方法：

（1）基于统计学的方法：这种方法可以对样品进行随机抽取，从而提高了检测的速度，但是其精度却大大降低了。

（2）基于模式识别的方法：基于模式识别技术的数据挖掘技术与机器学习技术相结合，用于异常数据的检索。

（3）基于距离的聚类方法：聚类分析是一个把现代分析与传统多元分析方法相结合的全新多元统计分析方法。聚类分析是把各种各样的事物置于多维空间，并按照其空间上的亲近属性加以划分。简单来说，聚类分析就是把属性相近的东西聚集在一起，形成一种非常相似的东西。这种方法通过对数据集进行距离聚类，从而在数据集中发现异常。

（4）基于增量式的方法：在数据来源许可的情况下，根据递进性的方法，可以采用随机方式来获得元组。元组是一种用于存储稀疏矩阵的方法，它是一种类似 $[(x, y), z]$ 的集合，我们把它叫作三元组。在此基础上，我们可以将随机元素流引入到异常检测算法中，利用增量、统计学的方法可以发现更多的异常。在实际操作中，可以从数据来源获取一个元组，并将其转化成一个输入到异常检测的方法。

在发现异常之后，我们要对异常做进一步的清理工作。异常的清除过程分为六个阶段：①元素化：将非标准数据统一格式为结构数据。②标准化：使各要素规范化，消除不一致的缩略语等。③校验：对标准要素的一致性检查，也就是对内容的修正。④匹配：查找其他的数据，查找类似的数据，找出重复的异常。⑤消除重复记录：对匹配结果进行处理，可以将某些数据进行删除，也可以将多条数据合并成一条更完整的数据。⑥档案化：在元数据储存中心中记录前 5 阶段的结果。这样可以更好地完成后面的清理工作，让用户能够更好地了解数据库，并能更好地进行切片、切割等。

（三）重复数据的处理

在构建数据仓库时，要将海量的数据从不同的来源导入。理论上，在现实生活中，一个实体的数据库或者数据仓库中，只有一条与之相匹配的记录。不过，由于对多种不同种类的信息表达源进行合并，常常会产生数据录入有误、数据库格式与拼写上的不统一等主要问题，进而使同一种实物的多个记载都无法被准确地标记起来，由此而使逻辑上指向同一真实世界中的实体对象，在同一数据仓库中会产生多种不同的信息表现形式，这就是说，同一种实体对象可能对应着多个记载。比如，HIS中的两个记录，只是日期域不同（分别是2001/08/02、20001/08/02），其余的都是一样的，我们可以肯定，这是人为的错误输入导致的。

由于重复的记录会造成挖掘模式的不正确，为了提高后续挖掘的准确性和速度，必须删除重复的记录。每个重复记录的检测方法都必须决定两个或更多的例子代表相同的实体。通过将每个例子和其他例子进行比较，找出重复例子，是一种有效的检测方法。但是，尽管该算法的性能最好，但是它的运算量是 $O(n_2)$ [O表示时间复杂性，指执行算法所需要的计算工作量，n 是数据集的记录数量，$O(n_2)$ 代表数据增大 n 倍时，耗时增大 n 的平方倍]，因此，该算法在大规模数据库系统中是不能有效地工作的，而且需要大量的时间和精力。

另一种常见的方法是将已有的数据进行比对，然后进行相似性的计算，按属性的权重，进行加权平均，得出相同的结果，当两个数据的相似性超出一定的临界点时，就会被视为两个数据相一致，反之，则被视为指向不同的数据。检测这些含义一致但形式不同的数据是信息预处理的一个主要目标，也是目前探讨较多的课题。而对检查到的重复记录，通常有两个办法：将其中一个当成正常的，其余作为重复的予以删除；或将全部的重复记录进行合并，以获得更全面的数据。

（四）不一致数据的处理

不一致数据是指某些数据对象与普通的数据模型不符，或者与其他数据不相符。通常，这种数据物件叫作孤立点。比如，在HIS的数据库里，一个999岁的人，就会属于这样的状况，而我们把他的年龄看作是一个孤立的点。此外，孤立点还可以由数据本身的可变性引起。比如，某医院的一个科室主任，收入要比科室的员工多得多，因此就成了一个孤立的现象。

大部分的方法，都是尽量减少孤立点的影响，或是将其排除在外。但因为某人的"噪声"可能是他人的信号，因此会造成潜在的重要信息遗失。换言之，孤立点本身就很重要，比如在进行病程分析和方案效果分析时，我们需要得到的结果就是孤立点，有些方案的病人很少，但效果很好，有些方案虽然常见，但效果一般，可以为有效的筛选提供依据。

孤立点检测与分析是一项很有意义的数据挖掘工作，也就是所谓的"孤立点挖掘"。现有基于统计、距离、密度、偏离、聚类等五种不同的数据挖掘方法。

1. 基于统计的方法

基于统计的方法，其基本思路是，根据数据集的特征，预先假设一种数据分布的概率模型，并利用该模型的不一致来判定该系统的异常。问题在于，很多时候，我们不了解这些数据的分布，并且实际的数据常常不能满足理想的分布，这就使得以后的孤立点挖掘变得非常困难。另一方面，基于统计的方法更适用于低维空间中的孤立点的挖掘，而目前的数据主要来自高维空间，因此很难对其进行预测。

2. 基于距离的方法

其基本思路是根据距离的大小来判断模型，一般假定孤立点附近没有足够的邻域。该方法可以用来表示在一组数据中，至少有 P 个物体与物体 O 之间的距离比 d 大，那么物体 O 就是一个带有参数 P 和 d 的基于距离的离群点。基于距离的检测算法具有不依赖于域的特点，其优点是不需预先知道数据集的特征，但其缺点是对参数 P、d 的估算困难。P、d 参数的不同取值对计算结果有较大的影响。

3. 基于密度的方法

基于距离的异常算法所不能识别的一类异常数据，Breanig 等给出了一种新的基于密度的局部异常点提取算法，该算法利用局部异常点因子（local outlier factor，LOF）来判断该区域的异常点。在簇内点附近的物体 LOF 值接近 1，在簇的边缘或者在簇外部的物体 LOF 值比较大，从而可以更好地识别出局部的离群点，更符合真实数据集的特征。传统的局部异常点挖掘方法存在着局部区域参数选取问题，即最小区域采样点数目标选取问题。

4. 基于偏离的方法

其思路为：通过对一个事物的主要特征加以检验，以便确定它所具备的特征，但如果其特征与所陈述的完全背离，它将被看作异常点。目前已知的基于偏离的方法主要有顺序异常法和数据立方体法，前者用样本量的整体方差为相异率函数，来说明样品组的基本特征，而与此背离的所有样本数均是异常样本数，因此对不正常的存在性假设也较为理想化，难以有效地处理真实的复杂数据。而后者则利用数据立方体来判断大型多维数据中的异常区域，若数据立方体的数值与基于统计模式的期望值有明显差异，则可将其视为孤立点。

5. 基于聚类的方法

其基本思路是将孤立点的挖掘转化为聚类。使用成熟的模型对数据集进行聚类分析，使其成为一个集群，而非集群的样本点则被看作一个孤立的点，并对其进行重新处理。

不是所有的孤立点都是不正确的。因此，在发现孤立点后，要将领域知识或元数据与其相结合，通常需要人工判断是否为有价值的数据。如果找到了有价值的数据，就可以进行数据的分析和挖掘。此外，对于孤立点的错误信息，也要重新进行处理。简而言之，数据误差是数据来源中所记录栏位的数值与实际数值不符。在数据来源中存在错误数据时，要清除数据重复、数据不完全等问题。

通常，在数据来源中，只有少量的错误数据被检测出来，因此，可以通过人工进行处理。对某些无关紧要的数据，可以采用与不完全数据相似的处理方式，例如常量替代、平均值替代、最常见值替代、估算值替代。在处理错误数据时，应尽量采取多种处理方式，以提高数据整理的整体效能。

四、数据选样

数据选样是从数据集合中选择数据进行分析的一种方法。在统计方面，数据取样通常用于数据的预备及最后数据分析。比如，在大量的 HIS 数据集中进行数据分析和挖掘，往往要花费大量的时间和成本，所以通常使用数据采样技术来实现所需的结果，从而减小了数据的规模，使一些性能更好但成本更高的算法能够被用于数据集。

有效的数据选择原则是：在挖掘结果上，样本和原始数据应该是一致的。这就需要在原始数据集合中选取的数据具有代表性，也就是说，样本数据的一些特性应当更加贴近原始数据。

1. 简单随机选样

简单随机选样法是一种最简便的选择方法。任何数据集合被选取的概率都是一样的。有两个办法：

（1）无放回选样（sampling without replacement）：在数据被提取后从数据集中删除该数据，使其在下一次不被提取。

（2）有放回选样（sampling with replacement）：在数据被提取时不会从整个数据中移除。通过这样的方式，同样的数据可以被重新提取出来。此方法较前一种更易于实施。

由于数据集合中有各种数据物件，且数据物件数目未平均分布，因此，简单随机选样法对于数目少的数据物件，其样本的选取概率会降低，因而无法正确地描述数据集合。例如，如果要为大规模 HIS 系统库中的少量类建立一个分类模型，则必须在样本集内加入少量的稀有类，而单纯的随机选样方法通常不能很好地解决问题。所以，必须要有一种能在不同频率下，准确地选择数据样本的方法。

2. 分层选样

将数据集分成若干个不相交的区间（层），然后在每个分层上进行随机抽样，从而获得完整的样本。尤其是在数据集中发生倾斜的情况下，能够保证采样的代表性。分层选样（stratified sampling）技术是指在若干个不相干的部分中进行取样，可以采用一种简易的随机选样技术。

要想确定样本组的尺寸，就更难了。若数据集较大，则所选取的样本量也较大，但会降低样本量差异性。相反，如果样本集合太少，则会损失大量的数据。然而，样本的大小直接影响到后续的挖掘效果。

3. 逐步向前选样

逐步向前选样法由一个小样本集开始，再由数据集合选取样本集，逐渐增大样本集的大小，直至最后获得一组适当的样本集为止。分阶段选样算法要求使用

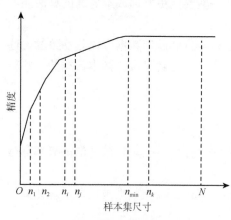

图 4-2　样本集尺寸与模型精度曲线

选择方案表 $S=\{n_0, n_1, n_2, \cdots, n_k\}$，在这里（$n_i<n_j$, $i<j$），每 n_i 规定一个取样集合的尺寸。

图 4-2 中显示了样本集尺寸和模型精度的关系。横坐标代表了样本集（在 O 到 N 之间）的尺寸，而纵坐标是通过样本集生成的模型的精度。曲线初始有很大的倾角，然后在中部略有倾斜，最终趋于稳定。在曲线的末尾，样本集的增加对模型精度的影响很小。在曲线刚处于水平状态时，样本集的尺寸和精度的交叉点被称作收敛点，这时，数据集

的尺寸是 n_{min}。如果样本集的尺寸小于 n_{min}，则会导致模型精度下降，如果样本集的尺寸超过 n_{min}，模型精度也不会高于在 n_{min} 下的精度。但是，很难判定该方法是否能达到会聚点。

五、现代医院关于血管性痴呆的数据集成与变换

（一）数据集成

HIS 系统中的数据往往来源于多家医院的数据库或者数据档案，因此，必须将分散的数据整合起来，得到可用的数据，并形成一个统一的数据集，进行数据的处理与挖掘。数据集成是将多种数据来源的数据集成在一起，并且将数据存放到一个统一的数据储存区，比如数据库。数据来源可以包含数个数据库、数据立方体及通用文件。

在进行数据整合的过程中，存在着很多问题。首先是模式的整合与目标的匹配。模式整合是指从多个异构数据尾、文件或遗留系统中进行数据的抽取和整合，解决了数据的语义二义性、数据的不一致性、数据冗余、数据重复存储等问题。因此，模式整合与实体辨识有关，也就是在不同数据库中，如何将各数据库的数据整合起来，以达到整合模式的目的。冗余也是一个很大的问题，当一个属性可以从其他的属性集合中推导出来时，就会被认为是多余的。在属性（维）命名上的不一致还会造成在产生的数据集合中出现冗余。数据价值冲突的检测和处理是数据融合中的一个关键问题。比如，在现实生活中，不同的数据来源会有不同的属性值。这也许是因为表示方式、比例或编码的差异。举例来说，在一个数据系统中，液态属性的存储可以是 "ml"，而在其他的数据系统中，则可以是 "cc"。

总之，将数据集成在整个预处理流程中是富有挑战性的。经过对多个数据源的仔细整理，就能够降低或者防止产生的数据集的重叠或者不统一，从而提高了以后的挖掘工作的精确性和速度。

（二）数据变换

数据变换就是把数据转化为适合不同挖掘方式的形式，数据变换基于数据挖掘算法的选择。数据变换的主要内容包括：

光滑：去除数据中的噪声，包括分箱、回归和聚类等。

聚集：收集数据。这个步骤一般用于构建多颗粒数据的数据立方体。比如，可以汇总药物日销售数据，并计算出每月和年度销售情况。

泛化：使用概念性的层次，将较少的或"原始"的数据改为更多的概念。例如，某个类别的属性，例如一个属性的年龄，也能够被映射为更高层次的定义，例如青春、中年或者老年。

规范化：把属性数据缩小到一个很小的范围内，比如−1~0~1.0 或者 0.0~1.0。

属性构造：可以构建新的特性，并将其加入现有特性集合，从而有助于挖掘。

目前有很多种数据规范化的方式，其中最常见的有三种：最小-最大规范化、z-score 规范化、小数定标规范化。

（1）最小-最大规范化：是原始数据的当前转换。假设 m_A 和 M_A 是 A 的最小和最大。用公式（4.1）来计算最小-最大规范化：

$$v' = \frac{v - m_A}{M_A - m_A}(\text{new}\_M_A - \text{new}\_m_A) + \text{new}\_m_A \tag{4.1}$$

在[new_m_A, new_M_A]中，把 A 的 v 值映射成 v'。

最小-最大规范化使原始数据的数值保持了关联。如果以后的输入超出了 A 的初始数据值范围，那么这种方法就会出现"越界"的错误。例如，在 HIS 中，一个手术的"费用"属性是最低 12 000，最高是 98 000。我们希望把成本调整到一个范围[0.0，1.0]。按照最小-最大规范化，收益值 73 600 将转换为以下结果：

$$\frac{73\,600 - 12\,000}{98\,000 - 12\,000}(1 - 0) + 0 = 0.716$$

（2）z-score 规范化：就是以 A 为基础，将 A 的值 v 转化成 v'，用公式（4.2）计算：

$$v' = (v - \overline{A}) / \sigma_A \tag{4.2}$$

其中 $\overline{A}$ 和 σ_A 分别表示属性 A 的均值和标准差。在不知道 A 的最大和最小的情况下，或者离群点左右了最小-最大规范化时，这种方法很有用。

假设属性"家庭月平均收入"的平均值为 9000 元，标准差为 2400 元，而属性值为 12 600 元，通过 z-score 规范化转化为：（12 600−9000）/2400＝1.5。

（3）小数定标规范化：是由 A 的小数点的移动来标准化的。十进制小数点的个数与 A 的绝对最大值有关。A 的数值 v 被标准化为 v'，可以通过公式（4.3）得到

$$v' = \frac{v}{10^j} \tag{4.3}$$

在这里 j 是最小的整数，它使 Max（|v'|）小于 1。比如，假设 A 具有−975~923 的数值。最大的绝对数 A 是 975。采用十进制比例标准化，将各属性值除以 1000（也就是 j＝3），从而将−975 标准化为−0.975，而 923 标准化为 0.923。

标准化更改原始数据，尤其是上述后两种方式，为了使未来的数据能够统一地标准化，需要保持标准化参数（例如平均数和标准差）。

六、数据归约

HIS 的数据集通常包含很多属性，而且实例很多。对于如此大量的数据进行烦琐的数据分析和挖掘，会花费大量的时间，从而使其成为不切实际的、不可行的。使用数据压缩技术，能够得到对一些较小但仍能保证原始数据的完整性的大数据集的简化表达。采用这个方式，对经过归约化后的数据进行挖掘会比较有效，得到的结果也是一样或者差不多一样。在数据压缩方面，有很多技术手段，其中包括：

（1）数据立方体聚集：聚集操作用于数据立方体结构中的数据。

（2）属性子集选择：能够对不相关、弱相关、冗余的属性和维度进行检测和删除。

（3）维度归约：减小数据集的大小，采用编码机制。

（4）数值归约：用替代的数据来代替或估算数据。如参数模型（仅需存储模型参数而非真实数据）、聚类、抽样以及使用直方图等非参数方法。

（5）数据离散化和概念层次：用区间值或更高级的概念代替属性的初始值。数据离散或概念层次是一种数据压缩，而离散或概念层次是一种有效的数据挖掘方法，它可以从多个抽象层次中挖掘数据。

（一）数据立方体聚集

数据立方体储存多元维度集合资讯。每一单位储存一组与多维空间中的一组数据相对应的集合数值，而每一种属性都有不同的概念层次，可以在不同的抽象层中进行数据分析。数据立方体可以迅速存取预测计算所需的数据，因而适用于在线数据分析及数据挖掘。

假定，在一个医院的 HIS 数据库中，对 2012～2014 年各季度的医疗器械采购金额进行了统计。不过，当研究人员对年度采购数量（年度总额）比每个季度的总额更有兴趣时，可重新整合这些数据，这样就可以将结果数据合并成年度总额，而非每个季度的总额。这个集合在图 4-3 中显示。结果：数据量较少，对分析工作没有损失。

在左部，采购金额数据按季度显示。在右部，数据聚集以提供年采购金额。

在最低的抽象层中建立的立方体，称为基本方体（base cuboid）。基本方体必须和所关注的单个实体相对应。这就是说，最小的层次都应该是能够进行分类的。而在这种层面上，最大的一个被叫作顶点方体（vertex cuboid）。在不同的抽象层中所形成的数据立方体都可能被称作方体（cuboid，所以数据立方体都可能被视

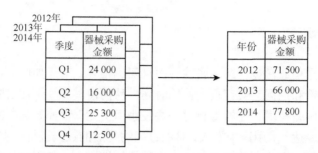

图 4-3　某医院 HIS 数据库 2012～2014 年的医疗器械采购金额的数据

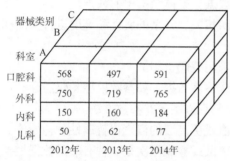

图 4-4　某医院的器械采购金额数据立方体

为方体的格（lattice of cuboid）。每一个更高级的抽象都会使最终的数据量变得更小。在回答数据挖掘问题时，必须用到和指定的工作内容相关的数量最少的方体。举例而言，在各科室、各类别的器械年度采购数量的多维数据分析中，使用了图 4-4 中所示的数据立方体。每个单位存储与多维数据相对应的集合数值。

每一个属性都可以有一个概念层次，可以让数据在不同的抽象层中进行。如购买金额分配的层次，可以将产品集中到各个部门中。数据立方体可以迅速存取预测计算的汇总数据，所以适用于在线数据分析和数据挖掘。因为数据立方体能够迅速存取预测计算的汇总数据，所以这些数据可以用于回应有关集合信息的查询。在对数据仓库的查询和数据挖掘的查询中，应该采用与指定的工作有关的最小立方体。

（二）属性子集选择

分析所使用的数据集合可以包括成百上千个属性，而这些属性中的大多数都与挖掘工作无关或者是多余的。为了完成特定的分析任务，从大量的 HIS 数据库中筛选出有用的属性需要花费大量的时间和精力，尤其是在数据的性质不明的情况下，选择这些数据将变得更为困难。如果忽略了相关的属性，或是忽略了无关的属性，都是错误的。这会造成低质量的知识发现。而且，不相干的或多余的属性会使挖掘过程变慢。

属性子集选取的目标是寻找最少的属性集合，从而使数据类别的概率分布与原始分布最接近。属性子集的选取主要有：

（1）逐步前进选择：这个过程从一个空的属性集合开始，然后在归约集合中找出最优的属性。在之后的每次迭代过程中，将剩余的最好的属性加入到这个集合中。

（2）逐步向后删除：这个过程是从整体的属性集合开始的。在每个步骤中，移除仍然处于属性集合中的最糟糕的属性。

（3）前进选择和向后删除的结合：可以把逐步前进选择和逐步向后删除两种方式相结合，每个步骤选出最佳的，而在现有基础上去掉最差的。

（4）决策树归纳：决策树算法最早是用于进行分析的，如 ID3、C4.5、CART等。决策树的主要归纳方式是形成一种与流程图相似的架构，在该架构中，每一条内（非树叶）节点代表一种属性的检测，每一条分枝代表一种测试结果的产出，而每一条外（树叶）节点则代表单一种类的预测。在每一节点中，该演算法都会选择一项为"最好"的属性，并将该数据分成不同的类别。

（三）维度归约

维度归约利用数据进行编码或转换，从而对原始数据进行简化或者"压缩"。小波变换与主成分分析是目前流行的、有效的维度回归算法。

1. 小波变换

离散小波变换（discrete wavelet transform，DWT）是一种在数据向量 X 中使用时，将其转换为具有不同数字意义的小波系数向量 x' 的线性信号处理技术。这两个向量的长度是一样的。在数据归约中，将每一元组视为 n 维数据向量 $X=(x_1, x_2, \cdots, x_n)$，用以表示在元组中 n 个数据库属性的 n 项度量。

可以对小波进行处理，对其进行截短。只存储一小段较强的小波系数，可以保持较好的压缩效果。例如，将所有的子波系数都保持在一个高于一定阈值的范围内，其余的都设置为 0。通过这种方法，得到的数据表十分稀少，因此，在小波空间中，利用数据稀疏特性进行运算，运算速度很快。这种技术还可以在不平滑数据的基本特性的情况下去除噪声，从而使其在处理数据时更加高效。

小波变换技术可以应用于数据立方体等多维数据。通常的方法是：首先，对第一个维度进行转换，接着对第二个维度进行转换。数据立方体具有线性运算复杂度。小波变换能够更高效地处理稀疏、倾斜和有序等性质的数据。研究数据后发现，和目前商用联合图像专家组（JPEG）的标准比较，小波变换有着更佳的压缩特性。而且小波变换在众多应用中均有着更广泛的应用范围，如指纹图像压缩、电脑视觉、时间序列分析等。

2. 主成分分析

主成分分析（principal component analysis，PCA）是一种最具代表性的正交向量方法。利用这个方式，原始数据能够被投射到更小的空间，进而获得多维度归约。主成分分析是构建一种可替换的、较小的变数集"组合"的最基本元素，因为原始数据都可被映射到这个小集中。主成分分析经常会揭露以前没有发现的关联，从而可以对异常的结果作出解释。它的主要步骤是：

（1）对输入数据规范化，使得每个属性都落入相同的区间。这个步骤可以保证一个更大的定义领域的属性不能控制一个更小的定义领域的属性。

（2）将主成分分析用于标准化输入数据的基础上，计算出多个标准的正交向量。它们每一个都是与其他向量呈垂直关系的单位向量。这些向量叫作主成分，而输入数据则是主成分的线性组合。

（3）按照"重要性"或由高到低的顺序将主成分排序。主成分作为一个新的数据轴，为方差提供了重要的数据。即按照顺序排列，第一个坐标轴表示最大方差，第二个坐标轴表示次要方差。

（4）按照"重要性"的递减顺序，可以将数据的大小进行归类，减少较弱的分量（也就是变得更小）。利用最大的主成分，可以对原始数据进行良好的逼近。

该方法具有较少的计算量，能有效地处理无序、稀疏等数据。在二维以上的多维数据中，可以用二维问题进行归类。主成分可以作为一种输入，用于多元回归和聚类分析。与小波变换比较，小波变换对稀疏数据的处理效果较好，主成分分析对高维数据的处理效果较好。

（四）数值归约

数值归约技术是指通过选择"较小的"替代的数据表达来降低数据的数量。以下是一些常见的数字简化技术：

1. 回归和对数线性模型

回归和对数线性模型可以用于对给定数据进行近似。在最单纯的线性回归中，模型化的结果是一个直线。也因此，随机变量 y（被称为因变量）可利用公式（4.4）来模拟出另一种又叫作自变量的随机变量 x 的线性函数：

$$y = wx + b \tag{4.4}$$

在这里，假设 y 是常量。在数据挖掘中，数字数据库的主要属性为 x 和 y。系数 w 和 b（称为回归系数）为直线的斜率与 y 轴上的截距。采用了最小二乘技术，可以使离散后的直线与线性估计的误差减至最小。而多元线性回归则是一个可以对简单线性回归加以推广的新技术，它能够使反应变量从 y 模型变成 2 个以上的预报变量。

对数线性模型是一种近似的离散或多维概率分布。对 n 维单元来说，可将它看作 n 维空间中的一点。在离散属性集的多维空间中，可以使用对数线性模型，根据一个更小的子集来估算各点的概率。这就可以用更低的维度来构建高维的数据空间。因此，我们可通过对数线性模型进行高维归约（因为在低维空间中的点所占用的空间一般小于原始数据点）和数据平滑（因为在低维空间中的集合估计受到的样本变化估计比在更高维空间中的估计要小）。

尽管其使用范围受限，但回归式与对数线性模型均可作为稀疏数据。尽管这两种算法都能对倾斜的数据进行处理，但线性回归结果更好。对于较高维数据，其回归计算相对复杂，但在对数线性模型中则表现出了良好的可扩展性，其范围约为 10 个维度。

2. 直方图

直方图采用了一个分盒的方法来近似地表示数据的分布。A 的直方图把 A 的数据分配分成了不同的子集合或者桶。若每一桶仅表示单一的属性值或频率对，则该桶被称作单一的桶。一般情况下，桶代表一个连续的特定属性。

确定桶和属性值的分割规则，包含以下内容：

（1）等宽：在等宽的直方图中，各桶的宽度是相同的。

（2）等频：在等频直方图中，创建一个桶，以便每个桶的频率大体保持不变（也就是，每个桶基本上含有同样数量的相邻数据样本）。

（3）V-最优：在给定的桶数下，最佳直方图为最小方差的直方图。直方图的最大变化是由各个桶所代表的原始数据的权和，连接权值和桶的中位数相等。

（4）最大化差异度量（maximum difference scaling，MaxDiff）：在 MaxDiff 直方图中，将每个相邻值的差异都考虑进去。桶的边界是最大的 $\beta-1$ 差，在这里，β 是使用者指定的桶号。

V-最优和 MaxDiff 直方图被普遍视为最精确、最实际的简化算法。在稀疏、稠密、高倾斜和均匀性数据中，该方法具有很高的效率。多维直方图可以表示属性之间的相关性，它可以有效地对 5 个属性进行近似。在存放具有高频率的离群点的情况下，可使用单一桶法。

3. 聚类

聚类方法是一种无监督学习的方法，其主要目标是将数据集中的数据点分成具有相似特征的组或者簇。通常，物质接近程度是以距离为基准的，但它是以物质之间在空间上"接近"的程度来界定的。区群的"质量"可以用直径距离来描述，即区群集中任何两个物体的最大间距。而中心距离则是区群质量的又一个重要度量指标，是由群集中的平均点到群集物体的平均距离来衡量的。

在数据归约中，将真实数据以群集的形式代替。这种技术的效果取决于数据的特性。这种技术可以更高效地将数据组织到不同的群集中。

多维索引树是一个大型数据库，其重点在于实现信息的高效存取。另外，这种技术也能够把层次信息加以优化，达到多维信息的聚类。它能够对询问问题给出一种大致的方法。在某个特殊的数据物件集中，先用某个树根节点来描述一个整体的空间，然后再用某个指数树递推地进行多维运算。一般情况下，该树是一个均衡的结构，包括一个内部的节点和一个叶子节点。每一个父亲都含有一个键和一个指向孩子的指针，而孩子们则共同代表了一个父亲所代表的那个空间。每一个叶子节点都含有一个指针（或者一个真正的元组），这些元素都是由其表示的。

通过这种方式，索引树能够将集合和详细数据存储在不同的解析度或抽象层次。它为数据集提供了一个层次的集群，每个集群都有一个标签，用于存储集群内的数据。若将其父节点之子视为一种，则该指标树可视为一种层次的直方图。同样，将每只木桶都划分为更小的木桶，这样就可以将更多的数据集中到更精细的层面上。

4. 抽样

抽样可以被用作数据归约方法，因为抽样可以用数据更少的随机样本（子集）来代表较大的数据集合。

最常用的抽样方法有 4 种：①样本无放回简单随机抽样；②样本有放回简单随机抽样；③聚类抽样；④分层抽样。

使用抽样进行数据归约的优势在于，所获得的样本量与总量成比例，而非量子集的量值。在给定的样本尺寸下，取样的复杂性随着数据维数的增长呈线性增长。而其他的一些技术，比如直方图，则会随着 n 的增加而增加。

在进行数据归约时，最常使用取样来估算集合查询的答案。在一定的误差范围之内，可以决定一个特定的功能所需要的样本量。与总数相比，要提取的样本集可能很小。在归约的过程中，只要简单地增大样本的尺寸，就可以实现渐进式的优化。

（五）数据离散化与概念分层

利用数据离散化技术，将属性值区域分割成不同的区间，可以有效地减小已知的连续属性值数目。间隔的标志可以代替实际的数值。以少量的间隔标记代替了连续的属性，使原始数据得到了简化。

而概念层次则能为已知的数字属性建立一种离散的测度。归约数据是通过从 HIS 中采集数据（如青年、中年或老年）的概念，来实现数据的归约的。由于这些数据的归纳，虽然会失去详细信息，但比一般的数据会更有意义，也更易于理解。

其目标是，当需要多个挖掘任务时，能够使数据挖掘的结果保持一致。另外，在数据挖掘过程中，所需要的 I/O 运算比在大规模非一般性数据集中挖掘更为高效。因此，将离散化技术与概念层次相结合，将其应用于数据挖掘，而非挖掘阶段。

HIS 数据库中的常见属性有数值属性和分类属性。一般而言，在将概念层次法用于数字属性（例如血压、脉搏等）之前，我们假设要被离散的值是按照一定的递增次序进行的。一般采用以下几种方法：①分箱：根据一定数量的箱子自上而下进行分割。利用等宽或等频分箱，再将盒中的每一个值替换为盒平均或中间值，可以用箱平均或箱的中间值来离散。②直方图分析：使用等频段直方图，理想的分割值使得每个划分包括相同个数的数据元组。直方图分析算法可以在每一次分割中使用，在达到预定的层次化处理结束之前，自动生成多层次的概念层次。③基于熵的离散化：熵是最常见的一种离散化方法。该方法在分割点的计算与判定中使用了类分配的信息。在离散属性 1 中，选取最小熵的 A 值为分裂点，然后将结果区间进行递归分割，从而实现了层次离散。这个分散性会自动地构成 A 的概念层次。④基于 χ^2 分析的区间合并：采用自下而上的方法，通过递归的方法确定最优相邻区间，再将其进行组合，从而得到更大的区域。通常情况下，首先把数值 A 的各个值视为一个区间。每个邻近的间隔都要用 χ^2 检验。最小值 χ^2 的邻近部分被合并，这个合并过程不断重复，直至达到预定的结束条件为止。⑤聚类分析：是数据分散的常用方法。通过对 A 的数据进行聚类分析，得到了高品质的离散结果。在此基础上，聚类可以生成概念层次，在层次结构上，每一类都是一个节点。

分类属性意味着有一些（但可能是许多）不同的数值，它们之间没有顺序，一般有联系地址、职业类别等。有许多方法可以为分类数据生成概念层次。若由使用者或专家在数据库的属性架构层次，明确地解释属性的顺序或全序，以便于定义概念层级。举例来说，HIS 的维"联系地址"可以包括以下属性：街道、城市、省甚至是国家等。我们也可以从属性模式层面上，对所有属性的次序加以说明，比如：街道、城镇、地区或国家。另外，层次结构中的一部分还应该用明确的数据包方式加以说明，它只是一个人为的结构层次的组成部分，以一种明确的数据列举方式来确定一个大的数据库的概念层次是不现实的。但是，我们可以轻松地为中间层的一小部分数据提供明确的信息包。

七、领域数据预处理

经过数据清理、选样、集成与变换、归约等预处理过程后，一个完整的数据预处理工作就完成了。但是，真实世界中我们建立的数据库系统往往都是针对特定领域的。我们需要针对不同领域的数据库做进一步的数据预处理，这里称之为领域数据预处理。

分析中医药领域数据库系统，除了常见的数值型以外，有更多的医学术语信息以文本形式保存在数据库表中。然而，由于地域差异、古文献翻译、英译引进等各种原因，医学术语信息名称不统一。基于特定领域的数据库系统构建术语信息的标准化尤其重要。因此，在数据挖掘与知识发现之前需对这类信息进行数据标准化处理。由于领域术语的特殊性，一般需要借助专家系统或特定语料库，通过人工干预来完成。术语标准化过程包括术语收集和整理、借助专家系统或语料库进行术语标注以及人工校对3个步骤（图4-5）。

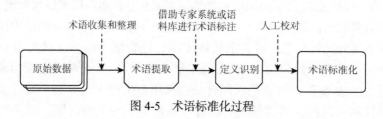

图4-5　术语标准化过程

仍以HIS数据库系统为例。该数据库由患者基本信息表、诊断信息表（包括西医诊断表、中医诊断表）、医嘱记录表、实验室检查信息表四部分构成。在数据采集过程中，系统采用的名称不尽一致，最易出现差异及与分析最密切的部分分别为西医诊断名称、中医证候名称、药物记录名称和实验室检查项目名称。以上内容如果不进行标准化，则会出现名称不统一、信息散乱、无法发现规律，甚至分析结果与临床实际不相符等问题，因此，需要分别对以上四部分内容进行标准化。下面针对四部分内容的标准化处理进行详细阐述并举例说明。

（一）西医诊断名称

HIS数据库整合了多家中西医医院数据，由于系统存在差异，或临床医生对某种疾病可能采用西医标准名称、亚型名称、英文名称、中医名称进行命名，如梗死可能被称为"脑梗塞""缺血性中风""基底节梗死"等，如未对此类疾病进行标准化，则会损失大量可分析数据。

西医诊断名称标准化分为分析疾病原始名称标准化和合并疾病名称标准化两部分。

1. 分析疾病原始名称标准化

为能够最大范围提取所需病种的全部数据，需要对分析疾病的名称进行标准化。研究者根据专业知识，尽量将该种疾病可能出现的关键词列出，用于疾病查询的关键词要准确、全面，数据管理员根据关键词在西医诊断表中的出院诊断原始病名中查找，并整理为 Excel 表格交由研究者进行标准化。

研究者从数据管理员处获得疾病原始名称列表后，根据临床实际及分析主题进行标准化，标准化时原始列名称不变，在原始病名后增加一列"标准化名称"，根据指南或标准对疾病名称进行标准化，如有亚型者尽量在标准化名称后以括号形式标明亚型，以保留原始数据信息。如表 4-1 和表 4-2 范例所示。

表 4-1　缺血性脑血管病病名标准化对照表

原始名称	标准化名称	原始名称	标准化名称
短暂性脑缺血发作	短暂性脑缺血	基底节梗死	脑梗死
短暂脑缺血发作	短暂性脑缺血	脑血管病康复治疗	脑梗死后遗症
短暂性脑出血发作	短暂性脑缺血	脑血栓后遗症	脑梗死后遗症
可逆性脑卒中	短暂性脑缺血	多发腔隙性梗塞	腔隙性梗死
脑梗死	脑梗死	多发腔隙性脑梗死	腔隙性梗死
大脑动脉闭塞性脑梗塞	脑梗死	腔隙性脑梗塞	腔隙性梗死
基底节脑梗塞	脑梗死	腔隙性梗塞	腔隙性梗死

表 4-2　异位妊娠病名标准化对照表

原始名称	标准化名称	原始名称	标准化名称
异位妊娠	异位妊娠	陈旧性异位妊娠	异位妊娠（陈旧）
宫外孕	异位妊娠	异位妊娠后出血	异位妊娠（出血）
宫外孕?	异位妊娠	腹腔妊娠	异位妊娠（腹腔）
陈旧性宫外孕	异位妊娠（陈旧）		

2. 合并疾病名称标准化

根据临床实际，患者可能同时患有多种疾病，那么在分析某种疾病时其他疾病则作为合并疾病出现。研究目的有所不同，病因名称标准化的程度也可能因此有差异，如研究高血压病等，就可以比较关注于原发性高血压和继发性高血压，在原发性高血压中还可能关注不同等级高血压，因此，进行疾病标准化时需要保留疾病亚型。而在分析脑梗死时对于高血压病则只关注是否患这种疾病，不需要对合并哪种高血压进行深入探究。因此，需要将合并疾病之中带有亚型的高血压病进行合并，否则无法看出规律性。

在西医诊断表中提取除目标疾病之外的所有合并疾病，在原始疾病旁增加新列为"标准化名称"，标准化名称列填写需要修改的名称，但原始列名称不要作任何改动。如表 4-3 范例所示。

表 4-3　缺血性脑血管病合并疾病标准化对照表

合并疾病	频数	标准化名称
高血压病（原发，3 级）	9758	高血压病
2 型糖尿病	8054	2 型糖尿病
冠心病	7640	冠心病
高血压病（原发）	6857	高血压病
血脂蛋白紊乱血症	5225	血脂蛋白紊乱血症
高血压病（原发，2 级）	4901	高血压病
动脉硬化	3595	动脉硬化
肺部感染	2713	肺部感染
心律失常	2340	心律失常
前列腺增生	1870	剔除

（二）中医证候名称

临床诊治过程中，因为患者身体状况、疾病类型等因素，其实际临床证候变化呈现多种多样，因而中医师在诊治过程中，辨病方法与证候的命名也不尽相同，对掌握患者实际的临床证候变化过程形成了障碍，因此需对证候名称进行标准化。

标准化前在原始证候名称后新加 2 列标准化名称，1 列"主证"，1 列"兼夹证"，根据疾病中医指南或标准，将原始列中的证候名称标准化为证候标准用词，但原始列名称不要作任何改动，如"主证"列不能完整表达，可在"兼夹证"列加入辅助的项目，标准化后的证候尽量不要超过 20 个。如表 4-4 范例所示。

表 4-4　缺血性中风中医证型标准化对照表

原始证候名称	人数	主证	兼夹证
阳闭证	2	闭证	
闭证	1	闭证	
肺胃热盛	1	肺热亢盛	
风火上攻，瘀血	1	风火上扰	瘀血内阻
风火上攻	7	风火上扰	
风火上扰	4	风火上扰	
肝肾阴虚，风阳上扰	77	风火上扰	肝肾阴虚
风阳上扰	17	风火上扰	
风阳上扰，痰火	1	风火上扰	痰火瘀闭
痰火扰神	4	风痰火亢	
痰火	1	风痰火亢	
痰火，瘀	1	风痰火亢	瘀血内阻
阴虚痰热	3	风痰火亢	
风痰	523	风痰瘀阻	
风痰阻络	363	风痰瘀阻	

（三）药物记录名称

根据研究目的，将与分析疾病治疗无关的药物排除在外，如溶媒、外用药、五官科用药、造影剂、麻醉药、皮试药物、透析液、营养药物、医疗用品等，在此基础上，排除临床上对缺血性中风非治疗性用药，并将医嘱单中所列的中药成分进行规范化，并将其归类为中成药和西药。

1. 西药

将所有药物统一规范为通用名称，与同类成分药品并列，同时按照用药说明书，特别针对缺血性中风用药特征，并依据《中国药典》及其药理学意义，将药物进行分级。

2. 中成药

按其功能主治，参考药方成分，参照《中国药典》，将同一类型药物的不同剂型合并。

在原始药物名称旁边增加 3 列，分别为标准化名称、中西药分类和药物作用分类，将需要进行标准化的药物名称填写在该列中，但原始列名称不要作任何改动，同时根据分析主题选出与该种疾病关系密切的药物，不纳入分析的药物标注出"剔除"，在"中西药分类"列中区分中药或者西药，在药物作用分类中列出该类药物的分类，对于中药分类可依据药品说明书的药物功用。如表 4-5 范例所示。

表 4-5　药物标准化对照表

原始药物名称	频数	标准化名称	中西药分类	药物作用分类
匹克隆	236	佐匹克隆	西药	催眠药
盐酸左氧氟沙星氯化钠注射液	338	左氧氟沙星	西药	抗生素
左氧氟沙星	1721	左氧氟沙星	西药	抗生素
逐瘀通脉胶囊	217	逐瘀通脉胶囊	中药	活血化瘀剂
中风回春丸	50	中风回春丸	中药	活血化瘀剂
中风安口服液	86	中风安口服液	中药	益气活血剂
制霉菌素	60	制霉菌素	西药	抗真菌药
止咳合剂	64	止咳合剂	中药	祛痰剂
正心泰胶囊	215	正心泰胶囊	中药	益气活血剂
振源胶囊	52	振源胶囊	中药	补益剂
珍宝丸	205	珍宝丸	中药	活血化瘀剂
扎冲十三味丸	166	扎冲十三味丸	中药	治风剂
枣仁安神	119	枣仁安神	中药	安神剂
愈风宁心	108	愈风宁心口服剂	中药	血管扩张药
尤瑞克林	532	尤瑞克林	西药	血管扩张药
蚓激酶肠溶片	1595	蚓激酶	西药	降纤药
吲哚美辛	545	吲哚美辛	西药	抗血小板药
吲达帕胺	610	吲达帕胺	西药	抗高血压药
0.9%氯化钠注射液	31 760	剔除		
5%葡萄糖注射液	16 300	剔除		
氯化钠	3 087	剔除		
葡萄糖氯化钠注射液	3 070	剔除		

（四）实验室检查项目名称

在原始实验室检查名称列旁增加一列"标准化名称"，挑选出与该种疾病最相关的实验室检查项目，将需进行标准化的项目填入"标准化名称"列，无关项目则在该列中标注"剔除"，但原始列名称不要作任何改动。如表 4-6 所示。

表 4-6　实验室检查项目标准化对照表

原始实验室检查名称	频数	标准化名称
总蛋白	24 897	总蛋白
总胆红素	25 262	总胆红素
总胆固醇	23 685	总胆固醇
中性粒细胞计数	24 484	中性粒细胞计数
中性粒细胞百分比	25 377	中性粒细胞百分比
直接胆红素	24 769	直接胆红素
载脂蛋白 B	15 162	载脂蛋白 B
载脂蛋白 A1	15 163	载脂蛋白 A1
血小板体积分布宽度	22 617	血小板体积分布宽度
血小板聚集试验	4	血小板聚集试验
血小板计数	25 395	血小板计数
尿酸	23 755	剔除
钙	23 266	剔除
单核细胞绝对值	21 876	剔除
尿胆原	21 787	剔除
尿亚硝酸盐	21 777	剔除
二氧化碳	19 900	剔除
尿上皮细胞	19 248	剔除
尿蛋白	19 108	剔除
尿管型	19 108	剔除
总胆汁酸	18 451	剔除
尿糖	17 951	剔除
结晶	17 661	剔除

第二节　统 计 分 析

　　医学研究中所用的数据通常分为两类：定性数据和定量数据。定性数据是把观测单位按照一定的性质分类，所得的数据往往以分类的形式呈现；按其类别的先后次序可分为顺序数据和分类数据。定量数据是通过对各个观测单元中的某一变量进行测量或其他量化的方法来获取的，并以特定的数值表示，通常都有一个计量单位。

一、定性数据的分析

（一）频数分布

1. 频数与频率

在某一特定类别（或组）中的数据出现的次数称为频数（frequency）；频数与总数据的比叫作频率。

2. 频数分布表的编制

将每个分类和对应的频率都列成一张表格，这就是频率分配表。在定性数据方面，采用直接求取各类的频数、频率、累积频数、累积频率的方法，并将其汇总成一张表格。

例 4-1　某时期某市几家医院 400 例肠恶性肿瘤死亡患者中,公务员有 43 例,教师 6 例,军人 37 例,体力劳动者 263 例,专业技术人员 24 例,其他 27 例。

对于定性数据，可用原有的类别作为分组，对不同类型的频数进行单独的计算，并编制频率分布表格，见表 4-7。

表 4-7　400 名肠恶性肿瘤死亡患者职业的频数分布表

职业	频数	频率（%）	累积频数	累积频率（%）
公务员	43	10.75	43	10.75
教师	6	1.5	49	12.25
军人	37	9.25	86	21.5
体力劳动者	263	65.75	349	87.25
其他	27	6.75	376	94
专业技术人员	24	6	400	100
合计	400	100	—	—

3. 频数分布图的绘制

频数分布图可以用图解的方式，直观、形象地反映出各频数分布的情况，并且可以和频数分布表相互补充。通常，在绘制时，用横向轴线来代表观测的类型，用纵轴来表示频数。表 4-7 以频数分布图表示如图 4-6 所示。

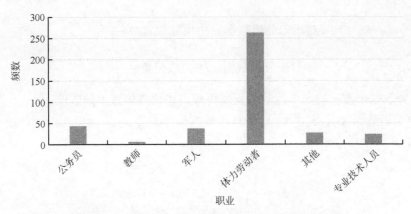

图 4-6　400 名肠恶性肿瘤死亡患者职业的频数分布图

4. 频数分布的作用

频数分布表和频数分布图，可以直接地表现出数据的分布特征。在时间序列数据中，通过频数分布表和频数分布图也可表现出数据的分布类型。按频数分布特点，数据的分布分为两类：对称型和非对称型。对称型分布是指中心点位于中央，左右两边频数基本对称。非对称型分布是指频数不均匀地分布，集中在一方，有时又被称作偏态分布。如果集中点在数值较低的一边（左边），则称为正偏态；如果集中在数值较大的一边（右边），则称作负偏态。

（二）集中趋势的描述

集中趋势是指在各变值向中心值聚集的程度。

1. 众数

在一组数据中，最常出现的一个变量的数值叫作众数（mode），用 M_0 来表示。例 4-1 所示方法众数在"体力劳动者"这一类别。方法主要是对分类数据的集中倾向进行度量，对连续数据和量化数据集中的趋势进行度量。通常，当数据量很大时，众数就会起作用。

2. 中位数与分位数

（1）中位数：将一组数据按大小顺序排列，排在中间的数值称为中位数（median），用 *Me* 来表示。中位数主要用来测量连续数据的集中倾向，对定量数据也有一定的作用，但对分类数据则不适用。

$$对于未分组数据，中位数位置 = \frac{n+1}{2} \qquad (4.5)$$

$$对于分组数据，中位数位置 = \frac{n}{2} \qquad (4.6)$$

n 为数据个数，确定中位数位置后再确定中位数位置上的数值。

设一组数据 x_1, x_2, $\cdots$, x_n 按从小到大排序后为 $x_{(1)}$, $x_{(2)}$, $\cdots$, $x_{(n)}$，则中位数为

$$Me = \begin{cases} x_{\frac{n+1}{2}} & n为奇数 \\ \frac{1}{2}\left(x_{\frac{n}{2}} + x_{\frac{n}{2}+1}\right) & n为偶数 \end{cases} \qquad (4.7)$$

例 4-2　某医生欲了解用中西医疗法治疗急性肾盂肾炎的疗效，收集了 92 例患者的资料，结果见表 4-8。

表 4-8　中西医疗法治疗急性肾盂肾炎的疗效

分组	频数	频率（%）	累积频数	累积频率（%）
痊愈	36	39.13	36	39.13
显效	18	19.57	54	58.7
进步	34	36.96	88	95.65
无效	4	4.35	92	100

由于变量值本身就是排序的，根据公式（4.6），中位数位置＝46，从表中的累积频数中可以看出第 46 位置上的值是"显效"，因此中位数在显效这一类别。

（2）分位数：中位数是从位置的中间点将全部数据等分成两部分，四分位数（quartile）、十分位数（decile）和百分位数（percentile）等分位数，分别是用 3 个点、9 个点和 99 个点将数据 4 等分、10 等分和 100 等分后取各分位点上的值。这里重点介绍四分位数。

一套数据集由 3 个点分成四个部分，每个部分包含 25% 的数据，四分位数表示的是在 25%（下四分位数）和 75%（上四分位数）的位置的数字。它的计算方法和中位数相似。

如在例 4-2 中，下四分位数在"进步"这一类别，上四分位数在"痊愈"这一类别。

（三）离散程度的描述

离散程度是指各个变量的数值与中心点的距离，用以衡量数据的分散程度或称变异程度。

1. 异众比率

非众数组的频数占总频数的比率，称为异众比率（variation ratio），用 V_r 表示。异众比率的计算公式为

$$V_r = \frac{\sum f_i - f_m}{\sum f_i} = 1 - \frac{f_m}{\sum f_i} \tag{4.8}$$

式中，$\sum f_i$ 表示变量值的总频数，$\sum f_m$ 表示众数组的频数。

例 4-1 中的异众比率 $V_r = \dfrac{400 - 263}{400} = 0.34$。

异众比率主要是用来测量众数对一组数据所代表的程度。异众比率越大，则表示非众数组所占的比例越高，则其代表程度越低；当异众比率较低时，则表示非众数组所占的比例越低，则其代表程度越高。异众比率主要是用来测量不同类别数据的离散性，而顺序数据和定量数据也能用来计算异众比率。

2. 四分位差

上四分位数与下四分位数之差被称作四分位差（quartile deviation），亦称四分位间距（quartile range）。

四分位差用来表示中间 50% 数据的分散性，它的量值表明了中位数对于一组数据的代表性。四分位差越小，显示数据越密集，中位数代表性越强；相反，数据越分散，则中位数代表性越弱。

四分位数是不受极值影响的，它主要是用来测量连续数据的离散度，定量数据也能求四分位差，但不适用于分类数据。

（四）常用的相对指标

1. 构成比

构成比即事件内某一组成部分观察单位数和同一事件各组成部分观察单位总数之比，用来表示事件内各组成部分所占的比例，可用百分比表示。计算公式是

$$构成比 = \frac{某一组成部分的观察单位数}{同一事件各组成部分的观察单位总数} \times 100\% \tag{4.9}$$

例 4-3　在对上市药物的说明书进行评价以确定是否需要增减适应证时，需要对用药患者所患疾病是否是适应证进行统计。鱼腥草注射液的说明书指出此注射液用于咳嗽、尿路感染、白带、肺脓疡、痰热、痈疖，求各个适应证的构成比。6 种适应证的统计结果见表 4-9。

表 4-9　6 种适应证的统计结果

适应证	咳嗽	尿路感染	白带	肺脓疡	痰热	痈疖
频数	189	53	4	2	1	0

本例中总数＝189＋53＋4＋2＋1＋0＝249，按照公式（4.9）计算构成比：咳嗽所占比例＝189÷249×100%＝75.9%，然后用同样方法计算出其余适应证的构成比分别为：21.29%，1.61%，0.80%，0.40%，0。

从例子中可以看到构成比具有以下特征：

分子是分母的一部分，各组成部分构成比数值在 0~1 之间波动，各组成部分的构成比数值之和等于 1。

一件事物的内部结构在不断地变化，当一个部件的比例增加时，它的其他部件的比例就会降低。

在运用构成比时注意不要与率混淆。

2. 相对危险度与比值比

（1）相对危险度（relative risk，RR）：是暴露组的危险度（测量指标是累积发病率）与对照组的危险度之比，亦被称作危险度比。在流行病群组研究中，通常使用相对危险度，以衡量接触风险的程度。其公式如下：

$$相对危险度（RR）=\frac{暴露组发病率}{低暴露（或非暴露）组发病率} \tag{4.10}$$

例 4-4　为了解某一区域的糖尿病患病率及发病率，本研究首先进行了一次横向调查，结果显示：高血压人群中的糖尿病患病率为 16%，而非高血压人群为 7%。在此基础上，对非糖尿病患者进行常规跟踪，并对其进行糖尿病控制。累计随访 1510 例高血压患者，其中 201 例新确诊为糖尿病，1250 例未患高血压者，其中 72 例新确诊糖尿病，计算高血压患者与非高血压者的糖尿病发病相对危险度 RR。

根据题目信息及公式（4.10），计算如下：

$$暴露组发病率=\frac{201}{1510}×100%＝13.31%$$

$$非暴露组发病率=\frac{72}{1250}×100%＝5.76%$$

$$相对危险度（RR）= \frac{暴露组发病率}{低暴露（或非暴露）组发病率} = \frac{13.31\%}{5.76\%} = 2.31$$

由此可见，高血压患者的糖尿病发病率为非高血压者的 2.31 倍。

（2）比值比（odds ratio，OR）：是指病例组有无暴露于某危险因素的比值与对照组有无暴露于同一危险因素的比值之比，通常被应用于流行病学个案对照研究中，用以衡量接触风险。其公式如下：

$$比值比（OR）= \frac{病例组暴露的比值}{对照组暴露的比值} = \frac{a/c}{b/d} = \frac{ad}{bc} \quad （4.11）$$

式中，a 为病例组的暴露人数；b 为对照组的暴露人数；c 为病例组未暴露人数；d 为对照组未暴露人数。

例 4-5 为了探讨 A 基因突变与胃癌发病率之间的关系，研究人员在一次流行病学调查中，采集了所有被调查对象的血样，对其中的健康人群进行了 5 年的跟踪观察，最终确定了 210 例新确诊的胃癌患者，并将其与年龄、性别相匹配，随机抽取 420 例胃癌患者作为对照组，抽取样本进行 A 基因分析，得出 A 基因突变与胃癌发病数据如表 4-10 所示。计算 OR。

表 4-10 基因 A 突变与胃癌发病数据

组别	基因 A 突变例数	基因 A 未突变例数	合计
病例组	50	160	210
对照组	70	350	420

根据公式（4.11）计算：

$$比值比（OR）= \frac{病例组暴露的比值}{对照组暴露的比值} = \frac{50/160}{70/350} = \frac{50 \times 350}{70 \times 160} = 1.56$$

（五）常用的统计检验方法

1. 分类资料的统计检验方法

（1）卡方检验

1）卡方检验的用途：卡方检验是一种适用范围十分广泛的统计检验方法，在定性资料分析中，可以用于两个或多个样本对应总体率的比较、两个或多个样本构成比的比较、资料的关联分析以及拟合优度检验等，在医学科研领域具有重要的应用价值。

2）四格表资料的卡方检验

Ⅰ. 完全随机设计的四格表资料卡方检验：

通过对实际频数和理论频数之间的差异进行比较，判断两个变量之间是否存在显著的相关性。资料往往被整理成如表 4-11 所示的四格表形式，a、b、c、d分别代表某组某属性的实际频数，括号内的 T_{ij} 代表理论频数。

表 4-11　独立样本资料的四格表

组别	属性		合计
	Y_1	Y_2	
1	$a\,(T_{11})$	$b\,(T_{12})$	$n_1=a+b$
2	$c\,(T_{21})$	$d\,(T_{22})$	$n_2=c+d$
合计	$m_1=a+c$	$m_2=b+d$	$N=a+b+c+d$

H_0：组别 1、组别 2 构成比相同，即两样本的总体分布相同。

由于总体分布未知，把 m_1/N、m_2/N 作为属性 Y_1、Y_2 的理论频率。因此在 H_0成立的条件下，a 的理论频数 $T_{11}=n_1m_1/N$，b 的理论频数 $T_{12}=n_1m_2/N$，c、d 的理论频数同理。

因此，可以得到理论频数的计算公式：

$$T_{ij}=\frac{n_i m_j}{N} \tag{4.12}$$

当 H_0 成立，N 较大时，理论频数与实际频数应相差不大，这个差异可以通过卡方检验统计量衡量：

$$\chi^2=\sum\frac{(A-T)^2}{T} \tag{4.13}$$

原假设成立时，检验统计量服从自由度为 1 的卡方分布，其自由度＝（行数-1）×（列数-1）。

在 α 取 0.05 时，若 $P<0.05$，应拒绝原假设，可以认为组别 1、组别 2 中构成比不相同。概率 P 是在 H_0 成立条件下，用样本信息计算得到 H_0 这一结果发生的概率。如果 P 很小，如小于 0.05，表明 H_0 这一事件发生的可能性很小，拒绝 H_0。

使用条件：

完全随机设计的四格表资料卡方检验，有如下几种情况：

当 $N\geqslant40$ 且 $T\geqslant5$ 时：使用公式（4.14）。

$$x^2=\frac{(ad-bc)^2 N}{n_1 n_2 m_1 m_2} \tag{4.14}$$

当 $N\geqslant40$ 且 $1\leqslant T<5$ 时：使用公式（4.15）。

$$x^2 = \frac{\left(|ad-bc|-\dfrac{N}{2}\right)^2}{n_1 n_2 m_1 m_2} \tag{4.15}$$

当 $N<40$ 或 $T<1$ 时选用 Fisher 确切概率法。

Ⅱ. CMH 卡方检验：在流行病学研究中，研究结果常常会受到混杂因素的影响，其具体表现为：

与暴露因素和疾病均有关联的非研究因素的存在使得暴露和疾病之间的关联被夸大或者掩盖。因此，在研究的分析阶段，常常将资料按照可能的混杂因素分层，每一层都对应一个四格表。CMH 卡方检验用于对这种分层四格表资料进行分析。下面以病例对照研究为例进行说明。假设表 4-12 是第 h 层所对应的四格表，总共分为 H 层。

表 4-12　按某因素分层后第 h 层四格表

组别	危险因素		合计
	有	无	
病例组	a_h	b_h	n_{1h}
对照组	c_h	d_h	n_{0h}
合计	m_{1h}	m_{2h}	N_h

把 H 层四格表数据均考虑在内以后计算出的总的 OR 称为公共优势比，其公式为

$$OR = \frac{\displaystyle\sum_{h=1}^{H}\frac{a_h d_h}{N_h}}{\displaystyle\sum_{h=1}^{H}\frac{b_h c_h}{N_h}} \tag{4.16}$$

通过将分层后的公共优势比 OR 与未分层的 OR 进行对比，可以了解混杂因素对研究结果的影响有多大。也可以对公共优势比 OR 作 CMH 卡方检验，判断总体的公共优势比是否为 1，即判断分层后，危险因素与疾病是否仍然存在关联。

H_0：总体公共优势比为 1。

H_1：总体公共优势比不为 1。

建立检验统计量：

$$\chi^2_{\mathrm{CMH}} = \frac{\left(\displaystyle\sum_{h=1}^{H}a_h - \sum_{h=1}^{H}T_h\right)^2}{\displaystyle\sum_{h=1}^{H}V_h} \tag{4.17}$$

其中，V_h是第 h 层中 a_h 对应的方差，T_h 是第 h 层中 a_h 对应的理论频数。

$$V_h = \frac{n_{1h} n_{0h} m_{1h} m_{2h}}{N_h^3 - N_h} \tag{4.18}$$

当 $P < 0.05$，则拒绝 H_0，说明分层后，危险因素与疾病仍然存在关联。

例 4-6　灯盏细辛、苦碟子对脑梗死的治愈率比较。对患者按性别进行分层（表 4-13）。对每一层分别进行卡方检验，并对公共优势比作 CMH 卡方检验。

表 4-13　按性别分层后灯盏细辛、苦碟子对脑梗死的治愈率比较

性别	药物	非治愈	治愈	合计	不同检验方法的 P 值
男	灯盏细辛	556	24	580	卡方检验 <0.0001
		（95.86%）*	（4.14%）		
	苦碟子	698	108	806	
		（86.60%）	（13.40%）		
	合计	1254	132	1386	
女	灯盏细辛	325	18	343	卡方检验 <0.0001
		（94.75%）	（5.25%）		
	苦碟子	545	84	629	
		（86.65%）	（13.35%）		
	合计	870	102	972	
平衡后					CMH 分层卡方检验 <0.0001

*括号中的数值为相应的非治愈率或治愈率。

由检验结果可知：

在男性组中，卡方检验的 P 值小于 0.0001。说明在统计学上，两药物治愈率差异显著。

在女性组中，卡方检验的 P 值小于 0.0001。说明在统计学上，两药物治愈率差异显著。

平衡性别混杂后，CMH 分层卡方检验的 P 值小于 0.0001。说明在统计学上，两药物治愈率差异显著。

Ⅲ. 匹配四格表卡方检验：医学研究中，匹配四格表卡方检验常用于比较两种检验方法的结果是否有差别。

不同于表 4-11 的四格表，表 4-14 所示的两个样本并非相互独立。McNemar 检验适用于此类四格表资料的统计检验。

表 4-14　两种检验方法结果比较的匹配四格表

甲法	乙法		合计
	+	-	
+	a	b	$n_1=a+b$
-	c	d	$n_2=c+d$
合计	$m_1=a+c$	$m_2=b+d$	$N=a+b+c+d$

当 $b+c\geqslant40$ 时

$$\chi^2=\frac{(b-c)^2}{b+c},v=1 \tag{4.19}$$

当 $b+c<40$ 时

$$\chi^2=\frac{(|b-c|-1)^2}{b+c},v=1 \tag{4.20}$$

例 4-7　某实验室采用两种方法对 58 名可疑红斑狼疮患者的血清抗体进行测定，测定结果见表 4-15，判断两种方法阳性检出率是否有差别？

表 4-15　两种方法的检测结果

免疫荧光法	乳胶凝集法		合计
	+	-	
+	11	12	23
-	2	33	35
合计	13	45	58

建立检验假设：

H_0：两种方法的阳性检出率相等。

H_1：两种方法的阳性检出率不相等。

计算 χ^2 统计量：

$$\chi^2=\frac{(|b-c|-1)^2}{b+c}=\frac{(|12-2|-1)^2}{12+2}=5.79,v=1$$

得出结论：

本例 $\chi^2=5.79>\chi^2_{0.05(1)}=3.84$，以 $\alpha=0.05$ 水准，$P<0.05$，拒绝 H_0，可以认为两种方法阳性检出率不相等。

Ⅳ. $R×C$ 表资料卡方检验：$R×C$ 表资料是四格表资料的推广，其形式与表4-11 类似，当 $R=2$，$C=2$ 时，即为普通的四格表资料（表 4-16）。

表 4-16　完全随机设计的 $R×C$ 表

组别	属性				合计
	Y_1	Y_2	...	Y_C	
1	A_{11}（T_{11}）	A_{12}（T_{12}）	...	A_{1C}（T_{1C}）	n_1
2	A_{21}（T_{21}）	A_{22}（T_{22}）	...	A_{2C}（T_{2C}）	n_2
⋮	⋮	⋮	⋮	⋮	⋮
R	A_{R1}（T_{R1}）	A_{R2}（T_{R2}）	...	A_{RC}（T_{RC}）	n_R
合计	m_1	m_2	...	m_C	N

对于多个独立样本的 $R×C$ 表资料卡方检验，运用公式（4.21），其自由度 d_f =（$R-1$）。

$$\chi^2=N\left(\sum \frac{A^2}{n_R m_C}-1\right)$$
$$\chi^2=\sum \frac{(A-T)^2}{T}$$

（4.21）

当 $P<0.05$ 时，可以认为不同组别各属性的分布不全相同。

对 $R×C$ 表资料作卡方检验，要求不应该有超过 1/5 格子的理论频数小于 5，或者有一个理论频数小于 1。

若理论频数不符合上述要求，可以增加样本量，或结合专业知识把该格所在的行和列合并。

如果无法使理论频数变大，可考虑 Fisher 确切概率法。

（2）Fisher 确切概率法：当 N 选用 40 或 $T<1$ 时，一般选用 Fisher 确切概率法，本部分主要介绍 Fisher 确切概率法的基本方法。

基本思想：

首先，在四格表边缘合计不变的情况下，列出频数变动时的各种组合，计算各种组合的概率，其公式为

$$P_i=\frac{(a+b)!(c+d)!(a+c)!(b+d)!}{a!b!c!d!n!}$$

（4.22）

其次，按照假设检验要求，求累积概率 P，P 是有利于拒绝 H_0 的各种四格表对应的概率之和。

例 4-8　比较两种药物治疗某种疾病的有效率差异（表 4-17）。

表 4-17 两种药物治疗某种疾病的效果

组别	有效	无效	合计
甲药	13	3	16
乙药	7	6	13
合计	20	9	29

通过计算理论频数，发现四格表中有理论频数小于 1，故使用 Fisher 确切概率法。

建立假设：

H_0：两种药物治疗某种疾病的效果相同。

H_1：两种药物治疗某种疾病的效果不同。

$\alpha = 0.05$。

各种组合的四格表如图 4-7 所示，其中$|P_甲 - P_乙|$是甲药与乙药有效率差的绝对值，P_i为每种组合出现的概率。

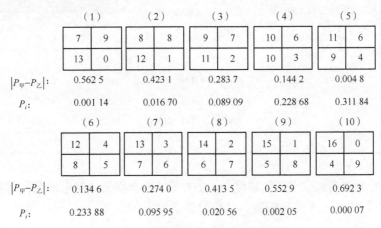

图 4-7 各种四格表组合的确切概率

这个研究的目的在于比较甲药和乙药在疗效上的一致性，因此采用了双侧检验。在图 4-7 中，$|P_甲 - P_乙| \geq 0.2740$ 的 7 个四格表的 P_i 相加，$P = 0.22556 > 0.05$。因此，不排除原有的假定，在统计学上没有显著的差别，两种药物的疗效可以视为一样的。

2. 等级资料的统计检验方法

（1）非参数检验和它的优点和不足：在知道了整体分布的情况下，用来估算和检查这些参数的方法叫作参数检验。在不确定整体分布类型、数据一端或数据两端都没有边界、数据本身为水平数据时，通常采用非参数检验法。

非参数检验是一种不依赖于整体分配的特定形式，也不需要对各参数进行估算和检查，而只对整体分布的位置进行检测。本节主要介绍基于秩次比较的非参数检验方法。

非参数检验对总体无严格的条件限制，而且大部分非参数测试方法简单，容易理解、掌握，具有很好的应用前景。但是，在数据符合参数检验条件的情况下，采用非参数检验方法，会使检测效率下降。

（2）完全随机设计的两样本比较 Wilcoxon 秩和检验。

例 4-9　用某药治疗两种不同病情的老年慢性支气管炎患者，疗效如表 4-18 所示，分为控制、显效、有效、无效四类，比较此药对两种病情的老年慢性支气管炎患者的疗效有无差别（表 4-18 中列出的是整理后的频数表数据而非原始数据）。

表 4-18　某药对两种不同病情的老年慢性支气管炎患者的疗效频数表

疗效	单纯性 （1）	合并肺气肿 （2）	合计 （3）	秩次范围 （4）	平均秩次 （5）	秩和 单纯 （6）	秩和 合并 （7）
控制	65	42	107	1～107	54	3 510	2 268
显效	18	6	24	108～131	119.5	2 151	717
有效	30	23	53	132～184	158	4 740	3 634
无效	13	11	24	185～208	196.5	2 554.5	2 161.5
合计	126	82	208			12 955.5	8 780.5

由于疗效为等级资料，如果使用卡方检验，将会损失资料中原有的等级信息。因此，选用 Wilcoxon 秩和检验，其检验步骤如下：

建立假设：

H_0：某药对两种病情的疗效相同。

H_1：某药对两种病情的疗效不同。

$\alpha=0.05$。

编秩：首先将某药对两种病情的疗效合并后列于表 4-18 的第 4 列，其次，按照控制、显效、有效、无效的次序进行编秩，并计算平均秩次。例如表 4-18 中疗效为控制的总人数为 107 人，秩次范围为 1～107，也就是说疗效为控制的个体均赋予秩号 1，平均秩次＝（1＋107）/2=54。

求秩和：根据第 6 列和第 2 列、第 3 列，可以计算每组的秩和。

对于单纯慢性支气管炎组：

$T_1 = (65 \times 54) + (18 \times 119.5) + (30 \times 158) + (13 \times 196.5) = 3510 + 2151 + 4740 + 2554.5 = 12\ 955.5$

对于合并肺气肿的慢性支气管炎组：

$T_2 = (42 \times 54) + (6 \times 119.5) + (23 \times 158) + (11 \times 196.5) = 2268 + 717 + 3634 + 2161.5 = 8780.5$

此例中 $n_1 = 126$，$n_2 = 82$，$n_1 - n_2 = 44$。

计算统计量 T：T 为样本量较小的那一组所对应的秩和，n 为样本量较小的那一组的样本量，$|n_1 - n_2|$ 为两样本量差的绝对值，因此 $T_2 = 8780.5$，$n = 82$，$|n_1 - n_2| = 44$，查两独立样本比较秩和检验用 T 临界值表可得到 P 值。

当样本量较大时，可使用正态近似法进行检验：

$$u = \frac{|T - n_1(N+1)/2| - 0.5}{\sqrt{n_1 n_2 (N+1)/12}} \tag{4.23}$$

当相同秩次较多时，按公式（4.23）计算的偏小，应采用校正公式：

$$u_c = u / \sqrt{C} \tag{4.24}$$

其中

$$C = 1 - \sum (t_j^3 - t_j) / (N^3 - N) \tag{4.25}$$

t_j 为第 j 个相同秩次的个数。

对于此例，$u_c = 0.541 < 1.96$，$P > 0.05$，不拒绝 H_0，可认为该药对以上两种病情的老年慢性支气管炎患者的疗效尚看不出差别。

（3）完全随机设计的多样本比较 K-W 检验：完全随机设计的多样本比较 K-W 检验是对 Wilcoxon 秩和检验的推广，主要解决的是多个独立样本某指标是否存在显著性差异的问题。在进行检验时，也需要经过建立假设、编秩、求秩和、计算检验统计量、得到 P 值等步骤。建立假设、编秩、求秩和这些步骤与两样本比较 Wilcoxon 秩和检验类似，这里不再赘述。

对于第 4 步计算检验统计量，选用 H 检验统计量，其中 R_i 为各组秩和，n_i 为各组样本量。

$$H = \frac{12}{N(N+1)} \sum \frac{R_i^2}{n_i} - 3(N+1) \tag{4.26}$$

当相同秩次较多的时候，同样需要对 H 值进行校正。

$$H_c = \frac{H}{1 - \dfrac{\sum (t_j^3 - t_j)}{N^3 - N}} \tag{4.27}$$

最终得到的检验统计量 H_c 应服从自由度为 $k-1$ 的卡方分布，其中 k 为分组数。

二、定量数据的分析

（一）频数分布

1. 频数分布表的编制

定量数据常常按照研究的需求，或者根据某种标准化而分为不同的类别，称为分组或分类。分类的主要目的在于研究数据的分布信息。

这里通过例 4-10 来介绍定量数据的频数表编制。全距是数据的最大值（maximum）与最小值（minimum）的差。组距（class width）是一个组的上限和下限的差。一般采用等距分组，但在某些情况下，不等距分组更能反映现象的本质和特点。

例 4-10　某医生收集某区 162 例健康成年男性血清总胆固醇(mmol/L)资料，测定结果如表 4-19 所示，试编制频数分布表。

表 4-19　162 例健康成年男性血清总胆固醇（ mmol/L ）测定结果

5.53	4.34	5.60	3.55	4.13	3.93	4.20	4.35	4.31
4.81	5.80	4.08	4.90	4.92	3.94	6.34	4.89	4.16
3.05	4.50	4.48	3.62	4.52	3.97	4.11	4.37	5.26
4.98	2.72	5.39	3.75	3.70	4.94	3.90	6.10	4.56
4.39	4.09	3.76	4.82	4.69	4.02	4.54	3.78	5.33
4.44	4.53	4.50	3.79	4.28	4.53	4.55	5.20	4.49
5.57	4.21	4.88	4.44	4.96	4.70	4.57	4.45	4.33
3.53	4.84	4.88	4.44	4.96	4.70	4.57	4.45	4.33
4.21	4.56	3.89	4.73	4.86	5.10	4.67	5.40	3.22
4.98	3.52	4.11	3.82	3.59	5.02	4.6	5.23	5.05
4.23	4.68	4.90	5.00	4.75	2.96	4.74	4.35	4.71
4.85	5.25	4.25	5.14	4.29	3.39	4.72	3.43	5.08
5.17	4.96	5.21	4.27	6.12	4.91	5.43	4.93	4.87
4.46	4.26	4.76	4.69	4.79	5.22	4.61	4.78	4.24
4.51	4.71	4.56	3.86	4.45	5.28	4.50	4.72	4.00
4.54	4.20	5.30	5.18	5.73	4.97	4.66	5.49	4.37
5.34	4.68	3.66	4.38	5.41	4.53	5.07	4.78	4.69
4.71	5.03	5.37	5.68	5.83	5.93	4.62	6.01	5.77

频数表的编制步骤如下：

（1）计算全距：本例中 $R=\text{Max}-\text{Min}=6.34-2.72=3.62$（mmol/L）。

（2）确定组数与组距：按照样本数量的多少，选取相应的组数，但因为组数太少会造成资源划分不甚清晰，反之过多会造成个别组的频数较小或者频数为 0，以致资源分配发生较多的大幅度范围变化，无法看出数据的分布特征和规律。样本量在 100 左右时，通常取 8～15 组为宜，也可以采用 $2k>n$ 的方法。其中，k 是组数，n 是观测数据的个数。确定组距时通常采用一个较为简单的方法，即组距＝全距/组数。例如，本例全距 $R=3.62$，如果组数取 10，则组距＝3.62/10＝0.362，为了方便，取小于这个值的 0.35 作为本例的组距。在没有特定医学背景的要求条件下，组距取 10 或 10 的倍数较为适宜。

确定组的上下限：每个组的起始和终结，分别称为这个组的下限和上限。第一组必须包含平均值，而最后一组必须包含最大值，在计算时，各组的频数根据"上组限不在内"的准则计算，即部分小组区间左关或右开，也就是含有下限，而不含有最大值。本例，若最小值为 2.72，且组距为 0.35，则第一组的下限即可取为 2.70，而上限则为 2.70＋0.35＝3.05。通常情况下，前一组的上限亦为后一组的下限。本例从第一组开始，共 11 个不重叠的组。本例分组结果列在表 4-20 的第 1 列。计算各组内的观察值的个数，作为频数列在第 2 列，再分别列出频率、累积频数和累积频率。

表 4-20 162 例成年男子血清总胆固醇频数分布表

组段（mmol/L）	频数	频率（%）	累积频数	累积频率（%）
2.70～	2	1.23	2	1.23
3.05～	3	1.85	5	3.09
3.40～	8	4.94	13	8.02
3.75～	16	9.88	29	17.90
4.10～	27	16.67	56	34.57
4.45～	45	27.78	101	62.35
4.80～	29	17.90	130	80.25
5.15～	18	11.11	148	91.36
5.50～	9	5.56	157	96.91
5.85～	4	2.47	161	99.38
6.20～6.55	1	0.62	162	100.00
合计	162	100.00	—	—

注：本书中的小计数字的和可能不等于总计数字，是因为有些数据进行过舍入修约。

2. 频数分布图

根据表 4-20 绘制成频数分布图（图 4-8）：

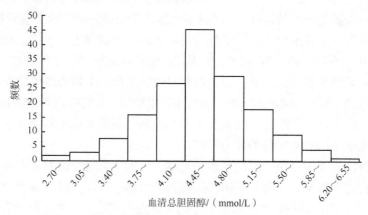

图 4-8　162 例成年男子血清总胆固醇频数分布图

3. 频数分布表和频数分布图的主要用途

（1）揭示频数分布的特征：频数分布表和频数分布图可以反映集中趋势和离散程度。

（2）揭示频数分布的类型：频数分布表和频数分布图还可以揭示数据分布的类型，如从图 4-8 中可以看出数据集中在中间位置，两侧呈对称分布，这组数据是对称型分布。了解数据分布的类型和特征，便于选择适当的统计方法。

（二）集中趋势的描述

1. 算术平均数

一组数据相加后除以数据的个数所得到的结果，就叫作算术平均数。总体算术平均数用希腊字母 μ 表示，样本算术平均数用符号 $\bar{x}$ 表示。如果用 n 表示样本量，x_i 表示个体观察值，则算术平均数的计算公式为

$$\bar{x} = \frac{1}{n}\sum_{i=1}^{n} x_i \qquad (4.28)$$

按照公式（4.28），求例 4-10 中的 162 例健康成年男性血清总胆固醇的算术平均数：

$$\bar{x}=\frac{1}{n}\sum_{i=1}^{n}x_i=\frac{1}{162}\times(5.53+4.34+5.60+\cdots+5.77)$$

$$=\frac{1}{162}\times749.79=4.63(\text{mmol}/\text{L})$$

算术平均数也应用于频数分布对称的计算。因此，图 4-8 中表明了成年男子血清与平均胆固醇值的频数分布关系是近似相等的，据此，由例 4-10 中分析得出的算术平均数 4.63mmoL/L，较好地说明了该数据的主要地位。而一般正常人的生理、生化数据，包括身高、体重、胸围、血红蛋白浓度、白细胞计数等均适宜以算术平均数来说明其集中情况。

有时，在样品中出现的异常值（outlier），也称作离群值或反常值，即与样品中任何点差别较大的值（异常值的统计公式可查询相关参考资料）。在有极端误差的前提下，或数值分布明显的偏态情况下，算术平均数并不能很好地表示某个变量的中心距离。

2. 中位数

定量数据中位数的计算同定性数据。

中位数的主要特点是：①由于中位数对极值并不灵敏，所以，当统计中出现极值、不明确值、统计的偏态分布以及分布形式都不确定时，应选用中位数表示；②在数据对称的情况下，平均数与平均水平相近；在数据为右偏态的情况下，平均数比中位数要大，在左偏态情况下，平均数比中位数要小。所以，利用中位数和平均数之间的差额，就能够大致地确定出数据的分布形式。

通常情形下，均值与中位数相同或无显著区别，且数据多为对称分布；如果有较大差值，则表明数据呈现非对称分布，这时用中位数作为集中趋势的代表值更为合适。

3. 几何平均数

n 个变量乘积的 n 次方根，称为几何平均数（geometric mean），用 G 表示。几何平均数的计算公式为

$$G=\sqrt[n]{X_1X_2X_3\cdots X_n} \tag{4.29}$$

几何平均数主要应用于观测数据呈偏态分布，并通过对数转换后为正态分布或者接近于正态分布，或者与实际观测数据差异很大或者超过不同数量级的数据。

例 4-11　某医院测得 10 位某种传染病患者的白细胞计数（$\times10^9\text{L}^{-1}$），测量

值为：11、9、35、5、9、8、3、10、12、8。计算这 10 个观察值的几何平均数。

采用以 10 为底的对数，按公式（4.29）计算，可以得到

$$G=\lg^{-1}\left[(\lg 11+\lg 9+\lg 35+\lg 5+\lg 9+\lg 8+\lg 3+\lg 10+\lg 12+\lg 8)/10\right]$$
$$=\lg^{-1}(0.95554)$$
$$=9.03$$

即 10 位患者的白细胞计数的几何平均数是 9.03（$\times 10^9 L^{-1}$）。根据公式（4.28）可以得知其算术平均数是 11（$\times 10^9 L^{-1}$），两者有所不同。

几何平均数的对数是各变量值对数的算数平均数，仅适用于具有等比或近似等比关系的数据，通常应用于右偏态分布。在医学科研中，常常会遇到一定比例的数据，例如抗体滴度，而这样的数值在一般情形下呈现右偏态分布，所以一般使用几何平均数来形容其集中趋势。

众数、中位数、算术平均数间的联系，从分布的观点分析，众数总是在某组数据中的最高点，中位数就是组数据的中数字，而算术平均数则是全部数据的算术平均值。所以，关于大部分单峰值分布的数据，与众数、中位数、算术平均数之间的关系为：如果所有数据的分布都一致，则众数 M_0、中位数 M_e 和算术平均数 $\bar{x}$ 都相等，也就是说，$M_0=M_e=\bar{x}$；若数据为左偏态分布，则表示数据存在最小值，必然拉动平均数向极小值一方靠近，而众数和中位数由于是位置代表值，不受极值的影响，故其关系为 $\bar{x}<M_e<M_0$；若数据为右偏态分布，说明数据存在极大值，必然拉动平均数向极大值的一方靠近，则 $M_0<M_e<\bar{x}$。

众数是一组数据的峰值，是一种位置代表词，不受极端值的影响，具有不唯一性，对于一组数据可能有一个众数，也可能有两个或多个众数，也可能没有众数。虽然对于顺序数据以及数值型数据也可以计算众数，但众数主要适合于作为分数数据的集中趋势测度值。

中位数是指一组数据中间位置的代表性值，它的特征是不会被极值所影响，主要适合于作为顺序数据的集中趋势测度值，虽然对于顺序数据可以使用众数，但以中位数为宜。平均数是就数值型数据计算的，而且利用了全部数据信息，它是实际中应用最广泛的集中趋势测度值。平均数主要适合于作为数值型数据的集中趋势测度值。当数据呈对称分布或接近对称分布时，三个代表值相等或接近相等，这时我们应该选择平均数作为集中趋势的代表值。但平均数的主要缺点是易受数据极端值的影响，对于偏态分布的数据，平均数的代表性较差。因此，当数据为偏态分布，特别是当偏斜的程度较大时，可以考虑选择众数或中位数等位置代表值。

（三）离散程度的描述

1. 方差和标准差

对于单峰对称数据，为充分反映各观测值之间的差异，必须首先找到一种可比较的准则。均值（平均数）具有良好的特性，可以度量各观测值之间的偏差，从而构建出一种综合评价数据离散程度的指标。

（1）方差：是将各个变量值与其均值离差平方的平均数，反映了样本中各个观测值到其均值的平均离散程度。总体方差用 σ^2 表示，其公式为

$$\sigma^2 = \frac{1}{N} \sum_{i=1}^{N} (x_i - \mu)^2 \tag{4.30}$$

一般情况下，采集的都是样本数据，总体均值 μ 未知，可以用样本均值 $\bar{x}$ 作为 μ 的估计值，为了防止用样本方差估算总体方差时产生误差，采用了自由度作为分母，其计算公式如下

$$s^2 = \frac{1}{n-1} \sum_{i=1}^{n} (x_i - \bar{x})^2 \tag{4.31}$$

方差越大说明变量值之间的差异越大。方差没有量纲，因此没有实际含义只有运算意义。

例 4-12 根据体格检查结果，某医院甲科室 15 例住院患者的体重（kg）和身高（cm）数据如下：

体重：65，62，50，78，65，45，51，74，60，62，88，50，74，66，70。

身高：171，169，157，183，160，155，165，174，166，170，186，154，160，159，161。

乙科室 10 例住院患者的体重（kg）和身高（cm）数据如下：

体重：63，62，55，70，60，66，73，69，58，75。

身高：170，160，165，159，185，180，167，155，168，179。

计算甲科室和乙科室住院患者体重的方差。

1）计算甲乙两个科室住院患者体重的均值 $\bar{x}_{W甲}$、$\bar{x}_{W乙}$

$$\bar{x}_{W甲} = \frac{1}{n} \sum_{i=1}^{n} x_i = \frac{1}{15}(65+62+50+\cdots+70) = 64$$

$$\bar{x}_{W乙} = \frac{1}{n} \sum_{i=1}^{n} x_i = \frac{1}{10}(63+62+55+\cdots+75) = 65.1$$

2）计算甲乙两个科室住院患者体重的方差

$$S_{W_{甲}}^2=\frac{1}{15-1}\left[(65-64)^2+(62-64)^2+\cdots+(70-64)^2\right]=140$$

$$S_{W_{乙}}^2=\frac{1}{10-1}\left[(63-65.1)^2+(62-65.1)^2+\cdots+(75-65.1)^2\right]=43.66$$

（2）标准差：是方差开平方得到的正根。用 σ 来表示总体标准差，用 s 来表示样本标准差，公式如式（4.32）、式（4.33）。

$$\sigma=\sqrt{\frac{1}{N}\sum_{i=1}^{N}(x_i-\mu)^2} \tag{4.32}$$

$$s=\sqrt{\frac{1}{n-1}\sum_{i=1}^{n}(x_i-\overline{x})^2} \tag{4.33}$$

根据例 4-12，求其标准差：

$$s_{W_{甲}}=\sqrt{\frac{1}{15-1}\left[(65-64)^2+(62-64)^2+\cdots+(70-64)^2\right]}=11.83$$

$$s_{W_{乙}}=\sqrt{\frac{1}{10-1}\left[(63-65.1)^2+(62-65.1)^2+\cdots+(75-65.1)^2\right]}=6.61$$

$s_{W_{甲}}>s_{W_{乙}}$，甲科室住院患者的体重离散程度大于乙科室。

样本标准差越大，表示变量值间的偏离程度就越大，说明大部分数值和其平均值之间差异较大。样本标准差是有计量单位的，其单位即为所研究的变量的单位。所以在比较不同数值的离散程度时，也应该注意数值的单位，如例 4-12 中，体重与身高的单位有所不同，所以就无法比较标准差。在 2 种均值不相同时，就无法通过标准差衡量均值的代表性，可以利用离散系数即变异系数加以评价。

在医学应用中，通常情形下，单峰对称分布数据的标准差低于均值；如果存在指标偏离接近均值或者超过均值的情形，则表示数据离散程度较大，而且是非单峰的对称分布，因此不能用均值或者指标偏离测度信息的聚集态势或者离散程度。

2. 全距和四分位差

（1）全距：也称为极差，是数据的最大值与最小值之间的绝对差。全距是刻画变量所有取值离散程度的另一个统计量。相同样本容量的两组数据，全距大的比全距小的分散程度高。全距越小说明数据取值越集中。

（2）四分位差：见定性数据的相关内容。

3. 变异系数

变异系数（coefficient of variation，CV）是一个度量相对离散程度的指标，其计算公式为

$$CV = \frac{s}{\bar{x}} \times 100\% \qquad (4.34)$$

变异系数可以用来比较多个具有不同量纲的指数变量间的离散度差别，以及具有相同量纲但具有显著差异的变量。CV 值越大，表示离散程度越大，反之，则越小。

如例 4-12 中欲比较甲科室住院患者身高与体重之间的变化程度，但因为身高与体重之间的单位差异，所以不可直接比较其标准差，应采用变化系数来比。甲科室患者身高计算如下：

$$\bar{x}_H = \frac{1}{n} \sum_{i=1}^{n} x_i = \frac{1}{15}(171 + 169 + 157 + \cdots + 161) = 166$$

$$s_H = \sqrt{\frac{1}{15-1}\left[(171-166)^2 + (169-166)^2 + \cdots + (161-166)^2\right]} = 9.62$$

$$CV_H = \frac{9.62}{166} \times 100\% = 5.8\%$$

根据前面的计算知甲科室患者体重的变异系数 $CV_{甲} = \frac{11.83}{64} \times 100\% = 18.48\%$。

从计算结果可以看出，15 名患者体重的离散程度比身高大。

4. 描述离散程度的指标的比较

对比衡量离散程度的一些主要技术指标：全距简洁而易求，单位也与原始数据的单位相同。其缺陷在于：仅利用了原始数据的少量信息；并无有关数值的集中位置的信息；对极值变化特别敏感；与样本含量 n 有关，但随着 n 的增加，全距也可能会增加。分位数对极值问题的敏感性要比全距低得多，但样本含量对分位数的影响却要小得多。其缺陷在于：只采用了原始数据的小部分信息，而不会包含数据信息的最集中部位的全部信息内容。但因为采用了所有变量的全部信息，所以用变异系数测量数据的离散性要好得多。因为方差的单位是原始变量的平方，所以不能很好地应用。标准差是相对方差的一个算术平方根，单位与原始变量相同，且易于运算，因此是最普遍的用来描述离散程度的计量指标。变异系数是无量纲指标，它可以用来比较各变量间的差异。

（四）常用统计检验方法

本节主要围绕两样本总体均值比较，通过考察样本量的大小、数据的正态性、方差齐性，选用三种不同的检验方法，分别是 u 检验、t 检验以及非参数检验。下面分别对每种检验的使用场合、检验方法作介绍。并简要介绍常见的正态性检验和方差齐性检验方法。

1. u 检验

两样本总体均值比较是 u 检验的使用场合。

当两样本分别来自相互独立的正态总体，或者样本量较大（如 $n \geqslant 40$）时，可以使用 u 检验来对两样本总体均值进行比较。

检验方法：

H_0：$\mu_1 = \mu_2$。

H_1：$\mu_1 \neq \mu_2$。

$\alpha = 0.05$。

$$u = \frac{|(\bar{x}_1 - \bar{x}_2) - (\mu_1 - \mu_2)|}{\sqrt{\dfrac{\sigma_1^2}{n_1} + \dfrac{\sigma_2^2}{n_2}}} = \frac{|\bar{x}_1 - \bar{x}_2|}{\sqrt{\dfrac{s_1^2}{n_1} + \dfrac{s_2^2}{n_2}}} \tag{4.35}$$

当原假设成立时，$\mu_1 - \mu_2 = 0$，同时，由于总的标准差通常是不可知的，因此采用样本标准差的估算方法。

当 $|\mu| < 1.96$ 时，$P > 0.05$，差别无统计意义，尚不能认为两总体均值不同。当 $|\mu| \geqslant 1.96$ 时，$P < 0.05$，差别有统计意义，拒绝 H_0，可以认为两总体均值不同。

例 4-13　某医院在心肾内科普查工作中，测得 40～50 岁年龄组男性 193 人的脂蛋白平均数为 397.5mg/L，标准差为 104.30mg/L；女性 128 人的脂蛋白平均数为 357.89mg/L，标准差为 89.67mg/L；男性与女性脂蛋白均值有无差别？

H_0：$\mu_1 = \mu_2$。

H_1：$\mu_1 \neq \mu_2$。

$\alpha = 0.05$。

将数据代入式（4.35），得 $|\mu| = 3.636 > 1.96$，故 $P < 0.05$，可以认为男性与女性脂蛋白均值有差别。

2. t 检验

（1）两独立样本比较 t 检验

使用场合：该方法主要应用于两个独立样本之间的均值比较，要求两个样本相互独立，样品数据符合正态分布或接近正态分布，两个样本的总体方差都是相等的。概括起来就是小样本、独立性、正态性、方差齐性。

检验方法：当数据满足以上所有条件时，

$$t = \frac{\overline{x}_1 - \overline{x}_2}{s_{\overline{x}_1 - \overline{x}_2}} \tag{4.36}$$

$$s_{\overline{x}_1 - \overline{x}_2} = \sqrt{s_c^2 \left(\frac{1}{n_1} + \frac{1}{n_2} \right)} \tag{4.37}$$

$$s_c^2 = \frac{(n_1 - 1)s_1^2 + (n_2 - 1)s_2^2}{n_1 + n_2 - 2} \tag{4.38}$$

在公式（4.36）中，需要先求出合并方差 s_c^2，再求出两样本均数之差的标准误项 $s_{\overline{x}_1 - \overline{x}_2}$，最后算出统计量 t。当 H_0 成立，即 $\mu_1 = \mu_2$ 时，t 服从自由度为 $n_1 + n_2 - 2$ 的 t 分布。

当数据不满足方差齐性时，使用 t' 检验。

$$t' = \frac{\overline{x}_1 - \overline{x}_2}{\sqrt{\frac{s_1^2}{n_1} + \frac{s_2^2}{n_2}}} \tag{4.39}$$

$$v = \frac{\left(\frac{s_1^2}{n_1} + \frac{s_2^2}{n_2} \right)}{\frac{\left(\frac{s_1^2}{n_1} \right)^2}{n_1 - 1} + \frac{\left(\frac{s_2^2}{n_1} \right)^2}{n_2 - 1}} \tag{4.40}$$

当 H_0 成立时，检验统计量 t 服从自由度为 v 的 t 分布。

例 4-14　某医院研究乳酸脱氢酶同工酶测定对心肌梗死的诊断价值时，应用随机抽样方法，对 10 例心肌梗死患者与 10 例健康人乳酸脱氢酶同工酶进行对比，乳酸脱氢酶同工酶测量值在两组之间是否存在差异？（假设方差齐性）

患者（x_1）：23.2，45.0，45.0，40.0，35.0，44.1，42.0，52.5，50.0，58.0。

健康人（x_2）：20.0，31.0，30.5，23.1，24.2，38.0，35.5，37.8，39.0，31.0。

建立假设：

H_0：$\mu_1 = \mu_2$。

H_1：$\mu_1 \neq \mu_2$。

$\alpha = 0.05$。

$$\overline{x}_1 = \frac{23.2 + 45.0 + \cdots + 58.0}{10} = 43.48$$

$$\overline{x}_2 = \frac{20.0+31.0+\cdots+31.0}{10} = 31.01$$

$$S_1 = \sqrt{\frac{(23.2-43.48)^2+(45-43.48)^2+\cdots+(58-43.48)^2}{10-1}} = 9.64$$

$$S_2 = \sqrt{\frac{(20-31.01)^2+(31.0-31.01)^2+\cdots+(31-31.01)^2}{10-1}} = 6.74$$

计算统计量：将上述数据代入式（4.37），得

$$s_{\overline{x}_1-\overline{x}_2} = \sqrt{\frac{(10-1)\times9.64^2+(10-1)\times6.74^2}{10+10-2}\left(\frac{1}{10}+\frac{1}{10}\right)} = 3.7196$$

$$t = \frac{|43.48-31.01|}{3.7196} = 3.353, \nu=10+10-2=18$$

确定 P 界，查 t 分布表，作出结论，本例 $t \geq t_{0.05,\,18} = 3.197$，则 $P<0.05$。

得出结论：按 $\alpha=0.05$ 水平，拒绝 H_0，可以认为乳酸脱氢酶同工酶测定值在心肌梗死与健康人之间有差别。

（2）两匹配样本比较 t 检验

匹配设计是将观测单元按一定的特性（如性别、年龄、病情等可疑混杂因子）进行配对，并将其中两个观察单元随机分成两组，并进行相应的治疗。

两匹配样本比较 t 检验是将对子差数 d 看作变量，假定两个过程的影响是一样的，$\mu_1-\mu_2=0$，也就是 $\mu_d=0$，然后检验样本差值的均值和 0 的差异是否存在显著性，由此可以判断两个处理因子的影响是否存在差异，或者某个处理因子是否有效。

$$t = \frac{\overline{d}}{s_{\overline{d}}} \tag{4.41}$$

$$s_{\overline{d}} = \frac{s_d}{\sqrt{n}} \tag{4.42}$$

其中 d 为各个对子的差数，$\overline{d}$ 为差数的均值。s_d 为差数的标准差，$s_{\overline{d}}$ 为差数的标准误，n 为对子数。当 H_0 成立时，t 服从自由度为 $n-1$ 的 t 分布。

例 4-15　将大白鼠配成 8 对，每对分别饲以正常饲料和缺乏维生素 E 饲料，测得两组大白鼠肝中维生素 A 的含量如表 4-21 所示，试比较两组大白鼠肝中维生素 A 的含量有无差别。

表 4-21　不同饲料组大白鼠肝中维生素 A 的含量（U/g）

大白鼠匹配号	正常饲料组	维生素 E 缺乏组	差数 d
1	3550	2450	1100
2	2000	2400	−400

续表

大白鼠匹配号	正常饲料组	维生素 E 缺乏组	差数 d
3	3000	1800	1200
4	3950	3200	750
5	3800	3250	550
6	3750	2700	1050
7	3450	2500	950
8	3050	1750	1300
合计			6500

建立假设：

H_0：$\mu_d=0$。

H_1：$\mu_d\neq0$。

$\alpha=0.05$。

计算检验统计量：

$$\bar{d}=\frac{\sum d}{n}=\frac{6500}{8}=812.5(\mathrm{U}/\mathrm{g})$$

$$S_{\bar{d}}=\frac{S_d}{\sqrt{n}}=\sqrt{\frac{\sum d^2-\left(\sum d\right)^2/n}{n(n-1)}}=\sqrt{\frac{7\,370\,000-\left(6500\right)^2/8}{8\times(8-1)}}=193.1298(\mathrm{U}/\mathrm{g})$$

$$t=\frac{\left|\bar{d}-\mu_d\right|}{S_d/\sqrt{n}}=\frac{812.5-0}{193.1298}=4.2070,\,v=7$$

得出检验结论：

查 t 分布表（双侧），$t=4.2$，$t_{0.05,2.7}=2.36$，$P<0.05$，因此，按 $\alpha=0.05$ 水平，拒绝 H_0，可以认为两种饲料喂养的大白鼠肝中维生素 A 的含量有差别。

3. 非参数检验

当数据不满足正态性、方差齐性要求时，对于小样本数据而言，一般使用非参数检验方法。

（1）两独立样本比较的 Wilcoxon 秩和检验

例 4-16　为了比较甲乙两种香烟的尼古丁含量（mg），对甲种香烟做了 6 次测定，对乙种香烟做了 8 次测定，数据见表 4-22 第 1、3 列。这两种香烟的尼古丁含量有无差别？

表 4-22　两种香烟尼古丁含量（mg）的秩和检验

甲种香烟	秩次	乙种香烟	秩次
25	6	28	9.5
28	9.5	31	13
23	4	30	12
26	7	32	14
29	11	21	2
22	3	27	8
		24	8
		20	1
$n_1=6$	$T_1=40.5$	$n_2=8$	$T_2=67.5$

1）建立假设

H_0：两总体分布位置相同。

H_1：两总体分布位置不同。

$\alpha=0.05$。

2）混合编秩：将全部 14 个观察值从小到大标出其秩次，见表 4-22 第 2、4 列。其中甲乙两种香烟测定值均有 28，则应取其平均秩次 9.5。

3）计算检验统计量：以样本含量较少组的秩和作为检验统计量 T，本例 $n_1=6$，$n_2=8$，则 $T=40.5$。

4）确定 P 值：查两样本比较秩和检验用 t 界值表，$T_{0.05}=29\sim61$，当 $n_1=6$，$n_2-n_1=8-6=2$ 时，40.5 在 29～61 之间，$P>0.05$，按 $\alpha=0.05$ 水平不拒绝 H_0。因此尚不能认为两种香烟的尼古丁含量有差别。

（2）多个独立样本比较的 K-W 检验

例 4-17　某医院外科用 3 种手术方法治疗肝癌患者 15 例，每组 5 例，进入各组的患者用随机方法分配，每例术后生存时间如表 4-23 的第 1、3、5 列所示。试问 3 种手术方法治疗肝癌的效果有无差别。

表 4-23　3 种手术方法治疗肝癌患者的术后生存月数

甲种手术后生存时间/月	秩次	乙种手术后生存时间/月	秩次	丙种手术后生存时间/月	秩次
3	4	9	13	1	1
7	10	12	15	2	2.5
7	10	11	14	6	7.5
6	7.5	8	12	4	5

续表

甲种手术后生存时间/月	秩次	乙种手术后生存时间/月	秩次	丙种手术后生存时间/月	秩次
2	2.5	5	6	7	10
$n_1=5$	$T_1=34$	$n_2=5$	$T_2=60$	$n_3=5$	$T_3=26$

1）建立假设

H_0：3 个总体分布位置相同。

H_1：3 个总体分布位置不全相同。

$\alpha=0.05$。

2）混合编秩：见表 4-23 第 2、4、6 列。

3）求秩和：见表 4-23 下部。

4）计算检验统计量 H 值：$H=6.32$。

表中有较多相同的秩次，需计算 H_c。

$H_c=H/c$，其中

$$c=1-\frac{\sum\left(t_j^2-t_j\right)}{N^2-N}\qquad(4.43)$$

本例 $N=15$，n_1、n_2、n_3 均等于 5，查 H 界限表，$H_{0.05}=5.78$，现 $H_c=6.39$，$6.39>5.78$，则 $P<0.05$。按 $\alpha=0.05$ 水平拒绝 H_0，可认为 3 种手术方法后生存时间不全相同。

4. 数据的正态性检验和方差齐性检验

（1）数据的正态性检验

1）正态性检验的理由：正态性检验是一种用来判断整体是否符合正态分布的测试方法。它确定了在叙述中所用的统计量。若数据符合正态分布，则选取均值和标准差作为基础描述，若数据不符合正态分布，则选取中位数与四分位数间距的结合。

此外，在参数检验中，对总体常常有正态性的假定。这也是进行正态性检验的原因之一。

2）常用的正态性检验方法

I. 图示法

i. P-P 图：以抽样的累积次数为横坐标，按照正常分布所统计出的累积概率为纵坐标，将其与样本均值表示为在直角坐标系上的散点。当样本达到正常位置后，样本点必须从第一象限上的对角线上重新划分。

ii. Q-Q 图：用样本的分位数为横坐标，再用正态分布求出的各分位置为纵坐标，再用直角坐标系统的散点表示样本值。在统计满足正态分布的情形下，样本点在第一个象限上的对角线上均匀分布。

Ⅱ. 统计检验法

i. W 检验：全称 Shapiro-Wilk 检测，是一套建立关联性的算法。运算后可以得出一种相关系数，它越靠近 1，说明统计与正态分布拟合得越好。W 检验也常用于较小样本的正态性检验。

W 检验是建立在次序统计量的基础上的，将 n 个独立观测值按照升序排列，得到 x_1，x_2，$\cdots$，x_n。

计算公式为

$$W = \frac{\left[\sum\limits_{i=1}^{[n/2]} \alpha_i \left(x_{(n+1-i)} - x_i\right)\right]^2}{\sum\limits_{i=1}^{n} \left(x_i - \bar{x}\right)^2} \quad (4.44)$$

ii. 卡方拟合优度检验：是通过抽样频率分布来检测整体分布是否符合特定分布的方法。首先，给出了初始假定：整体 X 的分布函数为 $F(x)$。然后，基于样本的经验分布与假定的理论分布的一致性，确定是否采纳原有的假定。

这里主要介绍正态分布的卡方拟合优度检验。

其基本思想为：设 $x = (x_1, x_2, \cdots, x_n)$ 是从正态总体中抽取的简单随机样本，把 X 分成 n 个组段或类别。记 A_i 为 n 个样本观察值中落在第 i 个组段的个数，即观察频数，记 P_i 为正态分布条件下，样本值落在第 i 个组段的概率，概率可以通过对组段的上下限作标准正态变换后，查正态分布表得到。记 T_i 为正态分布条件下计算的理论频数，$T_i = nP_i$。如果样本观察频数和理论频数相符，那么当 n 足够大时，A_i 与 T_i 之间的差异会越来越小，A_i 与 T_i 之间的差异程度可以反映样本的频率分布是否服从正态分布。

Pearson 提出用卡方检验统计量来衡量：

$$\chi^2 = \sum \frac{(A-T)^2}{T} \quad (4.45)$$

当总体服从正态分布时，若 n 足够大，该统计量近似服从自由度为 $k-1$ 的卡方分布。值得注意的是，在计算 T_i 时，有 s 个总体参数是用样本统计量来估计的，如用样本均数估计总体均数，用样本标准差估计总体标准差，则自由度为 $v = k-1-s$。

（2）方差齐性检验：在两样本总体均数比较的 t 检验中，除了要求总体服从正态分布或近似正态分布，还要求两总体方差相等，即满足方差齐性。

F 检验：

H_0：两总体方差相等。

H_1：两总体方差不等。

$\alpha=0.1$（α 较大以减少第二类错误）。

$$F=s_1^2 / s_2^2 \qquad (4.46)$$

其中，s_1 为两样本标准差中较大的那一个。

在 H_0 成立的条件下，F 检验统计量服从第一自由度 $v_1=n_1-1$，第二自由度 $v_2=n_2-1$ 的 F 检验。若 $F>F_{0.1, v_1, v_2}$，则拒绝 H_0，可认为两总体方差不等。此时，可对变量进行变换，使数据满足方差齐性要求，或者使用非参数检验方法进行两总体均数的比较。

除 F 检验外，常用的方差齐性检验方法有 Bartlett 检验和 Levene 检验，它们与 F 检验相比，能对多种样本进行方差齐性检验。

Levene 检验既适用于正态分布数据，也适用于非正态分布数据，故其试验效果较好。而 F 检验与 Bartlett 检验仅适用于方差齐性检验。

三、统计图表

统计表（statistic table）和统计图（statistic chart）是统计分析中经常使用的一种重要工具，它以直观、简洁、清晰、易于理解的方法来描述数据的基本特性，从而给人以全面、直观的印象。统计学对统计表、统计图都有一些规定和要求，要完全理解并严格掌握，避免造成理解上的错误。

（一）统计表

1. 统计表含义

统计表以简明扼要的格式列出了各种数据和统计数字，便于阅读、比较、计算。根据统计数据的说明，统计数据有统一的结构、分布和主要特点，方便统计数据的选取和计算。

2. 制表原则

统计表的基本原则首先是强调重点，也就是说，一张表一般只能表述一个核心，而不能将太多的信息集中到一个大表格中。其次，表格要层次分明，分类和排列要有逻辑性，容易分析和比较。最后，表格要简洁，文字、数字和线条要尽可能简洁。

3. 统计表的基本架构和要求

从外观上来看，统计表一般由标题、标目、线条、数字四部分构成。

（1）标题：是统计表的名称，其主要内容包括研究时间、地点和研究内容，置于表的上方。

（2）标目：包括横标目和纵标目，位于统计表的第一行和第一列。横标目位于表的左侧，代表研究的对象；纵标目位于表的上侧，表示研究对象的指标，应标明指标的单位。

（3）线条：数据线尽量简练，使用3条线，即顶线、底线、纵标目下线。在这里，表格的顶部和底部把表格和其他部分分开，而在垂直方向上，用横线把标记区域和表格的数据区分开。有些表格可以用短的横线把总分分开。其余的竖线、斜线都可以省略。

（4）数字：以阿拉伯数字来表示。相同指标的小数点位数是相同的，并且位次对齐。表格中不留空项，没有数字的用"—"表示，"…"表示缺失数字。在表格中的资料区域内，请不要插入文本或注释。

不同种类的数据，统计表的内容与格式也不同。本章前面给出的统计表都是统计三线表。

（二）统计图

统计图运用了点的位置、段的升降、直条的长度和容积的大小等不同的几何形态，把研究对象的内部结构、对比、分布特点和相互关系等特点表现得淋漓尽致，使人印象深刻。经常用于科学研究中的统计图表一般有条图、百分条图、饼图、线图、箱线图、散点图、雷达图等。许多现在的电脑软件都能轻松地绘出各类统计图。

在统计图的底部，所有的统计图应该含有标题，用来概括地说明统计图的具体内容。为方便说明，通常标题必须含有统计图的编号。有时，题目中还会涉及日期、地点和来源。对于统计图的其他规定则要依图而论。

1. 条图

条图显示各个项目之间的比较情况。适用于分类资料各组之间的指标的比较。条图分为横向条图和纵向条图两种，一般常用纵向条图。如图4-9、图4-10所示，纵向条图的横坐标轴是组别，纵坐标轴是频数（图4-9、图4-10）。

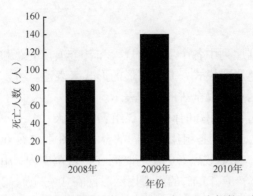

图4-9　某市某医院3年肠恶性肿瘤死亡病例数比较

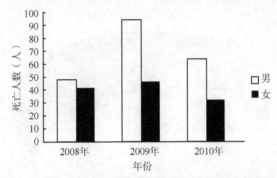

图4-10　某市某医院3年肠恶性肿瘤男女死亡病例数比较

2. 百分条图

百分条图可以应用于描述已分类资料的组成比或是比较不同种类资料的组成比。在竖条图形中，以横坐标为组，纵坐标为符号意义；在横条图形中，以纵坐标为组，横坐标为符号意义（图4-11）。

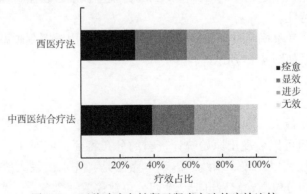

图4-11　两种治疗急性肾盂肾炎方法的疗效比较

3. 饼图

饼图显示了数据序列中各个项目的规模和各个项目的总和。图中的每一组数据都有一个独特的色彩或模式，并以图形的形式来表达。可以画出一组或更多的资料。饼图中的数据点会以全饼的比例表示。

例如，将某种药物的用药时间分为 5 组：1～3 天、4～7 天、8～14 天、15～20 天和 21 天及以上，得到各组用药时间的分布如图 4-12 所示。

从图 4-12 看到，大多数患者的用药时间在正常范围内，用药时间在 8～14 天的患者数约占 37.3%；有 15.4% 的患者用药时间在 1～3 天，21.6% 的患者用药时间在 4～7 天；用药时间在 15～20 天的患者数约占 14.9%，用药时间在 21 天及以上的患者数约占 10.8%。

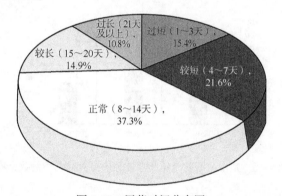

图 4-12　用药时间分布图

4. 线图

只要数值型数据是在不同时刻上得到的，就应该描绘线图，以表达现象随着时间而改变的特性。

例如，为了考察病症种类与用药时间的关系，使用线图刻画患者住院时间和患者比例的关系如图 4-13 所示。

5. 箱线图

箱线图是用最大值、最小值、中位数以及 2 个四分位数等五种特征值所组成的图，它不但可以表现出原始统计资料的分布特征，同时还可以对多种统计资料的分布特征加以比较。箱线图的基本做法是：先求出最大值、最小值、中位数以及 2 个四分位数，然后再把 2 个四分位数连成一个盒子；然后把最大值和最小值与盒子相连，箱子中间是中位数。从箱线图的形态上可以看到资料的分布特

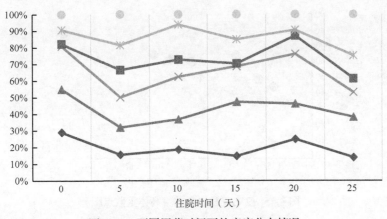

图 4-13　不同用药时间下的疾病分布情况

　◆━ 冠心病　▲━ 高血压　✕━ 缺血性中风　■━ 糖尿病　✳━ 高脂血症

点。对于多个数据集，可以把每一组数据的方框图放在一起，以便比较其分布特性（图 4-14）。

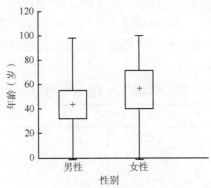

图 4-14　某时期某医院躯干骨折男女患者
年龄分布比较

6. 散点图

　　散点图是一种用二维坐标表示两个变量的关系的图表。该方法以横轴表示变量 x，以纵轴表示变量 y，每个数据点在坐标系中用一个点来表示。这些点的分布形成了整个数据集的视觉表达，展示了变量之间的关系或者数据的分布情况。因此，能够形成整个数据的散点图（图 4-15）。

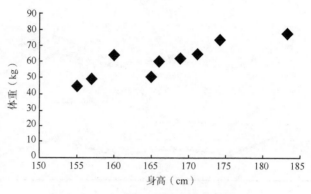

图 4-15　9 名癌症患者的身高体重散点图

7. 雷达图

雷达图是一种常见的多个变量的表示方式，也叫蜘蛛图。设置了 n 个采样 S_1，S_2，$\cdots$，S_n，每一采样测量 P 个变量 X_1，X_2，$\cdots$，X_P，画出 P 个变量的雷达图，其方法如下：首先画一个圆，将圆 P 等分，获得 P 个点，使 P 点对应 P 个变量，并将 P 点与圆心连线，形成雷达半径。用这种方法，由若干个样品组成的多角形即为一张雷达图。雷达图是一种非常有效的方法，可以显示或比较各种不同的数据。

例 4-18　根据某时期某医院肠恶性肿瘤死亡人数与节气的频数分布表（表4-24），做雷达图（图 4-16）。

表 4-24　肠恶性肿瘤死亡人数与节气的频数分布表

节气	频数	百分比（%）	节气	频数	百分比（%）
01 立春	11	3.34	13 立秋	8	2.42
02 雨水	18	5.47	14 处暑	14	4.26
03 惊蛰	13	3.95	15 白露	12	3.65
04 春分	14	4.26	16 秋分	8	2.42
05 清明	20	6.08	17 寒露	17	5.17
06 谷雨	12	3.65	18 霜降	15	4.56
07 立夏	10	3.04	19 立冬	14	4.26
08 小满	15	4.56	20 小雪	11	3.34
09 芒种	20	6.08	21 大雪	15	4.56
10 夏至	17	5.17	22 冬至	19	5.78
11 小暑	18	5.47	23 小寒	12	3.65
12 大暑	6	1.82	24 大寒	10	3.04

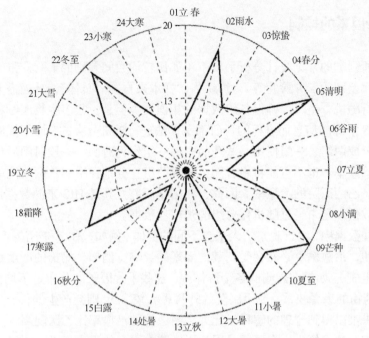

图 4-16　肠恶性肿瘤死亡人数与节气的雷达图

8. 常用统计图的绘制目的和规定

常用统计图的绘制目的和规定归纳如表 4-25 所示。

表 4-25　常用统计图的绘制目的和规定

图形类型	适用的数据类型	主要目的	说明
条图	定量/定性	比较各组之间的统计指标的差别	一个坐标轴为组名称；另一个坐标轴为频率；可多个指标变量放在一个图中，这时需要图例
百分条图	定性	比较多个指标变量的构成比	一个坐标轴为各变量名称，另一个坐标轴刻度为 0~100%；必须使用图例来区分各个部分
饼图	定性	描述变量构成比	没有坐标轴，必须用图例区分各个部分
线图	定量	描述一个变量随另一个变量变化而变化的趋势	两个变量的观察值必须一一对应；横轴为自变量，纵轴为因变量
箱线图	定量	比较一个变量在多个组上的分布	一个坐标轴为各组的名称，另一个坐标轴为该变量的取值范围
散点图	定量	描述两个指标变量之间的关系	两个变量的观察值可以不一一对应；通常横轴为自变量，纵轴为因变量
雷达图	定量	描述或对比多个变量	每个变量值的大小由半径上的点到圆心的距离表示，需要图例

四、混杂因素的控制

上述所列举的常见统计分析手段中（如比较均数间差别的 t 检验和 F 检验、比较几个率差别的卡方检验等），均认为"样本来自同一总体"，从而需要在研究展开时进行随机分组，以确保各组数据的相似性。但是，很多生物医学科研特别是根据 HIS 来源的信息而进行的科研都是无法进行随机分类的，即不能够把某个患者随机分成两组，一组使用某些药品，另一组作为对照，一段时间后比较这两组人群的治愈率。也不可能将患者随机分成两组，分别在甲、乙两医院就医，然后比较甲、乙两医院的治愈率。因此，在医学研究尤其是 HIS 来源数据研究中，大部分的数据都是未经过随机化分组的观察性数据。

在这些数据中，由于观察的人来自不同的群体（例如，治疗和不治疗），因此，观察（例如，治愈率）必然会受到其他因素的影响（例如，病情的严重程度、患者的病情组成）。如果在观测的各个群体中，这些干扰因子的分布是不均衡的（例如，服用药物的患者较重，或甲医院的外科患者较多），则会产生偏移，从而导致观察的结果难以得到合理的解释。比如，甲医院的治愈率比乙医院高，这也许是因为甲医院的技术好，也有可能是因为甲医院有更多的手术患者，所以手术的治愈率更高。

这种由非研究因素导致的偏差就是接下来要介绍的混杂偏倚。

（一）流行病学研究中的混杂偏倚

在流行病学病因研究中，为了探究某些因素（例如，某些药物）与疗效之间的关系，必须建立一个治疗组和一个对照组来进行比较。但是，如果有一种或多种外因与实验结果和治疗因素相关，则会使所研究的因素和结果的关系被遮蔽或夸大。这种效应被称为"混合因子"。例如：在非随机化的观察性研究中，将受试者纳入组的机会常常依赖于受试者的基本特性，如年龄、性别、合并症、病情严重程度、等级等，如将腹腔镜手术与开放性手术比较，较年轻、健康状况较好、憩室疾病分期较早的患者更容易进行腹腔镜切除，而有肠穿孔、脓肿的老年人和有肠穿孔的患者较易选择开放性手术。因此，基线特征（年龄、合并症、病情等）常常是不同的，而基线特征对手术结果有一定的影响，因此，在不同的基线特征下，对两组的术后结局（例如治愈率）进行直接的对比是不合适的，因为手术方式的不同造成的真实差别会被基线特征的差异所扭曲。

从中我们可以发现：混杂偏倚的本质既与被研究的处理因素相关，也与和研究结果相关的混合成分在治疗组与对照组中的分配不均相关。

在随机对照试验中，随机分配试验对象，使得治疗组与对照组的混杂因素分布达到均衡，再进行处理因素与结果的相关性分析，从而证明了随机对照试验是检验两者间因果关系的最佳途径。

但是，在人群中，随机对照试验受实施成本高昂、医学伦理问题等因素的制约，另外，大部分的随机对照试验都有严格的纳入标准，并将某些群体排除在外，因此其结果的外推性有限。所以，非随机对照试验（例如观察和无随机干预）因为没有以上的局限性而被广泛地用于群体研究。

在分析阶段采用了标准化法，如根据混杂原因分类，或者采用更多因素的数学模型进行调整等。但上述方式都有一定的限制[1]，如匹配设计、分层分析等需要考虑的混杂因子一般都不会过多，否则匹配的混杂因素太多会导致找不到合适的匹配对象，分层因素太多会由于所分层数太多导致每个层内的分析样本量太少而无法分析。在以上方法中多因素回归模型较为常用，但回归模型的适用条件往往需要格外关注[2]。而倾向评分法则不受以上限制，它能够在分析与设计阶段，有效地均衡在非随机对照试验研究成果中的混杂偏差，并使科学研究结果更贴近于随机对照试验科学研究的结果[1-2]。

（二）倾向评分法及其原理介绍

倾向评分法（propensity score）是由 Rosenbaum 和 Rubin 在 20 世纪 80 年代提出的一种技术。把所涉及的所有混合因子都整理成一种因子（偏向评分值），经过平衡两对比组的偏向评分值而有效平均各个混杂因素的分配[3]，从而获得了一个近似随机化的平衡状态，并以此达到了抑制混杂偏倚的目的。

2000 年之后，人们对倾向评分法的关注度日渐提高。在卫生服务研究、流行病学、经济学和社会科学等多个专业、领域，倾向评分法获得了日益普遍的运用。

1. 倾向评分法的基本原理

Rosenbaum 和 Rubin 对倾向评分值（或称倾向值）的定义如下：倾向评分值是在给定某些协变量的条件下，研究对象进入处理组的条件概率[4]，即

$$e(x_i) = pr(W_i = 1 | X_i = x_i) \tag{4.47}$$

其中，$e(x_i)$ 表示研究对象 i 的倾向值，$W_i = 1$ 表示 i 进入处理组，$W_i = 0$ 表示 i 进入对照组，$X_i = x_i$ 表示控制了 i 除处理因素以外的所有已知的混杂因素。

Rosenbaum 和 Rubin 推导并证明了一系列反映倾向值性质的原理，下面简要介绍两个比较重要的原理。

倾向值能够平衡样本中处理组与对照组间的差别。Rosenbaum 证实了，拥

有同样倾向值的一个处理组个体与另一个对照组个体，在协变量上也存在着相同的分布。这就是说，只要倾向值一致，尽管处理组与对照组个体的具体取值都在协变量 X 上不同（例如性别不同），但是这些差异也只是随机的，而不是系统的。

在控制了倾向值的情形下，协变量可看作可以独立处理分配问题的一个变量。但是，对倾向值一致的个体而言，在处理组与对照组中协变量的分布也是一致的。在控制了倾向值的情况下，每一个个体分配到处理组和对照组的概率是一样的，从而达到了一种类似随机的状态。

从以上两个原理可以看出：我们可以将处理组和对照组间的多个混杂因素综合为一个变量倾向值，并且可以认为具有相同倾向值的两个个体在这些混杂因素上没有系统差异，两个个体是可比的。也可以认为具有相同倾向值的个体在分组结果上达到了一种类似随机的结果。因而可以认为在倾向值相同的前提下，处理组和对照组在混杂因素上是均衡的。

2. 倾向评分法的具体步骤

在了解了倾向评分法的原理后，我们不难设想倾向评分法的基本步骤：计算每个研究对象的倾向值，然后通过匹配或其他一些方法使得处理组和对照组的倾向值同质（严格相等实际上是很难做到的），最后基于匹配样本进行统计分析。另外，使用倾向评分进行回归调整分析，或者使用倾向值作为权重进行多元分析，是除去匹配外的另外两种分析方法。

现将具体步骤归纳，如图 4-17 所示。

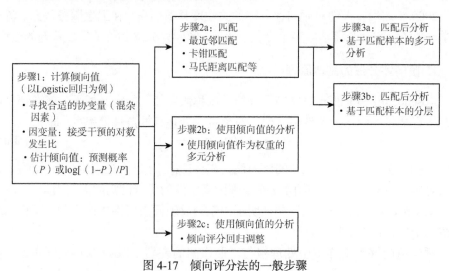

图 4-17　倾向评分法的一般步骤

步骤 1：寻找合适的可能会导致研究结果产生偏倚的混杂因素，将这些混杂因素以协变量的形式放到模型中估计出倾向值。这一阶段的主要难点在于确定影响研究结果的混杂因素并进一步为倾向值模型中的变量设定函数形式。那么哪些因素可以被怀疑为混杂因素呢？一般来说，混杂因素需具备以下 3 个条件：

（1）必须是所研究结局的独立危险因素，且在两比较组间分布不均衡。

（2）必须与研究因素有关，但不是这一研究因素的结果。

（3）一定不是研究因素与所研究结局因果链上的中间变量。

对于符合以上 3 个条件的变量，才将其列为可疑的混杂因素放入模型中分析。一般来说，年龄、性别、种族是通常考虑的一些混杂因素。

在计算倾向值时，大体上可按照分组变量的各种性质选用各种各样的变量。因此，二分类变量一般采用 Logistic 回归模型、Probit 回归模型或者判别分析方法，而多分类变量则可能采用更多的模型。

步骤 2a：匹配。数据分析员可通过所获得的倾向值来匹配处理组个体和对照组个体。同时，我们还能够处理基于多协变量进行配对时产生的配对失效问题。但是，配对往往也会造成样本量的损失，这主要是因为：估计的倾向值所产生的共支持阈（common support region）并不总是覆盖研究的所有个体，对于每一个处理组个体，都可能找不来匹配的对照组个体，并且一些对照组个体可能不会被使用。

步骤 3a：使用匹配样本的匹配后分析。总体上来说，可以把经过步骤 2a 后得到的样本当作经过随机化得到的新样本进行多元分析。

步骤 3b：基于倾向值分层进行的匹配后分析。倾向值分层可以采取一种类似于随机化试验样本分析处理因素效应的方式，也就是说，比较同一倾向值层内处理组和对照组之间结局的差异。

如图 4-17 所示，倾向值模型也可以被使用在两步分析过程中。这种类型的模型使用几乎完全相同的方法来估计倾向值并且和上述三步模型中的第一步特征完全相同。但是两步模型跳过了匹配环节，以不同的方式来使用倾向值。对两步模型而言，步骤 2 的主要特征如下：

步骤 2b：使用倾向值作为权重的多元分析。这一方法并不对数据进行匹配，因此避免了不必要的研究对象的丢失。将倾向值用作权重，类似于抽样调查中的再加权程序，根据样本的概率对研究对象进行调整。倾向值加权解决了样本个体的丢失问题。

步骤 2c：将各个对象的倾向值一起放入后续的回归模型中。分析处理因素与结局变量的关系，包括因果联系以及联系强度。

以上这些步骤中的方法将在后续的内容中具体介绍。

（三）倾向值及效应估计

1. 倾向值的估计

前文介绍了倾向评分法的整体过程，那么倾向值是怎么估计的呢？

我们通常会使用 Logistic 回归、Probit 回归以及判别分析来估计倾向值。可以根据分组变量和协变量的不同类型选用不同的函数。当分组变量都是二分类变量时，一般采用 Logistic 回归模式、Probit 回归模式和判别分析方法，其中如果协变量中为正态分布的计量数据，可采用判别分析方法预测对不同研究目标的偏差值，而如果协变量中包括所有类别变量，就要采用 Logistic 回归方法，而分组变量为多分类变量则可以选用多分类 Logistic 模型[4]。由于二分类 Logistic 回归是最主要的方法，所以在此仅介绍上述方法中的二分类 Logistic 回归。

另外，近年发展起来的 GBM 法具有以上方法所不具备的一些优点，所以在此也介绍 GBM 方法。

（1）二分类 Logistic 回归：当同时出现两种分类情况（即处理和对照）时，接受处理的条件概率都是可以利用二分类的 Logistic 回归来加以预测的，因此可把接受处理的条件概率表示为

$$P\left(W_i \mid X_i = x_i\right) = E\left(W_i\right) = \frac{e^{x_i \beta_i}}{1 + e^{x_i \beta_i}} = \frac{1}{1 + e^{-x_i \beta_i}} \quad (4.48)$$

其中，W_i 表示为第 i 个对象的二分类处理状态，$W_i = 1$，表示研究对象处于处理组，$W_i = 0$，表示研究对象处于对照组，那么 X_i 代表各协变量，β_i 是各协变量对应的参数。

公式（4.48）经过 Logistic 变换后可写为

$$\ln\left(\frac{P}{1-P}\right) = x_i \beta_i \quad (4.49)$$

公式（4.49）中，P 代表公式（4.48）中的 $P\left(W_i\right)$，可以采用最大似然估计对公式（4.49）进行估计，但实际中经常是依赖于数值程序（即迭代）的方法来找到 β_i 的估计值。

估计值 β_i 是使样本观测再现的可能性最大化时的 Logistic 回归系数。将得到的回归系数估计值 β_i 代入到公式（4.49）中去，就能获得每一研究对象接受处理的预测概率（即估计的倾向值）。

在利用数据建模的时候，需要评估所建模型对数据的拟合情况。目前已有很多统计量可以用来评估模型的拟合优度，在此概略介绍一些统计方法并指出使用它们时需要注意的地方。

1）皮尔逊卡方拟合优度检验（Pearson chi-square goodness-of-fit test）：该检验检测对 Logistic 反应函数的偏离程度。当统计量的值较大时（即对应的 P 值较

小）表明该 Logistic 反应函数是不恰当的。但是，该检验对较小的偏离并不敏感。

2）所有系数的卡方检验（chi-square test of all coefficients）：该检验是一个似然比检验，它类似于线性回归模型的 F 检验。可以使用对数似然比进行卡方检验。

模型卡方＝完全模型对数似然值的 2 倍–只含截距项的模型对数似然值的 2 倍

如果模型卡方$>\chi^2$（$1-\alpha$，$v=$条件变量的个数），那么拒绝除了截距之外的所有系数都等于 0 的假设。最大似然比检验要求样本量大，当样本量较小时，这一检验是有问题的。

3）Hosmer-Lemeshow 模型拟合优度检验（Hosmer-Lemeshow goodness-of-fit test）[5]：这一检验首先将样本分为较小的组，如：g 个组，然后计算由 $2\times g$ 个观测频数和估计的期望频数所组成的表格的皮尔逊卡方检验统计量。如果统计量小于 χ^2（$1-\alpha$，$v=g-2$）就意味着模型拟合效果好，该检验对样本量很敏感，所以，在通过分组简化数据的过程中，可能会错过由于一小部分个体数据点造成的对拟合的重大偏离，因此，主张在判断模型拟合情况之前，要对个体残差和有关诊断统计量进行分析。

4）虚拟 R^2（pseudo R^2）：已有类比于定义线性回归 R^2 的虚拟 R^2 应用于 Logistic 回归模型，这些虚拟 R^2 包括调整 R^2、计数 R^2、调整的计数 R^2。一般来说，虚拟 R^2 取值较高表明拟合效果较好，但是需注意：虚拟 R^2 不能用于比较不同数据间的拟合效果，只能用于比较同一数据的同一结果的多个模型拟合效果。

（2）一般化加速建模（generalized boosted modeling，GBM）法：Logistic 回归方法所估计的倾向值的正确性在很大程度上依赖于所选入的协变量是否以正确的函数形式纳入模型，如果所选入的协变量未以正确的形式纳入模型（而函数形式的设定通常是主观的），那么所估计得到的倾向值的正确性是很值得怀疑的。McCaffrey 等发展出一种程序，这种程序使用 GBM 来寻找两个组在协变量上的最佳平衡。

GBM 通过回归树的方式模拟出多个模型，每个模型对应得到不同的结果，最后进行合并。

回归树方法的主要优点和特征就是分析人员不需要设定预测变量的函数形式，因为回归树的结果不会因为自变量的一对一转换而改变，因此，"不管使用年龄、年龄的对数还是年龄的平方作为研究对象的特征，都会获得完全相同的倾向值"。

GBM 中不会出现统计的回归关系，不过，它也提出了吸引力（influence），它可以表示每一输入变量与可理解的对数似然函数的比率，而各个预期变量的影响力的总和则是 100%。因此，可以假设有 3 个预期变量：年龄、性别和处理前的危险因素，而 GBM 的输出结果可以表明年龄的影响力是 20%，性别的影响力是 30%，处理前的危险因素的影响力则是 50%，这就表明，处理前的危险因素对预期的对数似然函数的贡献较大，即该因素在两对比组间分布最为不平衡。

【应用实例】用倾向评分法探究服用双环醇片与未服用双环醇片治疗肝硬化、

病毒性肝炎的疗效差异。

　　暴露组：选取双环醇片数据库中的患者，并且用药前 7 天有谷丙转氨酶检查，且检查提示异常，停药后 7 天内有谷丙转氨酶检查的患肝硬化或病毒性肝炎的人群，同时，需满足双环醇片用药天数 15 天以上、住院天数 30 天以内的要求。最后选取基线谷丙转氨酶为 40～200U/L 的患者，暴露组共 251 人。

　　非暴露组：选取肝硬化数据库中病毒性肝炎的患者，住院天数 15 天以上，30 天以内，未使用双环醇片，且住院期间有 2 次及以上的谷丙转氨酶检查，第一次检查提示谷丙转氨酶异常者，最后选取基线谷丙转氨酶为 40～200U/L 的患者，非暴露组共 5988 人。

　　使用 GBM 法可以得出预测的倾向评分值，并根据各个协变量对模型对数似然函数的贡献，对它们在处理分配上的重要程度进行测量和排序[5]。

　　图 4-18 选取了相对影响程度前十位的协变量进行展示，而表 4-26 则列出了全部协变量的相对影响程度。

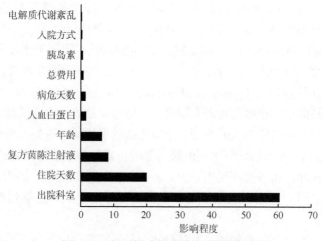

图 4-18　相对影响程度前十位的协变量

表 4-26　混杂因素对处理分配的影响程度表（全部协变量）

协变量	影响程度	协变量	影响程度
出院科室	60.254 04	总费用	0.869 639
住院天数	20.060 45	胰岛素	0.638 881
复方茵陈注射液	8.298 267	入院方式	0.404 482
年龄	6.361 182	电解质代谢紊乱	0.231 666
人血白蛋白	1.564 307	职业	0.065 757
病危天数	1.251 326	病重天数	0

协变量	影响程度	协变量	影响程度
入院科室	0	螺内酯片	0
婚姻	0	乳果糖口服溶液	0
费别	0	维生素 K_1	0
入院病情	0	胸腺肽	0
性别	0	呋塞米	0
阿德福韦酯	0	腹腔感染	0
奥美拉唑	0	腹腔积液	0
多烯磷脂酰胆碱	0	肝良性肿瘤	0
复方氨基酸注射液	0	乙肝肝硬化	0
还原型谷胱甘肽	0	原发性肝癌	0

2. 效应估计

反事实框架（counterfactual framework）与因果推断研究的目的是探索处理因素的效应，所以在了解了倾向评分的具体过程之后，还需要介绍一下如何获得处理因素的效应，这就需要用到接下来要讲的反事实框架与因果推断。

流行病学研究中通常要回答这样的问题：因素 x（如某种药物）对因素 y（如疾病结局）有什么样的影响？影响有多大？或者影响因素 y（如某疾病的发生）的因素有哪些？这些因素（x）的影响有多大？以上研究的根本问题就是因素 x 与因素 y 之间的因果关系，这些回答都在回答同一个问题：在其他因素保持不变的情况下，处理组（有因素 x）和对照组（无因素 x）之间在结果上观测到的净差异在多大程度上能够归因于该处理？所以这本质上是一个因果推断的问题。

反事实框架是探究因果关系的一个重要概念。什么是反事实？反事实就是在假设的情况下会发生的潜在结果或事件状态。例如，假设把一个处于处理组的研究对象分配到对照组，那么其相应发生的结局就是反事实，之所以称之为反事实就是因为这种结果是假设的，实际上不会发生。反事实框架强调，选入处理组或对照组的研究对象在两种状态中都有其潜在结果，即被观测到的状态和未被观测到的状态。更正式的说法是：如果令 $W_i=1$ 表示接受处理，$W_i=0$ 表示未接受，Y_i 表示所测量的结果变量，那么每一个个体 i 将会有两种潜在结果（Y_{0i}，Y_{1i}），分别对应对照和处理状态中的潜在结果。当考虑组内的平均结果时，可以用 $E[Y_i W_i]$ 表示。

表 4-27　反事实框架

分组	潜在结果	
	Y_{1i}	Y_{0i}
处理组（$W_i=1$）	观测的结果 $E(Y_1|W_i=1)$	反事实 $E(Y_0|W_i=1)$
对照组（$W_i=0$）	反事实 $E(Y_1|W_i=0)$	观测的结果 $E(Y_0|W_i=0)$

在反事实框架中，考察处理因素的因果效应的指标有多个，在此仅介绍主要的 3 个。

（1）平均处理效应（average treatment effect，ATE）：所有个体在接受处理的条件下的潜在结果减去未接受处理的潜在结果。即

$$
\begin{aligned}
E(\delta) &= E(Y_1 - Y_0) \\
&= E(Y_1) - E(Y_0) \\
&= \left[\pi E(Y_1|W_i=1) + (1-\pi)E(Y_1|W_i=0)\right] \\
&\quad - \left[\pi E(Y_0|W_i=1) + (1-\pi)E(Y_0|W_i=0)\right]
\end{aligned}
\tag{4.50}
$$

其中，π 是个体被分配到处理组的概率。

在随机分组的情况下，可以认为随机分配到处理组和对照组的研究对象具有相同的特征，则可以假定：

1）如果处理组的个体没有接受处理的话，其结果与对照组观察到的相同。即

$$
E(Y_0|W_i=1) = E(Y_0|W_i=0)
\tag{4.51}
$$

2）如果对照组的个体接受处理的话，其结果与处理组观察到的相同。即

$$
E(Y_1|W_i=0) = E(Y_1|W_i=1)
\tag{4.52}
$$

那么，公式（4.50）可以转换为

$$
\begin{aligned}
E(\delta) &= \left[\pi E(Y_1|W_i=1) + (1-\pi)E(Y_1|W_i=1)\right] \\
&\quad - \left[\pi E(Y_0|W_i=0) + (1-\pi)E(Y_0|W_i=0)\right] \\
&= E(Y_1|W_i=1) - E(Y_0|W_i=0)
\end{aligned}
\tag{4.53}
$$

也就是说在随机分组的情况下，群体层次真正的因果效应可以由观测到的处理组的平均效应减去观测到的对照组的平均效应。

（2）处理组的平均处理效应（average treatment effect on the treated，ATT）：是接受处理的对象产生的结果与其如果未接受处理的情况下产生结果的差，表示处理因素在处理组产生的效应。表达为

$$E\left(Y_1|W_i=1\right)=E\left(Y_0|W_i=1\right) \tag{4.54}$$

（3）未处理组的平均处理效应（average treatment effect on the untreated，*ATU*）：是未处理组的与处理组 *ATT* 平行的一个效应。表达为

$$E\left(Y_1|W_i=0\right)=E\left(Y_0|W_i=0\right) \tag{4.55}$$

（四）倾向评分值的利用

1. 倾向评分匹配

倾向评分匹配是倾向得分分析时最常用的方法。传统的匹配只能针对某较少的协变量进行一对一的匹配，当存在高维数据时，并不适用。而倾向评分匹配可以综合多个变量的影响，克服传统匹配的缺点。通过计算对照组、处理组个体的得分后，选择两组得分相同或相似的研究对象进行配对，通过匹配所有符合配对规则的治疗组，实现了两组之间协变量分布的差异，从而提高两组之间的可比性。

（1）倾向评分匹配的原理：假定观察性研究共抽取了 *n* 个被观察对象，其中 *m* 个施行了处理措施（比如技能培训），属于处理组；其中 *n–m* 个没有进行处理措施，属于对照组。规定如下记号：随机变量 Y_1 表示进行处理措施的潜在结果，随机变量 Y_0 表示没有进行处理措施的潜在结果。*T* 为哑变量，等于 1 表示对象属于处理组，等于 0 表示对象属于对照组。*X* 表示所观察到的全部协变量。通常最感兴趣的参数是处理组的平均处理效应

$$ATT=E\left(Y_1|T=1\right)-E\left(Y_0|T=1\right) \tag{4.56}$$

估计 *ATT* 的困难在于，对于处理组的受试者来说，由于他们已经接受了治疗，没有进行治疗只是一个假设，即我们前述过的反事实，因此，无法观察到结果 Y_0。此外，由于观察性研究中处理组和对照组之间的系统差异，简单使用 $E\left(Y_0|t=0\right)$ 来估计 $e\left(Y_0|t=1\right)$ 会导致较大的估计偏差。

一个典型的基于倾向评分匹配的方法的估计具有如下形式：

$$ATT_M=\frac{1}{n_1}\sum_{i\in I_1\cap S_P}\left[y_{1i}-E\left(y_{0i}|T_i=1,P_i\right)\right] \tag{4.57}$$

其中，$E\left(y_{0i}|T_i=1,P_i\right)=\sum_{j\in I_0}W\left(i,j\right)y_{0j}$，$I_1$ 表示处理组，S_P 表示共同支撑域。共同支撑域是指使处理组倾向得分密度函数 $f\left(P\mid T=1\right)$ 及对照组倾向得分密度函数 $f\left(P\mid T=0\right)$ 均大于 0 的那些倾向值。应用中，如果被研究对象的倾向得分不属于共同支撑域，那么此研究对象将被舍弃，不参与对 *ATT* 的估计[6]。n_1 表示 $I_1\cap S_P$ 被研究对象的数量，y_{1i} 和 y_{0i} 是在第 *i* 个被研究对象上的取值。P_i 为第 *i*

个被研究对象的倾向得分，其含义是给定相关协变量的条件下被研究对象接受某项处理措施的条件概率[6]。

此估计量的基本思想是：处理组的第 i 个被研究对象在没有进行处理措施这一假设下的匹配值等于对照组观察值的加权平均值 $\sum\limits_{j\in I_0} W(i,j)y_{0j}$，其权重 $W(i,j)$ 的大小取决于第 i 个被研究对象的倾向得分 P_i 和对照组第 j 个被研究对象的倾向得分 P_j[6]。

Rubin 于 1983 年在假定倾向得分已知的情况下从理论上证明在如下条件下 ATT_M 为 ATT 的无偏估计[6]：

假设 1：在给定所观测的协变量 X 的条件下，(Y_0, Y_1) 与 T 独立[7]。

假设 2：在给定所观测的协变量 X 的条件下，T 等于 1 的条件概率不等于 0 和 1[6]。

（2）倾向评分匹配的具体方法：在得到了倾向性评分价值之后，人们通常无法估算出 ATT，主要原因就是，$P(X)$ 值是个连续性变量，这就导致了人们很难找出两组倾向性评分价值完全相同的样本，也因此就无法进行对照组与处理组之间的配对。于是，文献中又给出了多种匹配方式来处理这一问题[7]。也就是选择匹配算法和进行匹配。

主要算法分为全局最优算法和局部最优算法两种类型。全局最优算法是将配对问题转化为运筹学中的网络流问题，即把处理组和对照组的研究对象作为节点处理，并将配对问题转换成算法，找到节点之间总距离的最小和。

虽然这不能保证每个处理组和对照组匹配最小倾向分数，但它可以保证匹配数据集的最低总倾向分数。但是，当数据量特别大时，这种方法需要设置高维距离矩阵，计算量太大，因此在实际应用中并不常用。

局部最优算法是对处理组中的所有对象进行随机分组，从一个研究对象出发，从所有对照组中寻找趋势得分最接近的研究对象，直到与处理组内的全部组成相匹配，它的好处是可以最优化匹配集，并较大限度地保存了最初采样的数据。

因为其运算速度快，现在主要的算法在本质上也都属于局部最优算法。

这里要考虑是否存在放回（replacement）的问题，它是指对照组与处理组在匹配过程中重复使用研究对象，匹配的研究对象可以参加下一次匹配。在局部最优匹配条件下，允许放回可以使匹配数据集总体最小化。这可以在一定程度上减少不好的匹配，特别是当对照组的偏好得分只有一小部分与处理组相似时。

假设在配对时可以放回，考察到配对数据集内具有重叠的研究对象，一个对照组对象可能要和多个处理组对象相匹配，这就需要分析一些与研究对象之间并不独立的特性，而采用怎样的方式估计处理效应以及怎样评估匹配的协变量的均衡力等问题也有待进一步研究，因此，在实际应用中，不允许放回，即在相匹配之后的调查对象不再匹配。

倾向得分最常用的匹配方法有最近邻匹配（nearest neighbor matching）、核匹配（kernel matching）、卡钳匹配（caliper matching）、马氏矩阵配比法（Mahalanobis metric matching）和半径匹配（radius matching）等。国内外研究当中应用最多的为最近邻匹配和卡钳匹配。

最近邻匹配是最简单的匹配方法。其规则是先根据之前倾向值估计得分按大小对两组受试者进行排序，从处理组中依次选择受试者，再次从对照组中选择趋势评分分值与处理组差值最小的1个对象作为匹配个体。如果对照组中有2个或2个以上个体具有相同的趋势得分差异，则将根据随机化原理选择它们。当处理组的所有对象都完成时则匹配结束。

卡钳匹配（caliper matching）是Cochran和Rubin两位学者早在1973年就提出来的。当在此基础上增加一个差异限值，即处理组和对照组的倾向性得分之间的差异在一定范围内时，可以进行匹配，卡钳值是预先设置的范围限值。可以看出，卡钳设置越小，匹配后的样品平衡越好。然而，由于一些研究对象没有相应的匹配对象，匹配集的样本量会更小，从而降低了估计处理效果的准确性。卡钳值越大，匹配越多，匹配集样本量越大，但也会有一些不良匹配，例如形成匹配的对照组与处理组倾向得分差值较大。处理组与倾向性得分差异较大的对照组在评价治疗效果时存在较大的偏差。卡钳值目前没有统一标准，在实际研究中，研究者分析了不同的卡钳值。Cochran和Rubin的研究表明，卡钳值取倾向得分标准差的60%可以减少86%~91%的偏倚，取倾向得分标准差的20%可以减少98%~99%的偏倚。Austin等人总结了以往二分类资料中倾向得分匹配法研究用到的8种卡钳值，比较这些卡钳值在估计处理效应时的精度和偏度，模拟结果提示最优卡钳值是0.02、0.03或者是倾向得分经过Logistic变换后标准差的20%。

马氏矩阵配比法：是由印度统计学家P. C. Mahalanobis提出的通过矩阵计算两个观察对象的马氏距离的一种匹配方法，表示m维空间中2个点之间的协方差距离。它不受量纲的影响，还可以排除变量之间的相关性的干扰，但马氏距离夸大了方差很小的变量的作用，同样也不适用协变量较多的情况[9]。Rubin在1980年提出了马氏矩阵配比法减少偏差的方法。处理组研究对象i与对照组研究对象j之间的马氏距离可以用公式（4.58）表示。

$$d_{(i,j)} = (u-v)^T C^{-1} (u-v) \qquad (4.58)$$

其中 u 和 v 各自代表处理组中对象搭配变数的平均数值，C 则代表与对照组中所有对象搭配变数的协方差阵。马氏距离和倾向性评分的匹配法结合，可以提高变量之间的平衡性能。具体方法：一种方法是将之前估算得到的倾向性距离评分数值当作下一条变数，之后再和其余需要重点均衡的变数一起来重新估算马氏间距，从而实现矩阵匹配。另外一种方法是首先在一定精度同上文提到的卡钳匹配相似，在倾向性评分误差区域内选取了对照组中所有能够相互匹配的对象，之后再通过少数重点变量统计马氏距离，最后选取了马氏距离最小的一个对象作为最终的对照组。这一方法需要计算马氏距离中的变数不要过多，可以看出，这种方法实现流程比较复杂[10]。

半径匹配：预先设定一个常数 r，包含于对照组中的 PS 值与处理组中 PS 值差异小于 r 的都被选定为匹配对象。其筛选原则可表示如下

$$C(i) = \left\{ P_j \middle| \left\| P_i - P_j \right\| < r \right\} \tag{4.59}$$

其中，$C(i)$ 表示处理组中第 i 个观测值对应的匹配样本（来自对照组）构成的集合相应的倾向得分为 P_i。完成匹配后我们可以进一步计算平均处理效果 ATT。对于试验组中第 i 个观测值，即 $i \in T$，假设它有 N_i^C 个匹配对象，若 $j \in C(i)$，则权重定为 $W_{ij} = 1/N_i^C$，否则设定权重为 $W_{ij} = 0$。设处理组有 N^T 个观测对象，则平均处理效果的估计式为

$$T^K = \frac{1}{N^T} \sum_{i \in T} Y_i^T - \frac{1}{N^T} \sum_{j \in C} w_j Y_j^C \tag{4.60}$$

半径匹配的目的是通过减少控制者之间的噪声[11]来改善效率，所有在半径内的控制者样本都会使用到。

分层（或分区）法：R 的共同支撑域被划分为很多区间或层。对比每一层的参与者和控制者，ATT 就是平均所有层的估计值。这里如果控制者和参与者在同一层则权重为 1。

核匹配由 Heckman.J.J 等人在 1997 年提出，它基于非参数估计方法进行匹配，基本思想是：抽取若干个来自对照组的样本以构成一个虚拟样本，使该虚拟样本的特征与对照组中某个样本的特征最为接近[12]。每一个参与者有多个控制者，权重随着距离的减小而增大。形式是

$$A\hat{T}E_M = \frac{1}{n_T} \sum_{i \in I_T} \left\{ y_{1i} - \sum_{j \in I_C} y_{0j} \frac{G\left(\frac{P_j - P_i}{a_n} \right)}{\sum_{k \in I_C} G\left(\frac{P_k - P_i}{a_n} \right)} \right\} \tag{4.61}$$

这里 G ($.$) 是一个 Kernel 函数（如 Epaneshnikov, Gaussian），a_n 是参数带宽。

这里权重函数是 $W(i,j) = \dfrac{G\left(\dfrac{P_j - P_i}{a_n}\right)}{\sum_{k \in I_G} G\left(\dfrac{P_k - P_i}{a_n}\right)}$，这里保证了权重相加总是 1。

在完成匹配后，可以得到经过倾向评分法调整后的样本。下一个重点是要评估经过倾向评分法后组间协变量的均衡性，其优劣也是评价倾向评分法应用的关键问题。以往使用的平均评估方式为假设检验，Reidwyl 和 Flury 在 1986 年提出了一种新的均衡性评价方法，即标准化差异。标准化差异法在近年来应用较多。

对于连续型变量，定义是

$$d = \frac{|\bar{x}_T - \bar{x}_C|}{\sqrt{\dfrac{s_T^2 + s_C^2}{2}}} \tag{4.62}$$

其中，$\bar{x}_T$、$\bar{x}_C$、s_T^2 和 s_C^2 分别表示处理组和对照组中待检验变量的均值和方差。

对于分类变量，其定义是

$$d = \frac{|P_T - P_C|}{\sqrt{\dfrac{P_T(1 - P_T) + P_C(1 - P_C)}{2}}} \tag{4.63}$$

其中，P_T 和 P_C 分别表示处理组和对照组中待检验变量的阳性率。一般认为，当标准化差异小于 0.1 时，该变量的组间均衡性较好。

综上来看，匹配法的优势是：①匹配法相对于分层法来说能够较大限度地避免有选择偏差，因此匹配法的协变量平均深度往往要高于分层法。②由于分层法中往往有偏，匹配法能够进行无偏计算，所以在对处理效果的预测方面匹配法比较可靠。③匹配后的结果集能够通过适当的方式比较各个区间内协变量的平均深度，并以此判断各个区间内是否存在可比性，而分层法可以直接在各个层内比较协变量的平均深度。④在进行倾向评分匹配时，能够通过敏感度分析方法来判断所计算的混杂因子给处理效果评估带来的干扰影响，而对应回归校正法的敏感度分析方法则不能提供。⑤曾有科学研究指出，在各个组的协变量方差不齐的情形下，回归校正法会提高偏倚度，在观察性研究中方差不齐的情况十分普遍[13]。

但是，倾向评分匹配法也有要继续深入研究的地方，除了上文提到的卡钳值的选择、选择无放回匹配的问题，还有匹配数量的选择，目前的二分类资料中最常见的配对组合为 1∶1 配对，即一组处理的研究对象与同一种对照组的研究对象之间相互搭配。由于 1∶1 搭配会舍弃较多的对照组研究，尤其是当对照组的研究对象数量明显大于处理组时，1∶1 搭配又会极大地降低样本量，从而削弱了试验效率，科研结论也很难加以推广。为了解决这个问题，一些学者尝试用 1∶n（n>1）匹配[10]，一般不超过 4，但是这种方法现在无法很好地评估灵敏度，所以现在大部分还是 1∶1 的匹配方法。

去除无法匹配的研究样本，在匹配后可能造成样本量的降低，同时因为对照组与处理组之间的样本量差异很大，也会导致匹配样本中原始数据的比重过小，进而影响整体数据特征，从而降低了统计处理效果的精确度。

（3）倾向评分匹配资料的要求：研究者必须首先明确所获取的资料是否适合进行倾向评分匹配。一般来说，适合于下列几种情况：①治疗原因（或疾病）在群体中的比率远小于非处理因素（或对照），因为它们确保有充分的对比群体可供选择和配合，所以对比群体比例越大，整体配合效率就越好；②研究需要平衡的各种因素较多；③关于研究的结局变量的研究困难大或收费也较高，但选取部分可比的观察对象无疑会提高研究的可行性和结论的正确性。所以在应用的过程中，需要注意配对前的组和对照组协变量差异的均衡度的衡量而不是单纯通过各因素的配对前分布差异的明确度来衡量。

2. 倾向评分分层

在流行病学研究中，分级研究是资料分析阶段研究混杂偏倚性的主要方法。将倾向评分方法和系统的分类方法结合，则能更有效地减少混杂偏倚，并能够解决上述方法的某些不足。

（1）倾向评分分层（propensity score stratification）的原理和方法：传统的分层分析是根据可能的混杂因素的不同水平把研究对象细分成若干层，处在相同层次上的研究对象混杂因素也趋向相同，就可能直接产生对比效应。混杂因素的数量增多，分层数将成指数倍数地增加。

倾向评分分层分析基本原理和传统的分层分析相同，只不过分层变量并非每个都混杂变量，而只是倾向评价值。

具体步骤如下：

第一步：对协变量和处理的分类统计倾向性打分值排列，之后再按照倾向性打分值的百分位数把整个研究对象分成若干个亚群或层。

第二步：研究者通过两个群体的倾向评分或某一个群体的倾向评分来判断每一个的临界值。最普遍的方式是按照两组共同倾向评分等分为若干层。

第三步：在每一层内，对两组的协变量和倾向评分分布开展均衡性研究。对连续性协变量做方差分析或 t 检验，对分类协变量做 χ^2 检查。若均衡性较差，则需要通过进行分层或修改模型重新估计倾向评分值，即添加或减去某些协变量或交互项，而后用与传统分层分析相同的方式计算或组合各层计算量和效应尺度[14]。

一般按照估算的倾向值以升序方式排列样本，首先采用估算的倾向评分数值的五分位刻度把样本分成 5 个层，在每层内统计了处理组与对照组成员之间的平均差以及差值中的方差，然后估算全部样本中[15]（即包括所有的 5 个层）的均值差（ATE），并检查样本结果的平均差是否统计显著。

整个样本的处理效应是这 5 个分类在两种处理状态下的平均反应差值的均值。即

$$\hat{\delta}=\sum_{k=1}^{K}\frac{n_k}{N}\left[\bar{Y}_{0k}-\bar{Y}_{1k}\right] \tag{4.64}$$

公式（4.64）中，k 是倾向值子类（subclass）的标识，N 是成员的总数，n_k 是第 k 个子类中成员数目，$\bar{Y}_{0k}$、$\bar{Y}_{1k}$ 是第 k 个子类中与两个处理组相对应的平均反应。此估计值的方差采用下面的公式：

$$\text{var}\left(\hat{\delta}\right)=\sum_{k=1}^{K}\left(\frac{n_k}{N}\right)^2\text{var}\left[\bar{Y}_{0k}-\bar{Y}_{1k}\right] \tag{4.65}$$

最后使用 $z^*=\hat{\delta}/SE\left(\hat{\delta}\right)$ 这一公式，可以进行无方向的显著性检验（双尾检验）或者有方向假定的检验[15]（单侧检验）。

（2）应用实例：为了示范样本 ATE 的计算及其显著性检验，下面使用 Perkins、Zhou 和 Murray（2000）提供的例子。基于倾向值分层，Perkins 等（2000）报告了如表 4-28 所示的结果变量的均值及其标准误。

表 4-28　分层后估计整体的处理效应

层	成员数量	结果均值		差值	标准误	
		处理一	处理二		处理一	处理二
子类一	1186	0.0368	0.0608	−0.0240	0.0211	0.0852
子类二	1186	0.0350	0.0358	−0.0008	0.0141	0.0504
子类三	1186	0.0283	0.0839	−0.0556	0.0083	0.0288
子类四	1186	0.0653	−0.0106	0.0759	0.0121	0.0262
子类五	1186	0.0464	0.0636	−0.0172	0.0112	0.0212
合计	5930					

将公式（4.64）应用于这些数据，样本的 *ATE* 为

$$\hat{\delta} = \sum_{k=1}^{K} \frac{n_k}{N} \left[\overline{Y}_{0k} - \overline{Y}_{1k} \right]$$

$$= \frac{1186}{5930} \times (-0.0240) + \frac{1186}{5930} \times (-0.0008) + \frac{1186}{5930} \times (-0.0556) + \frac{1186}{5930} \times (0.0759)$$

$$+ \frac{1186}{5930} \times (-0.0172)$$

$$= -0.004\,34$$

同理，运用公式（4.65），得到样本的方差和标准差：

$$\text{var}\left(\hat{\delta}\right) = \sum_{k=1}^{K} \left(\frac{n_k}{N} \right)^2 \text{var}\left[\overline{Y}_{0k} - \overline{Y}_{1k} \right]$$

$$= \left(\frac{1186}{5930} \right)^2 \left[(0.0211)^2 + (0.0852)^2 \right] + \left(\frac{1186}{5930} \right)^2 \left[(0.0141)^2 + (0.0504)^2 \right]$$

$$+ \left(\frac{1186}{5930} \right)^2 \left[(0.0083)^2 + (0.0288)^2 \right] + \left(\frac{1186}{5930} \right)^2 \left[(0.0121)^2 + (0.0262)^2 \right]$$

$$+ \left(\frac{1186}{5930} \right)^2 \left[(0.0112)^2 + (0.0212)^2 \right] = 0.000\,509\,971$$

$$SE\left(\hat{\delta}\right) = \sqrt{\text{var}\left(\hat{\delta}\right)} = \sqrt{0.000\,509\,971} = 0.023$$

由于 $-0.00434/0.023 = -0.1887$，所以整个样本的处理组之间的均值差（即平均的样本处理效应）在 $\alpha = 0.05$ 水平统计差异不显著。

（3）倾向评分分层分析中需要注意的问题：在开展倾向评分分层分析时，首先要对两组的倾向评分值的范围加以分析与对比。处理组与对照组之间的倾向评分值相同且必须有足够的重叠范围。

如果处理组的倾向评分值范围在 0.05～0.8，而对照组范围在 0.3～0.95，那么最合理的评价范围应该是在 0.3～0.8。针对处理组中远离倾向评分重叠区域的极端个例，需要通过鉴别并清除它们，这将有助于提高边缘层研究的可靠性。常规的多因素分析难以确定这些极端个体，甚至可能引起模型的错误。

此外，倾向评分统计必须设立在样本量足够大的条件下。在一些情形下，对样本量较小的研究以及混杂变量组合之间差别过大的研究（倾向评分重叠范围小），即便通过倾向评分分层加以调节，也无法减少该变量的组间不均衡性[14]。

3. 倾向评分回归调整

在流行病学研究中，回归分析是资料分析阶段控制混杂偏倚的另一种重要手

段。将倾向评分法与回归结合，则可更有效地控制混杂偏倚[15]。

（1）倾向评分回归调整原理：倾向评分回归调整（propensity score regression adjustment）是将倾向评分作为协变量与传统回归分析方法相结合的一种方法。在观察性研究中，有些变量并不是导致分组差异的因素，这些变量就不能放入倾向评分模型中，而是在计算各个对象的评分后一起放入后续的回归模型中。分析方法主要解决原因和结果变量间的相互密切联系和相互联系强度。在实践中，还可能通过将几个关键的变量和倾向评分一起进入最终的模型中进行调整，可以更好地均衡关键变量的影响，而另外一个办法就是通过在倾向评分层次的基石上实施倾向评分回归调整，可以更好地减少层内的残余混乱。

（2）倾向评分回归与 Logistic 回归模型估计的比较：多元 Logistic 回归分析与倾向评分回归在基本原理上存在着根本的差异，前者是指利用多因素模式直接确定结果和适当处理各种因素，或调节某些协变量的条件的效果关系。但后者主要调节的是潜在混杂因素与解析变数相互之间的关联，采用倾向评分的方式分级或匹配，从中平衡了解析组相互之间的差别，并获得一种近似随机化的状态，最后解析分组各种因素与结果各种因素相互之间的关系。

许多文献提到，当结果事件与协变量个数的比值（EPV）低于 7 时，使用多元 Logistic 回归分析的结果会产生偏倚，因此一般建议 EPV 大于等于 10 才能得到较为准确的结果。比如评价药物疗效的分析中，如果我们考虑了 7 个协变量，那么用药结果是阳性的受试对象应该大于 70 人。而文献一致认同的是 EPV 的大小不会对倾向评分的结果产生影响。

在计算估计 OR 值的方法上，也与 Logistic 回归方法不同，倾向评分调整是综合性地估计 OR 值。而 Logistic 回归分析通过含有混杂变量的模型来估计 OR 值。在基本条件相同时，这两个 OR 值常常不一致，这主要是因为每个研究对象的 OR 值的平均值不等于整个研究对象群体的 OR 值。

多元 Logistic 回归分析方法与通过倾向评分回归调整筛选协变量的方式有所不同，前者先对协变量进行共线性分析后，在众多具有共线性的变数中选取方差贡献率组最大的，并将对其所表达的相关方面中最具标志性的变数选入模型。而后者通过回归调整入选的方法，把每个可观测到的协变量都选入模型。

多元 Logistic 回归模型对多元共线性敏感，当数据不独立时，统计软件产生的模型的有效性是存在问题的，因此在处理观察性资料时，常常选择最具代表的一个变量代表整个领域，虽然符合 Logistic 回归模型对数据的要求，但同时损失了很多有用信息，导致结果偏倚的产生。但也有研究论文认为，在不同的处理方式的两组之间比较，如果两组协变量均是正态分布且组间分配方式相同时，则多因素调整与未调整协变量的结果并没有差异。但如果两组协变量之间存在着偏态分布，多因素调整与未调整协变量的结果并不相同。

　　倾向评分回归调整对数据并没有严格要求，数据非正态或数据之间存在相关性时，也能得到良好的估计值。

　　注意的问题：有文献表明，如果处理组和对照组的协方差差别很大，此时判别函数不是倾向评分的单调函数，则倾向评分调整可能增加预期的偏倚。在这种情况下，我们可以考虑倾向评分匹配或分层法。

　　当然倾向评分法也有其缺点，比如处理变量只能是二分类或三分类的，对较多类型变量或者连续性变量无法处理，对于所有变量的缺失值也不是比较好的处理方式，而且它并没有解决未知数的混杂偏差，同时倾向评分法并不可以作为Logistic 的回归方法，但是在特定条件下，与传统的 Logistic 比较，倾向评分法可以获得比较真实的效应价值。

4. 倾向评分加权标准化

　　倾向评分加权法（propensity score weighting）是将倾向评分与传统标准化法结合发展成的一种新型的分析方法，可以称之为基于个体的标准化法[16]。

　　（1）倾向评分加权法的原理：倾向评价加权法首先把几个主要混杂变量的信息综合为单一变量倾向评价，而后再把倾向评分视为必须均衡的混杂因素，利用标准化法的基本原理加权后，使在各比较组中倾向评价的分配结果相同，以实现使各混杂因素在各比较组下分布相同的目的。

　　该方案把每个观测单位视为一组，不同倾向评分值预示着这一观测单位在两组中的概率大小差异。在假设不出现未确定混杂因素的条件下，加权调整是通过对在特定条件下的两个相反事件的比较来对数值加以调节的，也即通过假设使各个观测对象都接受处理因素，并与使各个观测对象都不接受处理因素的两种相反情况比较。用倾向评分所估算的权重，对各观测单位加权形成了一组虚构的标准群体，在虚拟群体中，如果两组的混杂因素都趋向相同，均近似于某一预先确定的标准人口分布[17]。

　　倾向评分加权调整方法：由于所选取的目标群体不同，调整的方式也有所不同。按照调整的目标人群的比例差异，又可分为两种加权方法：逆处理概率加权法（inverse probability of treatment weighting，IPTW）和标准化死亡比加权法（standardized mortality ratio weighting，SMRW）。

　　IPTW 法是以所有观察对象（处理组与对照组合并的人群）为"标准人群"进行调整[18]。计算方法是：处理组观察单位的权数 $W_t = 1/PS$，对照组观察单位的权数 $W_C = 1/(1-PS)$。W 为加权系数，PS 为观察单位的倾向评分值。

　　这一方式获得的群体往往和原来群体的数量有所不同，使得虚拟群体中各变

量的方差大小都出现了不同。为了获得与原来群体数量相同的标准群体，Hernan
把整个研究群体的问题解决效率和非办结率都加入了公式并进行调整得到了稳定
的权数，也因此调整了计算方法。处理组观察单位的权数 $W_t=P_t/PS$，对照组观察
单位的权数 $W_C=(1-P_t)/(1-PS)$。P_t 为整个人群中接受处理因素的比例。

SMRW 法是将处理组观察对象作为"标准人群"进行调整。Sato 和 Matsuyama
给出的加权系数计算方法是：处理组观察单位的权数 $W_t=1$，对照组观察单位的
权数 $W_C=PS/(1-PS)$。

当每一观测单位的权数都计算出来后，就可对各个观测单位加权后用传统的
方式（如直接效应比较或 Logistic 回归）进行效应计算[19]。

（2）应用实例：仍选用之前引用的倾向评分法探究服用双环醇片与未服用双
环醇片治疗肝硬化、病毒性肝炎的疗效差异的实例。在计算得到倾向评分之后，
接下来探讨双环醇片对疗效变化的影响。

首先建立指标异常变化的对数似然比关于分组变量是否服用双环醇片的
Logistic 回归模型，分组变量的标准化回归系数值即为处理效应的标准差。使用
下列 3 种方法估计处理效应：①未使用倾向评分加权的 Logistic 回归，同时也没
有协变量调整，即不考虑任何混杂因素。②不带协变量的倾向评分加权 Logistic
回归。经过对倾向评分的加权，均衡了各种混合影响，此时相当于一次随机检验，
故不再加入协变量调节。③带协变量的倾向评分加权 Logistic 回归。有时，将倾
向评分加权后并不会均衡所有的混杂因素，要达到更稳定的处理效应与估计，就
可以将这些协变量也添加到 Logistic 的回归模型中。采用上述 3 种方法，准确性
分别递增。

具体结果如表 4-29 所示，首先采用单变量的 Logistic 回归，得到的回归系
数 0.2393 大于 0，P 值 0.1810>0.05，统计检验不显著，不能认为双环醇片组的
治疗结果优于对照组（Logistic 回归系数 β 的意义：$\ln(OR)=\beta$，即 $OR=e^\beta$，
所以当 β 小于 0 时，OR 小于 1）。在使用倾向评分对非暴露组个体进行加权处理
后，再次进行单变量 Logistic 回归，回归系数大于 0，P 值 0.0996>0.05，统计
检验不显著，不能认为双环醇片组的疗效优于对照组。最后，把加权后 K-S 检
验 P 值依然小于 0.05 的协变量纳入带协变量的倾向评分加权 Logistic 回归（当
然此步骤也可以纳入感兴趣的有望能估计结局效应大小的变量，比如年龄、性
别等）。计算带协变量的倾向评分加权 Logistic 回归处理变量的回归系数以及对
该系数进行检验，发现系数仍大于 0，且系数不显著，尚不能认为双环醇片组的
疗效优于对照组。

表 4-29　3 种方法对谷丙转氨酶异常变化分析表

方法	回归系数 β	P
未使用倾向评分加权的 Logistic 回归	0.2393	0.1810
不带协变量的倾向评分加权 Logistic 回归	0.3272	0.0996
带协变量的倾向评分加权 Logistic 回归	0.3456	0.0876

（3）倾向评分加权应用中需要注意的问题：通常情况下，选择 IPTW 和 SMRW 两种方法调整混杂因素的结果基本一致。在考虑到调节因素的交互作用后，SMRW 方法的调整效果要好于 IPTW 方法。因此，可以认为 SMRW 方法是一种较合理且有效的混合研究设计方法。但是，若模型中未加入影响处理因素分布的重要混杂变量或者交互项时，或者混杂因素对处理效应有较强的效应修饰作用时，调整结果之间会出现较大差异。

如 Kurth 等在研究组织纤维蛋白溶解酶原活化剂使用与缺血性脑卒中患者死亡危险性的关系时发现，如果不调整混杂因素，其 OR 值为 3.35（95% CI：2.28～4.91），用 IPTW 调整的 OR 值为 10.77（95% CI：2.47～47.04），而用 SMRW 调整的 OR 值为 1.11（95% CI：0.67～1.84），两者相差约 9 倍。这是由于部分混杂因素具有较强的效应修饰作用，通过倾向评分分层可以发现各层 OR 值差异较大。SMRW 中的 OR 值较小，可能是由不同组间的差异造成的，因此不能直接用倾向评分匹配结果进行评价。因此，我们认为采用基于数据的处理组间比较方法进行 SMRW 和处理组之间的比较更为合适，因为它可以从多个角度对样本进行分析，并能较好地反映出随机对照研究中不同处理组的特点。对影响 Meta 分析效果的相关因素进行探讨。结果显示：性别、年龄、文化程度、家庭月收入以及是否患有慢性疾病等因素都会对 Meta 分析方法产生显著影响。而且 IPTW 是以整个群体为参考的，更全面地考察了一般群体的特性，所以在效果预测上虽然没有前面几种方法稳定，但在发现效应修饰因素、未纳入的重要变量或交互点方面具有很大的优越性；SMRW 和倾向评分匹配的平衡结果虽然一致，但是在大数据分析阶段 SMRW 更有优势，这主要是因为倾向评分匹配只选择了部分的对比个体，而 SMRW 则使用了所有对比个体的数据，其方差也与原人群比较相似，IPTW 过程容易实现倾向评分匹配。

如果倾向评分估计和多变量效应估计所用的协变量和模型相同，则直接用各协变量进行调整后的效应点值应该与用倾向评分调整后的效应点值相同。但倾向评分的优势是研究者可以首先构建复杂的模型（如纳入较多的变量或增加复杂多级交互项来计算倾向评分），然后在最后的效应模型中使用少量的重点变量与倾向评分共同调整。由于倾向评分综合了全部混杂因素的共同作用，将众多的因素综合为一个变量，使最终结果联系的模型简单化，对模型的诊断比同时纳入较多变量要容易和可靠，同时避免了效应估计时参数过多及共线性的问题所导致的偏倚。

（五）倾向评分法的优势和局限性

1. 倾向评分法的优势

（1）可降低非随机观察性研究的选择性偏倚。并且能够在一定程度上提高对试验数据进行分析和解释的效率。同时可以避免由于采用传统分析方法而带来的人为主观因素。可使研究者更加专注于问题本身。倾向评分法可将不同处理组与对照组进行比较，并在此基础上分析其在协变量分布、处理效应和选择性偏倚等方面的差异。

（2）本研究采用了基于倾向值的方法对混杂因素进行分析和评价，可以为临床观察性数据提供更多有价值的信息，同时也能为循证医学提供新的诊疗证据，从而指导医疗实践，丰富疾病谱。

（3）倾向评分法适用于混杂因素较多，结局变量发生率极低的情况，而传统的多元模型不适用。

（4）在意向性治疗（intention to treat，ITT）分析中，采用倾向评分法估计其完成临床试验的条件概率，并将其纳入 ITT 分析中，与传统分析中仅采用末次观察推进法（last observation carried forward）进行数据接转完成 ITT 分析相比，对脱落病例的外推性更强。

2. 倾向评分法的局限性

（1）倾向评分法只对观测变量进行均衡，对潜在的未知混杂因素引起的偏倚无能为力[20]（但目前也有学者认为利用工具变量分析可以对未知混杂因素造成的偏倚进行均衡，具体方法请参考相关文献）。

（2）由于工具变量分析方法在进行偏最小二乘回归时存在一些缺陷，使得其应用受到限制。倾向评分法在一定程度上解决了上述问题，但是由于没有考虑到可能存在的未知混杂因素导致的偏倚，所以目前还未见到将敏感性分析与倾向评分结合起来研究未知混杂因素影响的文章（敏感性分析具体方法见后文）。

（3）当样本量较大时，用传统的倾向评分法很难得到满意的结果，而通过引入组间协变量可以改善这种情况。

（4）若匹配后的样本在匹配前样本中所占的比例太小，则会使样本构成发生变化，进而影响处理效应的估计。

（5）当处理组和对照组之间存在较大差异时，可能会导致结果不一致或有一定程度上的偏倚现象出现，且这种情况下所得结果的倾向值较低，缺乏可比性。

综上所述，倾向评分法越来越多地应用于大样本观察性临床研究中，但在应用时仍需考虑是否适用于所分析的数据[21]。

3. 敏感性分析

倾向评分法能够平衡处理组与对照组之间混杂因素的前提就是全面考虑可能的混杂因素，不过如果仍有重要的混杂因素被遗漏了，会使得在回归方程式中，由误差项所表示的尚未被观察到的异相性更加不随机，由此产生的偏倚称为隐藏偏倚。隐藏偏倚的存在使得协变量（即混杂因素）观测值相同的个体，其加工分配概率不同。这种现象称为偏估计问题。它可以用两种方法来解决：

（1）通过引入一个适当的参数将其表示成线性函数。

（2）利用非线性最小二乘估计得到结果。例如，当同时有2个以上的协变量观测值时，每个协变量对应着一个潜在变量，而在其他情况下，每个处理组只产生一个倾向值，这就是所谓的平均处理效应。

隐藏偏倚通常无法通过统计方法评价，但调查结果中对隐藏偏倚的敏感性，却能够通过敏感性分析加以检测或评估[22]。

敏感性分析的具体步骤：先在原模型中去掉一些协变量，然后再进行倾向评价，最后得出了一组 range（E_0）[23]，若与所去除的相比，结果差别并不显著，表明该模式的平均处理效果比估计对隐藏偏倚更不敏感。下面以灯盏细辛注射液对肝功能的影响为例介绍敏感性分析。

本研究中，阿司匹林、总费用等变量的敏感性分析结果基本都超过了50，但表 4-30 中只给出了一些显著变量的敏感性分析的结果[24]，但并不影响分析结果。

表 4-30　部分重要变量敏感性分析结果

变量	E_0	range（E_0）		break even（P）
阿司匹林	0.05	0.02	0.18	−0.01
总费用	0.07	0.02	0.13	−0.02
费别	0.08	0.02	0.13	0.00

续表

变量	E_0		range（E_0）	break even（P）
参麦注射液	0.05	0.04	0.09	0.01
住院天数	0.09	0.04	0.12	0.00
职业	0.06	0.04	0.07	−0.02
辛伐他汀	0.07	0.04	0.09	0.02
头孢硫脒	0.07	0.05	0.08	0.01
硝苯地平	0.05	0.04	0.07	0.01
美托洛尔	0.07	0.05	0.07	0.00
前列地尔	0.06	0.04	0.07	0.01
苦碟子注射液	0.05	0.04	0.07	0.00
地高辛片	0.08	0.05	0.09	0.00
硝酸异山梨酯	0.05	0.04	0.06	0.01

　　表 4-30 的结果表明：多数协变量 range（E_0）相对于 E_0 变化不大，其对应的 break even（P）也非常小，说明平均处理效应估计对隐藏偏倚不敏感[24]。 此外还发现在不同样本大小和样本容量下，总体方差估计量存在着显著差异，这表明总体均值是一个重要的信息载体，而在大样本中这种差别更为明显。

第三节　数据挖掘

　　信息时代下，大数据分析给人类带来了便捷，但也产生了许多的弊端。因为数据处理量过大，已经超出了人类对数据的掌握、理解能力，因此如何恰当地运用数据是一个问题，数据挖掘和知识发现是处理此类问题的有效手段。数据挖掘是从大量的、不完全的、有噪声的、模糊的、随机的数据中，抽取蕴藏在其中有用的信息和知识的过程，其目的在于帮助用户快速准确地获取所需要的知识。数据挖掘法是在 20 世纪 90 年代出现的一门信息处理技术，它在大数据时代与数据库系统规模下迅速增长，且已大大超过了人类信息处理能力与理解能力，同时又是信息库、统计、机器学习、图像可视化和新型高性能计算技术等诸多学科综合发展的产物。

　　知识发现是从数据库中提炼出合理的、有趣的、可能有益的，并最后能够被人们认识的模式的过程。数据挖掘是知识发现的一个主要分支，其目的就是从海量的数据中，挖掘出蕴藏在其中的有价值的信息或知识，并将这些信息或知识存储到相应的数据库中去。本部分主要介绍数据挖掘技术以及其相关理论方法及其在血管性痴呆研究中的实际应用。随着计算机科学与技术的日益发展，知识发现开始成为人类瞩目的焦点所在。知识发现也越来越受到国内外学者的重视。鉴于数据挖掘对知识发现的意义，目前对知识发现的探讨主要集中在数据挖掘算法上，所以不少学者并不能严格区别数据挖掘与数据库中的知识发现，将二者混淆使用。

数据挖掘要完成各种各样的任务，需要用到很多算法。目前应用于数据挖掘的主要有以下几类算法：k-means 算法、K 均值聚类算法、BP 神经网络算法、SVM 算法和支持向量机法等。每种算法均具有自己独特的优点以及局限性。这几个算法都力求从数据上构建正确的模型，并利用计算对数据进行分解，找出与被分析数据特征最相符的模式。数据挖掘算法的核心内容是模型。模型是指通过对数据进行训练，得到可进行预测和分类的规则或函数。它与特定模型相比具有更高的期望水平，并且在某些情况下还能反映出数据中各属性值之间的相关性。计算的主要目的是寻找与数据相对应的模型，而模型的选取则需要遵守相应的规范。这些方法通常都通过探索和优化技术对模型加以确认[25]。

如图 4-19 所示，数据挖掘模型按功能可以分成预测型模型和描述型模型两种。从图中可以看出，每一类模块可以用于实现一些数据挖掘任务。

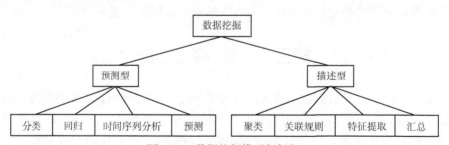

图 4-19　数据挖掘模型与任务

以数据的价值为基础，构建预测的模型。它所要实现的数据挖掘工作主要包括分析、回归、时间序列分析和预测等。预测型模型主要有线性模型、神经网络模型、贝叶斯网络模型和支持向量机模型。本书讨论了 3 种类型的模型及其各自特点。在这些模型中，线性模型具有广泛的应用。描述型模型能确定数据中存在的模式或关系；与预测型模型不同，描述型模型为探索被分析数据的属性提供了途径，而不是预测新的属性。聚类、关联规则、特征提取、汇总等一般都认为是描述型[26]。

一、数据挖掘的基本步骤

知识发现过程是指把输入的原始数据，输出为用户所需要的有用信息和知识的过程，它包含了许多不同的环节。但是由于挖掘目标很可能并不具体和细致，这也决定了程序中是人-机器互动，因此必须耗费大量的工作时间。要确保知识发现流程中最后结论的有用性与准确度，所有流程都离不开交互作用，要求领域专家与技术专家的共同参与。在此背景下提出了一种基于多智能体系统（MAS）的知识发现模型。该模型采用 Agent 建模方法描述复杂问题的解决者——人类智能主体，利用神经网络实现人机交互。如图 4-20 所示，是知识发现的全过程。

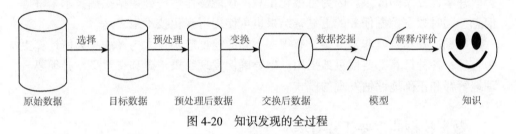

图 4-20 知识发现的全过程

知识发现过程由以下 5 个基本步骤组成：

步骤 1：选择。数据挖掘中所需的信息都可以通过各种各样的原始数据源得到，所以，首先就应从各类数据库系统、文档等其他的电子数据源中获取目标数据。

步骤 2：预处理。因为数据源、类型和度量的复杂性，可能会产生很多不规则信息，也会出现几个需要执行的不同动作。出错的信息能够被更正或者删除，而遗漏的信息需要重新修补和检测（通常使用数据挖掘工具）。

步骤 3：变换。为方便挖掘，从不同数据源得到的数据需要转换成统一的格式。有些新数据类型可能需要重新编码和转换成更易于应用的格式，或是通过将数据归约来降低所考虑的数据属性值的数量。

步骤 4：数据挖掘。对步骤 3 处理后的数据进行挖掘，产生所期望的挖掘结果。

步骤 5：解释/评价。由于数据挖掘成果的有效性主要取决于数据挖掘的成果怎样提供给使用者，所以在知识发现的最后一步，人们往往采用各类可视化工具和图形用户界面来显示成果。

要让信息更加有利于数据挖掘并且给出更有意义的结论，就必须利用数据变换方法，如信息的数据分布需要适当的变化等；在有些情形下，将实数离散化也可以更加有利于处理；而某些信息可能也必须去除，如奇异点和不常见的极端数据等；

同时也可能使用变量对信息进行转换，如一种最常见的转换函数就是对数函数，它主要利用数值的对数而非数据本身。但无论是减少数据纲（属性数）还是减少数据值的可变性，利用上述这些方法都可以让数据挖掘工作变得更加易于开展。而异常点的去除，也有助于改善数据挖掘成果的品质等。在整个处理过程中，进行转换时就必须要格外小心。错误的变换方法将修改信息，从而使得数据挖掘的结果不正确。

这里所谓的可视化就是指数据分析的视觉表现。在考查数据分析构成时，可视化也是十分实用的技能。因此，一种显示数据变量分布的折线图要比用公式方法描述的数字变量分布更易于掌握，并且也能够给出更多的信息内容。与一般数据挖掘成果的数学符号描述和文本形式表述比较，可视化技术让用户更易于归纳、提取并掌握复杂的成果。因为可视化工具不仅能够作为一种数据挖掘技术来整理信息，同时数据挖掘任务的更复杂结果也可使用可视化技术来表达。

挖掘过程本身就非常复杂，有很多不同的挖掘应用技术与算法。为使计算更为合理，各种计算都要慎重地采用。但要确保发现结果正确和有意义，必须要合理地解释和正确地评估发现的模式。

二、数据挖掘的主要任务与基本方法

数据挖掘的主要任务包括降维与特征提取、关联规则、分类与回归、聚类等。

（一）降维与特征提取

数据挖掘中，一个经常会遇到的情形就是数据存在着较高的维度。例如，在进行决策树分类等挖掘过程中，常常需要从海量数据中提取出有用信息以指导决策行为。因此，如何高效地处理高维数据就成为数据挖掘研究领域关注的热点之一。在传统的数据库模式下解决数据挖掘问题时，往往会遇到这样的情况：当某个数据挖掘任务需要用到大量不同类型的数据时，由于算法本身所固有的复杂性，使得算法的效率受到影响。这种现象有时被叫作"维数灾难"，也就是因为包含的特性太多，而造成人们无法判断运用了何种特性。解决高维问题的一个方法就是降维，也就是可以减少属性的数量[27]。在模式分析、回归数据分析和聚类分析等数据挖掘工作中，降维通常是一项关键的数据预处理过程。降维算法的主要方式分为检验结果和图像数据提取两种[28]。

检验结果可以分为信息增益、互信息、卡方检验这几种方式，其中信息增益与卡方检验是较为普遍的两种方式。检验结果选择的基本思路，是先对所有数据的重要性加以衡量，之后再按照对不同特征的重要性得分值加以确定。所以，通过衡量特征的重要性而设置的评估参数，就构成了在不同特征选择算法中最重要的差异。以模式识别为例，在特征卡方检验中可以通过特征和分类系统之间的相互关系来实现这个量化，相关性越高，特征评分值就高，该特征就应得到保护。而在信息增益中，被分类系统所提供的信息越多，就表示特征越重要[29]。

特征提取是指对输入模型的初始观察数据所做出的组合转换，从而以较初始观察数据维数少的特征空间对模型作出有效的表述或分类，而图像数据提取则是模式识别中的一个关键步骤。由于初始资料通常含有若干冗余或重叠的信息，模式识别系统设计这类的实际问题就必须利用图像数据的提取把模式信息转移到维数较小的特征空间，以便于减少从整个识别系统中获取原始观测信息所需要的时间成本以及相应的运算工作量，从而提升识别制度的质量效能[30]。

图像数据提取的手段，主要包括主成分分析、独立元素分析、因子分析和多维度量方法等多元数据分析手段。

（二）关联规则

1. 算法原理

关联规则算法分析是被广泛应用于大规模单维或多维数据项目集内部隐藏关联的解析，其原理简洁、形式简单、易于解读，适用于 HIS 数据挖掘，常被应用于不同类别中西药物联合用药规律的探索性研究[31]。它是数据挖掘中最重要的任务之一，其目标是发现事务（transaction）数据库中项目（item）以及之间有趣的关联。

Apriori 算法是最经典的关联规则算法，现已为大多数的商用程序所采用。其计算基础是采用二阶段频集递推思想，对数据集通过逐层检索以迭代地认识现有的频繁项集（frequent itemsets）并据此构造关联规则[32]。此计算的重要过程是确定全部频繁项集，即 Apriori 算法研究过程中相关准则模式的构建，受满足率与置信率的双重制约。

在 Apriori 算法分析过程中，每一条关联规则都呈现为 A→B 形式的蕴含式，支持度（support）与置信度（confidence）是必备的重要约束参数，其公式分别为：Support（A→B）$=P$（A∪B）；Confidence（A→B）$=P$（A|B）。置信度则是用来表示一个事务或一组数据之间具有相关性程度的一种数值性指标。当存在 2 个以上不同性质属性值的对象时，它们会相互影响、相互制约，形成一定数量的关系矩阵。关于所有事务 A 与事务 B 之间的关联规则：支持率是指在所有事务中事件 A 与 B 共同发生的概率，说明了关联规则的频率，是关于关联规则重

要性的度量[33]。最小支持度（min-support）表明筛选提取的项目集在统计学含义上的最小化价值，最小置信度（min-confidence）表明已经建立的相关准则的最小化可信度。所以基于关联规则的分析，也就是找出全部同时符合预先确定最小支持度、最小置信度要求的关联规则。

Apriori 算法在关联规则的挖掘过程中一般包含了两个阶段：第一步，应该先要在大数据集中找出全部的频繁项集，第二步再从这个频繁项集中形成关联规则[34]。

关联规则挖掘的第一步，需要在原始数据集中找到全部频繁项集。它是指相应于所记录某一项目组中出现问题的频率，应当大于或等于所规定的最小支持度阈值。而达到最小支持度的 k-itemsets，则称为频繁 k-项集（frequent k- itemsets）。算法是从频繁 k-项集中再生成频繁（k+1）-项集，直至无法再找到更长的频繁项集时为止[35]。

关联规则挖掘的第二步就是要在频繁项集形成关联规则[35]。使用前一过程的频繁 k-项集来生成准则，在最小置信度的要求阈值下，若前一准则所得到的置信度达到了最小置信度要求，称此准则即为关联规则。

2. 优势与缺点

Apriori 算法的突出优势在于算法架构简单、易于操作、对数据要求低，可以定量地精细刻画变量间相互影响的复杂关系[36]。在药物核心关联网络的可视化构建中，Apriori 算法可以用来阐明临床联合用药特征等关键规律。

Apriori 算法的主要不足之处，在于数据分析流程中常伴有大规模候选集的出现和对数据库系统中所有记录的反复扫描，从而造成大计算工作量以及占用过多资源，这在大型的临床数据库系统分析中体现得更加明显。

关联规则网络图对变量关联性的呈现具备良好直观性，如图 4-21 所示：在相应支持度、置信度的筛选与建立条件约束下，10 种类别的中西药物被纳入关联规则网络图，粗线表示联合使用频率在 30%以上，细线表示联合使用频率在10%～30%，虚线表示联合使用频率在 10%以下。

关联规则挖掘法一般应用于在记录中指标取离散值的情形。原始数据库中，有大量的指标值必须进行相关规律的数据挖掘后才能获取，但因为数据离散化是个复杂过程，所以在对数据进行离散化之前需要先做好一些必要的准备工作，包括数据挖掘预处理环节、对数据的离散化预处理和基于相关规律的数据挖掘结果后处理等。目前关于关联规则挖掘技术已有许多成熟的理论及方法，但对于如何

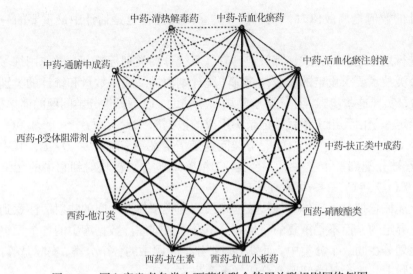

图 4-21 冠心病患者各类中西药物联合使用关联规则网络例图

注：粗线表示联合使用频率在 30% 以上，细线表示联合使用频率在 10%～30%，虚线表示联合使用频率在 10% 以下

选择合适的离散化策略仍然没有一个统一而明确的结论。因此，对这些问题进行探讨具有重要的现实意义。关联规则有很多种分类，其中最常用的两个类别——基于内容和基于关系。

随着许多实际应用问题变得越来越复杂，大量的研究成果从不同的视角拓展了关联规则范围，并把更多的管理因素整合在了关联规则挖掘方式中，进一步充实了关联规则的实际应用，也扩大了支持管理决策的适用范围。目前已提出一些基于数据挖掘技术的新算法，如 Apriori、FP-growth 以及 Bayesian 等，但这些算法还存在着很多不足。

（三）分类与回归

分类是为了把信息反映到事先界定的组或类型。在对观测资料作出划分以前，人们早已确立了分类方法，所以我们常将分类方法称为有指导的方式学习[26]。分类方法可分成两大类：一是采用数据建模的分类技术；二是采用机器学习方法的类型。在其中，机器学习方法又可分成两种：一种是采用神经网络（NN）的划分，另一种则采用向量法。模型辨认是一个很经典的分类问题，把输入的图案根据与预设类型的接近程度分成了若干类，作为最常见的一种数据挖掘技术，类型方法现已被应用到了很多的应用领域，包括图像识别、医院诊疗、信贷申请、工程应用中的故障检查以及市场趋势分析等。而分类方法和预期也有着密不可分的关联。人们一般认为，当被预计的数值是连续值时，就叫作预期；当被预计的数值是离散值时，就叫作分类。回归分析也是估计中最重要的一个建模方式。

　　进行划分的各种方式，都假定已有练习统计的类别标签。常常使用练习集来统计分类技术要求设定的参数，而练习统计则由样品输入数量和统计的类别归属所构成。实现这些步骤，往往要求领域专家辅助。以下提供分类问题的简单概念。

　　给定一个由元组（条目，记录）组成的数据库 $D=\{t_1,\ t_2,\ \cdots,\ t_n\}$ 和一个类别集合 $C=\{C_1,\ C_2,\ \cdots,\ C_m\}$，分类问题是指定义一个映射 $f:\ D \rightarrow C$，其中每个元组 t_i 被分配到一个类中。一个类 C_j 精确地包含了被映射到它中的元组，即 $C_j=\{t_i|f\ (t_i)=C_j,\ 1\leqslant i\leqslant n,\ t_i \in D\}$。

　　上述概念把分类看作一种从数据库系统到类型集合之间的映射。注意到分类是预先界定的，而不是重复的，且划分了全部数据库。数据库中的各个元组都被准确地划分在同一个分类中。而关于某些分类问题中的各个分类，实际是等价类。

　　实际上，一个分类问题要分成如下两步来实现：

　　步骤 1：通过对训练集的运算，形成一种特定的模型（分类器）。在这个过程中，以训练信息（包括对每个元组定义的类别）作为输入信息，以设计得出的模型作为输出信息。生成的模型要尽量准确地定义了训练信息。

　　步骤 2：将步骤 1 中产生的模型应用于目标数据库中的元组进行分类。

　　虽然实际上在步骤 2 才进行分类，但更多的研究工作集中在步骤 1，步骤 2 通常是很简单的。

　　按照分类算法所采用的基本思路，可提供各种类型的分类算法，如图 4-22 所示。其统计算法主要根据统计数据加以划分，基于距离的方法通过相似性和距离度量加以划分。决策树、神经网络和支持向量机等方法通过它们的内部结构加以划分，而基于关联规则的分析方法则产生了 IF-THEN 法则加以划分。

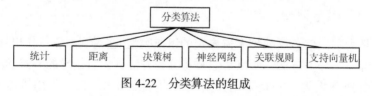

图 4-22　分类算法的组成

　　在实际的数据分类问题上，人们不但有很多种不同形式的分类器可供选择，同时在各种各样的分类器中也有许多参数可以选取，包括在 k-最近邻分类器中有几个最近邻匹配、在决策树分类器中的叶节点数量，以及在神经网络的输出层中有多少个神经元。不同的选择方式都对应了不同的分类器。衡量分类器性能的评判标准，就是这个分类器出现误差分类问题的可能性有多大。而一种不会出现问题的分类器或许是最完美的，但是因为有噪声数据，所以在现实中人们并不喜欢构建这样的分类器，也就是训练过的拟合问题。因为如果分类器严格地拟合了训练结果，那么它就不会太好地运用到更广阔的数据总体。求解经过拟合问题的有效途径就是按照结构风险的最小原则来选取，并使用分类器。而所谓的结构风险最小是指在提高了划分准确性（经验风险）的同时，减小了分类器的模型复杂性，以便使分类器在每个数据集中的期望损失得以减少。

回归指把统计项反映到某个实值预测变数。实际上，回归通常包括了解某个能够实现该反映过程的参数。回归首先假定某些已有性质的参数（如线性函数、Logistic 函数等）能够拟合目标信息，进而运用某些误差分析方法定义某个与目标数据模型拟合程度最好的值函数[37]。

下文将用最简洁的一元线性回归公式解释一种回归模式的问题。假如在训练样本中有 k 个点，就可得出以下的 k 个等式。

$$y_i = c_0 + c_1 x_i + \varepsilon_i, \ i=1,2,\cdots,k \tag{4.66}$$

对于简单的线性回归，给定观测值（x_i, y_i），可以用平方误差技术来表示误差 ε_i。为了使平方误差极小化，需要应用最小二乘法。用这种方法找到适当的系数 c_0、c_1 以使平方误差在观测值集合上最小化。误差的平方和为

$$L=\sum_{i=1}^{k}\varepsilon_i^2=\sum_{i=1}^{k}\left(y_i - c_0 - c_1 x_i\right)^2 \tag{4.67}$$

取相应系数的偏导数并令其为 0，求解后可以得到系数的最小二乘估计 $\hat{c}_0$ 和 $\hat{c}_1$。

回归分析方法和相互关系之间有密切的联系。有关分析方法主要研究的是与实际现象间有无关联、有关的方面和紧密程度等，而通常并不区分自变量或因变量。而回归分析则要分析现象间关联的具体表现形式，并判断其数量与依存关系，从而通过数学模型来表达具体关联。比如，在相关性分析中我们就能够知道"服务质量"与"用户满意度"有关，而在这两种因素中间究竟是哪个因素受到了哪个因素的影响，程度怎样，则需要借助于回归分析来判断。

通常，回归分析的方法都是利用确定因变量与自变量关系来判断因变量间的定量关联，从而形成回归模型，并通过实地观察实际数据求解模拟参数，进而评价回归模型是否能够很好地拟合现场的实际数据。如果模型拟合得好，则可通过自变量作出更多的估计。

（四）聚类

聚类作为数据挖掘的一项重要的研究范畴，近年来备受重视。从机器学习的视角，系统聚类分析法是一个无监督的机器方法，它是将样本数据集分割为由相似的

样本点所构成的多个类的过程。而系统聚类方法作为数据挖掘技术中的一种极为重要的分类，主要通过对样本点间相似程度的测量标准，将数据集自动地分割成若干个集群，使一个集群的样本点间的相似度尽量大，而隶属于各个集群的样本点之间相似程度也尽量小[38]。在对数据进行聚类分析之前，首先要明确各个类型所对应的一个类型，然后再分别计算出每一类的均值和方差。基于实际样本数量的特点，以及基于样本点之间的相似性界定了聚类中的群组[39]。聚类中的群也叫作集群。一种聚类分析系统的入口数据通常是一种样品或者一种度量样品点之间相似程度（或间距）的准则[40]，而其输入输出则是簇集，或数据集的一些类型，而这些类构成了一个分区或分区结构。

聚类过程可以分为特征选择和特征提取、聚类算法选择设计、聚类验证以及结果解释和可视化四个基本步骤，如图 4-23 所示。

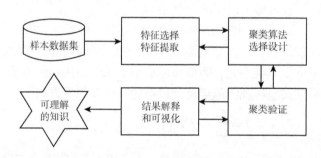

图 4-23 聚类过程

按照聚类算法所使用的基本思路，可进行各种类型聚类算法的分类，如图 4-24 所示。其中层次聚类和划分聚类为最主要的两个分类方法。所谓层次聚类，是指形成了一个相互嵌套的簇集。在分层系统中，每一级都有几个相互分开的簇：在低级层，每一个元组都构成了一个相互独立的簇；在最高级层，所有的元组都构成了一个簇。在层级系统聚类中，不必输入簇的数量。而所谓划分聚类指用算法构建成一个簇集，其簇的数量由用户确定或系统规定。而传统的聚类算法为适应内存需求，通常都是为面向数值型的小型数据库系统而设计的。不过，近来的很多算法都是针对大规模动态数据库系统而设计的，因为它们都可以处理大类别数据块。为解决内存的约束，这种专门面向大规模数据库系统设计的算法或者可以通过对数据块进行抽取，或是使用数据结构形式来缩小或修改数据库系统。而通过检查是不是生成了重复或非叠加的簇也可以进行其他的聚类算法。

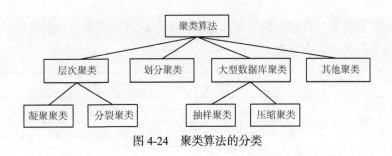

图 4-24　聚类算法的分类

　　聚类分析的一个额外结果是对每一类进行综合描述，这一结果在进一步深入分析数据集的特征时显得尤为重要[40]。然而，在大多数情况下，这些信息往往不能被很好地利用。因此，有必要研究一种能够有效处理这类型信息的算法。聚类方法特别适合于讨论样本之间的相互关联，进而对样本结构进行初步评估[40]。数据挖掘中的聚合与分析方法研究重点聚焦在面对大量信息的有效性和实际的聚合与方式上。聚合技术的扩展、高维聚类分析、分类属性数据的聚类、具有混合性质信息的聚类以及复杂分类数据聚类等问题，是目前资源数据挖掘研究工作者较为感兴趣的。

三、文本数据挖掘

　　文本数据挖掘，是从海量文本中找出隐藏知识和规律的一个方式和手段，它主要由数据挖掘发展而来，但也有很多不同[41]。

　　文本数据挖掘主要是对内容为人所用的自然语言的文本加以数据挖掘，因而缺乏计算机中可认知的含义。传统数据挖掘方法所处理的信息是高度结构化的，其数据大都是半结构化或非结构化的。因此，文本数据挖掘存在的最大困难是怎样在电脑上正确地描述文字，并让它有充分的数据来表达文字的特点，又不至于过于复杂而无法用学习算法来处理[41]。

　　图 4-25 包含文本挖掘技术的 3 个部分：第 1 层为文本挖掘的基础领域，包括数据挖掘与机器学习、数理统计、自然语言处理[42]；基于以上三个方面的第 2 层是文本挖掘的基本技术，共分为五类，分别是文本数据预处理、文本分类与聚类、文本关联分析、文本信息检索与提取、文本自动摘要；第 3 层为基本技术以上的两个主要应用领域，包括信息访问与知识发现，信息访问包括信息检索、信息浏览、信息过滤、信息报告，知识发现包括文本数据分类与分析、文本信息分析、聚类与关联分析[43]。本部分重点讨论了文本数据挖掘技术及其应用，并给出一个简单例子来展示其具体实现方法。最后还指出了目前存在的问题及发展方向。综

上所述，本书将文本数据的预处理，信息检索、信息提取和自动摘要、从文本中寻找知识等都视为文本挖掘[44]。

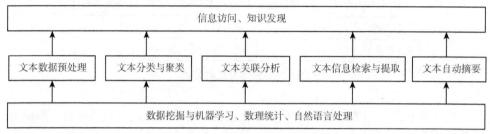

图 4-25　文本挖掘技术

对人们来说，目前的大部分信息都是以文字数据的形式产生、表达、储存、加工与处理的，同时由于网络的迅速发展，电子化的文字量增加越来越快。同时，在公司、行政组织中，大部分的信息也都以文字的形式出现。所以，文字挖掘技术被认为具有很大的潜在价值。

目前，对文本表示的研究主要集中在文本表示模型的选择和特征元素的选择算法上。用于表示文本的基本单位通常称为文本特征或特征元素。特征项必须具备以下特性：①特征项能够确实标识文本内容；②特征项具有将目标文本与其他文本相区分的能力；③特征项的个数不能太多；④特征项分离比较容易实现。

1. 文本分类

文本分类是一种机器学习问题的过程，必须预先定义部分问题类型[45]；之后再根据文本内容把任何一种文件自动归类到这些文件中，使客户能够按照需要选取信息[46]。随着计算机性能的提高和算法研究的深入，k-最近邻（KNN）、长短期记忆（LSTM）等方法被广泛用于文本分类器的设计。与一般的模型分类过程一样，文本分类也分为训练和分类两个阶段，具体过程如下：

第一是训练阶段：首先需要确定类别的集合 C[46]，这些类别可以是层次式的，也可以是并列式的。再选择适量具有代表性的文档组成训练文档集合 D，确定训练文档集合 D 中的每个训练文档 D_i 所属的类别 C_j，然后提取训练文档 D_i 的特征，得到特征向量。通过对以特征向量表示的训练文档集合进行计算产生一个特定的模型（分类器）。

第二是分类阶段：将训练阶段产生的模型应用于测试文档集合 T 中的每个待分类文档进行分类。

文本分类实质上是给一种文件划分一个或多个预定意义类型的问题，所以，文本分类的方式主要源自模型划分，比如朴素贝叶斯分类、决策树、支持向量机、神经网络和 k-最近邻方式等。

2. 文本聚类

文本聚类是指把文本按照其特点归集。也就是说，把给定的文本综合分为几个子集，叫作分类，同类的文档相似度较大，而不同类的文档相似度较小。各种聚类方式基本上都能用在文字聚类上[47]。目前，已有许多的文本聚类算法，但一般都可分成两个类别，即层次聚类和划分聚类。

3. 文本关联分析

文本关联分析是指在文字组合中寻找不同特征词间的关联。同文本分析和文本聚类一样，文本关联分析首先需要对文献数据经过预处理，之后才可以调用相关规则的挖掘算法实现相关数据分析。

值得一提的是，由于不断地发现连续和非常邻近的特征词，并形成新词组，通过文本关联分析和挖掘方法可以找到与应用领域有关的新词组，即复合关联（compound association），文本关联分析与挖掘流程也可以找出应用领域有关的词汇术语，即非复合关联（noncompound association）。基于复合关联和非复合关联的挖掘方法通称为"词汇术语级关联性挖掘"。在文献研究中，词汇术语级关联性挖掘方法具有以下两种特征：第一，可以自动记录词汇和词组，而不需人工记录；第二，挖掘方法的工作时限相对较短且无价值的数据大幅下降。在术语的关联分析和挖掘工作的基础上，还可继续开展文本分析和文本聚类的挖掘工作。

四、时间序列数据挖掘

时间序列是一种重要的高维数据形式，就是将客观对象的某个物理量在不同时间点的采样值根据时间先后顺序排列所形成的序列。在国民经济管理和工程技术领域都有应用[48]，在医学领域也有重要应用，如使用某种药物出现某种 ADR，从而使用另一种药物对 ADR 进行治疗，即表现为时间序列关系，运用时间序列数据挖掘，就能够获取大量数据中所包含的与时间密切相关的有用信息，从而进行知识的提炼。

时间序列数据本体所拥有的高维性、复杂度、动态性、高噪声特点和容易达到大规模等特点，使时间序列数据挖掘成为数据挖掘研究中最具挑战性的十大领域之一。近年来由于计算机科学与数据库科技的发展，时间序列数据挖掘已经成为一个非常活跃的研究课题，在很多领域都有着广泛的应用。时间序列数据挖掘主要分为两个方面：一是对时序进行特征提取；二是建立模型。目前研究重点主要聚焦于对时间序列的模式描述、时间序列相似性度量和查询、时间序列聚类、时间序列异常检验、时间序列分类、时间序列预测等方面。

时间序列的相似性度量是时间序列数据挖掘的基础。时间序列有着丰富多彩的构造特征和错综复杂的形态特性，而目前现有的基于相似性度量的聚类方法也都面临着相当的局限，所以很有必要研发出新的具备更高的优越性的时间序列挖掘算法，来增强对计算数列之间差异的解析能力。目前对时间序列的相似性度量主要集中在 LP 范数（例如欧几里德距离）、动态时间弯曲距离、公共子序列与编辑距离、串匹配等方面。前两种相似性度量方法应用较为广泛。但是欧几里德距离不支持时间序列的线性漂移和时间弯曲，动态时间弯曲距离的计算量很大，不适合直接应用于海量时间序列的挖掘，从而限制了其在时间序列数据挖掘上的广泛应用。

所谓预测，即对尚未发生或现在还不了解的事情作出预计和推测，从而对事情现在即将产生的结果加以探讨和研究，简言之，便是根据已知事物测定未知事件。预测有其存在的必然性，因此也可以称为科学预测。因此预测必须遵循一定的原理，运用相应的手段，采用适当的工具，才能获得满意的效果。其中时间序列分析就是一种常用的技术手段。时间序列预测的方法大致有三类，即内生性时间序列预测技能、外生性时间序列预测技能和主观性时间序列预测技能。

五、数据可视化技术

数据挖掘技术通常有两个主要实现路径：一是利用基于机器学习的大数据技术的自主计算过程，二是运用个人的视觉能力和理解功能，利用可视化方法的数据结构，即可视化挖掘。

目前，可视化已经广泛应用于情报检索、信息分析和知识发现等领域。从理论上讲，可视化可以分为 3 种：基于图和基于表（或称为图和表），以及它们的混合方法。在数据挖掘过程中，通过可视化可以帮助领域专家更好地理解和掌握数据挖掘所需要的信息，并为用户提供必要的调节操作，从而获得更多有用的领域知识，提高挖掘结果的质量。可视化技术在数据挖掘过程中主要用于数据准备、挖掘过程和结果展示等方面，并已得到广泛的应用。

可视化数据挖掘，是指运用人们的感知能力来进行数据挖掘的工作。可视化技术能够协助分析人员实现更合理的交互分析。它通过分析可视化数据来了解和预测数据之间的关系及变化趋势，从而达到辅助决策的效果。随着科技发展，可视化挖掘已经越来越作为一项主要技术，而且越来越广泛地运用到各个领域。与传统的数据挖掘相比，可视化数据挖掘具有以下优点：第一，可以使用户更直观地了解到数据探索过程；第二，可视化结果可用于指导决策、预测等方面。

数据分析的可视化方法可以大致分为以下五个过程：①针对领域知识及应用问题，提出数据分析的基本目标；②选取相应的数据分析维度，并完成数据类型的变换以及归十化处理；③将处理得出的数据结果通过可视化方式实现可视化；④根据可视化结果实现可视化数据分析；⑤对得出的数据分析结果解释和后处理。

对三维及三维以下数据，经过数据清洗、属性选择等预处理后，可直观显示；二维数据表示为图像形式，例如图形（图片）、表格（表单）、文本信息（新闻）等。随着计算机软硬件技术发展以及各种图像处理软件的广泛应用，二维数据也得到了广泛研究和利用。这一类方法在具体使用上并不多见，通常仅使用在特殊的专业和场合。一维数字通常是指时间线上的数字，而典型的一维数字是指时间序列的数字，例如某只证券的价值变动数据。通过运用一维数据可视化，就能够观测股票的价值走势，进而预知股价在未来的价值走势，一维数据可视化也是证券形态学中最常见的可视化方式。一个证券的价格趋势通常没有太大的含义，一般是将几个证券的价格趋势画到同一个图形上并加以对比，又或是将各个时点的证券数量视为不同的维度，将时间序列数据视为多维数据，并进行统计分析。因此二维与三维数据可视化技术在地理信息系统中也具有很普遍的运用。地理信息系统技术可广泛应用在城市规划、道路交通规划等领域。

商业、医学、生物学、教育等学科领域的数据大多是三维以上即多维的，如商场购物数据、学生成绩数据等。由于这些数据通常具有高维性、稀疏性及非平稳性，因此对它们进行有效的管理和分析显得尤为重要。多维数据在经过预处理时，必须经过降维处理过程，以达到可视化的目的。目前，多维数据分析的图像可视化信息技术一般有基于图标、基于分层、基于图形和基于多边形等关键技术。

参 考 文 献

[1] 李智文，任爱国. 倾向评分法概述[J]. 中国生育健康杂志，2010，21（1）：62-64.

[2] 周珺. 倾向得分匹配法的研究探索及应用[D]. 昆明：云南财经大学，2013.

[3] 杨伟，易丹辉，谢雁鸣，等. 基于 GBM 倾向评分法对疏血通注射液导致谷丙转氨酶异常变化的影响分析[J]. 中国中药杂志，2013，38（18）：3039-3047.

[4] 王永吉. 多分组资料倾向得分匹配法的研究[D]. 西安：第四军医大学，2011.

[5] 郑雯. 急性胸痛急诊早期风险评估模型在中国人群中的验证与新模型的构建[D]. 济南：山东大学，2020.

[6] 李彦楠，谢雁鸣，张寅，等. 基于电子医疗数据的真实世界仙灵骨葆胶囊对肝功能影响临

床实效研究[J]. 辽宁中医杂志, 2018, 45（12）: 2555-2560.

[7] 刘凤芹, 马慧. 倾向得分匹配方法的敏感性分析[J]. 统计与信息论坛, 2009, 24（10）: 7-13.

[8] 赵瑞丽, 王松. 出口会导致工资溢价吗?［J]. 国际商务研究, 2014, 35（6）: 15-25.

[9] 李智文, 张乐, 刘建蒙, 等. 倾向评分配比在流行病学设计中的应用[J]. 中华流行病学杂志, 2009（5）: 514-517.

[10] 邬顺全. 多组比较的倾向性评分模型构建及匹配法的研究和应用[D]. 上海: 第二军医大学, 2014.

[11] 胡永远, 周志凤. 基于倾向得分匹配法的政策参与效应评估[J]. 中国行政管理, 2014（1）: 98-101.

[12] 黄潇. 金融排斥对农户收入的影响——基于 PSM 方法的经验分析[J]. 技术经济, 2014, 33（7）: 120-129.

[13] 李智文, 任爱国. 倾向评分分层和回归分析[J]. 中国生育健康杂志, 2010, 21（3）: 186-188, 193.

[14] 阚静, 陈峰. 倾向评分方法在经皮冠状动脉介入治疗研究中的应用[J]. 中华心血管病杂志, 2014, 42（1）: 76-79.

[15] 仇云杰, 魏炜. 研发投入对企业绩效的影响——基于倾向得分匹配法的研究[J]. 当代财经, 2016（3）: 96-106.

[16] 李智文, 刘建蒙, 任爱国. 基于个体的标准化法——倾向评分加权[J]. 中华流行病学杂志, 2010（2）: 223-226.

[17] 田野, 马洁, 黄璐, 等. 双稳健半参数模型法评价 CAF 和 TAC 化疗方案治疗乳腺癌疗效的回顾性分析[J]. 中国卫生统计, 2019, 36（1）: 57-61.

[18] 郝璐, 谢雁鸣, 章轶立, 等. 基于医院信息系统的清开灵注射液治疗缺血性脑血管疾病的真实世界疗效分析[J]. 中医杂志, 2019, 60（13）: 1123-1128.

[19] 艾青华, 谢雁鸣, 李霖, 等. 运用倾向评分法研究参芪扶正注射液对 ALT 水平的影响[J]. 中华中医药杂志, 2014, 29（5）: 1687-1691.

[20] 王永吉, 蔡宏伟, 夏结来, 等. 倾向指数第一讲倾向指数的基本概念和研究步骤[J]. 中华流行病学杂志, 2010（3）: 347-348.

[21] 艾青华, 谢雁鸣, 李霖, 等. 运用倾向评分法研究真实世界参芪扶正注射液对门冬氨酸氨基转移酶的影响[J]. 中医杂志, 2014, 55（18）: 1596-1600.

[22] 杨伟, 易丹辉, 谢雁鸣, 等. 基于 GBM 倾向评分法对疏血通注射液导致谷丙转氨酶异常变化的影响分析[J]. 中国中药杂志, 2013, 38（18）: 3039-3047.

[23] 李永秀, 杨薇, 谢雁鸣, 等. 倾向性评分方法分析灯盏细辛注射液对 1641 例患者 AST 和 ALT 的影响[J]. 中药新药与临床药理, 2015, 26（3）: 401-405.

[24] 葛伟韬, 谢雁鸣, 支英杰, 等. 基于倾向性评分法分析参附注射液对肾功能的影响[J]. 现代中医临床, 2017, 24（1）: 23-26.

[25] 高洁. 基于数据挖掘技术的高校信息采集分析系统设计开发[D]. 成都: 电子科技大学, 2011.

[26] 徐志伟. 关联规则方法在高校课堂教学质量评估体系中的应用研究[D]. 长春: 东北师范大学, 2009.

[27] 张有承，梁颖红. 数据挖掘技术及其应用的研究[J]. 科技信息（科学教研），2007（35）：608.

[28] 周颂洋，谭琨，吴立新. 基于邻域距离 ISOMAP 算法的高光谱遥感降维算法[J]. 遥感技术与应用，2014，29（4）：695-700.

[29] 刘孝良，丁香乾，门月. 基于信息增益的特征选择在烟丝致香成分中的应用[J]. 现代电子技术，2012，35（18）：92-94.

[30] 赵正晚，孙洁，祝熠英. 一种面向机器学习的情境识别机制[J]. 宁波工程学院学报，2011，23（4）：72-76.

[31] 张寅，谢雁鸣，陈岑，等. 基于关联规则 Apriori 算法的真实世界复方苦参注射液治疗恶性肿瘤联合用药药理作用特征的回顾分析[J]. 中国中药杂志，2017，42（2）：378-384.

[32] 滕月，荆志伟，王连心，等. 基于真实世界的 12385 例使用清开灵注射液患者临床用药特征分析[J]. 中医杂志，2018，59（3）：215-219.

[33] 李彦楠，谢雁鸣，张寅，等. 复方苦参注射液老年人群临床应用与联合用药特征分析：一项基于医院信息系统的真实世界研究[J]. 长春中医药大学学报，2019，35（2）：255-260.

[34] 姜晓旭. 基于用户行为的网络广告点击欺骗检测与研究[D]. 西安：西安科技大学，2011.

[35] 苏变萍. 基于关联规则挖掘技术挖掘建设法规领域数据的方法[D]. 西安：西安建筑科技大学，2013.

[36] 李贵华，姜红岩，谢雁鸣，等. 真实世界大数据冠心病患者中西医联合治疗规律初探[J]. 中国中药杂志，2014，39（18）：3474-3478.

[37] 许硕. 数据挖掘技术在民办高校招生中的探索[J]. 辽宁师专学报（社会科学版），2013（4）：99-101.

[38] 中国人民大学统计系数据挖掘中心. 数据挖掘中的聚类分析[J]. 统计与信息论坛，2002，（3）：4-10.

[39] 陈广宇，陈慧君. 基于聚类方法的中部六省就业结构分析[J]. 科技创业月刊，2010，23（12）：9-10.

[40] 雷墨林，雷翔宇. 聚类分析在图书馆书籍管理中的应用[J]. 江西科学，2011，29（3）：395-398.

[41] 王朋义. 旅游突发事件的聚类研究[D]. 北京：北京邮电大学，2009.

[42] 王煜. 机器学习技术在文本分析中的应用[J]. 华南金融电脑，2007（5）：22-24.

[43] 刘春艳. 基于信息可视化的文本挖掘研究领域前沿与演化分析[J]. 图书情报工作，2011，55（S2）：270-272，189.

[44] 施永利. 大数据时代背景下的档案利用服务探讨[J]. 商，2012（11）：129，145.

[45] 李卫军. 文本数据挖掘在远程教育中的应用[J]. 电脑知识与技术，2011，7（33）：8336-8337.

[46] 吴岳芬，刘洪辉. WEB 文本挖掘的研究[J]. 电脑知识与技术，2006（11）：87-89.

[47] 章成志，张庆国，师庆辉. 基于主题聚类的主题数字图书馆构建[J]. 中国图书馆学报，2008（6）：64-69.

[48] 张炜. 基于数据挖掘的微机监测系统故障诊断研究[D]. 兰州：兰州交通大学，2010.

第五章 大型数据仓库的构建

血管性痴呆临床大数据真实世界研究数据来源多种多样，不仅可以来自各类临床信息系统，也可以来自各类监测数据和医疗保险数据，还可以来自物联网和互联网等系统，这些数据源都可以产生大量有助于血管性痴呆临床研究的信息。真实世界研究中，要有效地利用这些数据，需要建立数据仓库。HIS 产生的数据是大数据真实世界研究中较典型的数据来源，并可充分反映大数据大体量、多源异构、高维度、大量混杂、大量缺失等特点，因此本章就以 HIS 数据为例，阐述大数据真实世界研究中大型数据仓库的构建。

第一节 HIS 数据应用于血管性痴呆真实世界研究中的特点

一、HIS 的发展变化

HIS 作为医疗电子数据库的主要表现形式，在我国医疗卫生行业中应用已有 20 余年的历史。它是指运用现代计算机网络技术、通信等先进的手段，对医院以及下属各单位人流、物流、财流等实现全面控制，把在医院管理各个环节和各过程中所形成的信息，加以采集、储存、管理、获取、传递、整理、加工为各类数据，以便于为医院的全面工作提供完整的、智能化的控制体系和各种业务的信息网络系统。

纵观我国近 20 年大中型医院的医疗信息化发展历程，总体来说到目前为止可以分为以下三个大的发展阶段。

第一阶段是系统的建设阶段，时间节点在 2000 年前后。各家医院 HIS 从无到有，从小到大，实现了从手工到计算机的转变。这一阶段的特点是电子化、联网化，各医院纷纷设立医院信息中心，建立医院级数据机房、基础网络和中心数据库，并构建各类信息系统，用以替代以前的手工报表、电子报表以及单机版的信息管理软件。这一阶段的信息系统涉及医院经济运行和医生、护士、辅助检查科室、药剂科等与患者医疗相关的多个环节，其中医疗电子数据涉及医嘱处理、病历记录、药品管理、检查、检验、监护等多个业务系统，这些系统在帮助医护人员完成业务工作的同时还扮演医疗信息收集者的角色。

第二阶段的时间节点在 2010 年前后，是以电子病历为代表的发展阶段。在这一阶段各医院实现结构化电子病历的同时，还进行临床路径和各信息系统数据集成的研究工作，如形成电子病历系统（electronic medical record system，EMRS）、影像归档和通信系统（picture archiving and communication system，PACS）、实验室（检验科）信息系统（laboratory information system，LIS）等。实现临床医疗数据的全流程管控，进而产生真实、全面、完整的患者电子健康档案和医疗记录。其核心价值在于可以解决临床诊治流程中的大量信息需求，也能够为医师临床诊治与实践提供信息技术支撑，并且为患者提供更为全面的临床决策和治疗咨询服务。同时，产生的结果也具备了更高的学术价值，主要体现为具有先进医学流程管控能力、电子化临床路径、闭环医嘱管理系统，以及部分医学辅助决策支持系统的实际应用等。现今，尚有诸多医院的信息系统仍处于这一发展阶段。

第三阶段为部分医院已开始尝试并取得了一定成果的全面智能型医院信息化基础的构筑，主要内容是在数据集成的基础上搭建集成平台，以及在其基础上的各类数据中心和相关顶层应用的建设。这一阶段首先要实现所有信息系统数据在统一接口上的互联互通和综合利用，然后在涵盖诊疗服务所有过程的一致的数据管理基础上，形成了医学数据中心、信息管理数据中心、影像数据管理中心和区域数据管理中心等各种类型的数据中心，并且构建更多类型的内外网智能应用，更好地将集成的数据应用于临床诊疗辅助决策和科学研究，以及应用于医院指导经济运营和提高患者满意度。同时，这也为 HIS 数据在真实世界研究中的应用提供了更好的契机和更宽广的平台。

二、HIS 的结构模块

当前以集成平台和数据中心为核心的医院数字化建设整体架构可分为三层，如图 5-1 所示。最底层是物理层，包括综合布线、机房建设、硬件建设等，物理层的建设是持续进行的，是所有信息系统的物理载体。物理层之上分为内网和外网两个部分：内网部分是 HIS 的主体，主要包括底层的信息安全与管理平台，以及建立在之上的以数据交换平台为核心的各业务系统和临床信息系统及协同医疗信息管理系统。最顶层是应用系统，包括数据分析与挖掘系统、临床科研一体化系统、专科数据库管理系统等。

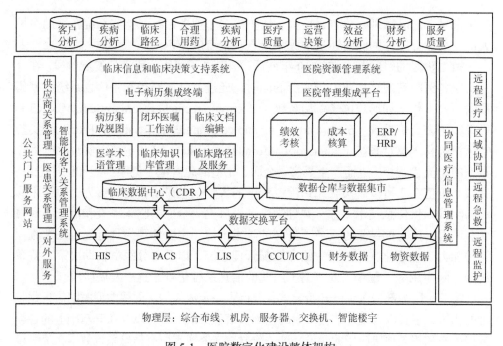

图 5-1　医院数字化建设整体架构

ERP，企业资源计划；HRP，医院资源规划；ICU，重症监护病房；CCU，冠心病监护病房

　　数据集成平台已占据架构核心地位，因此需要整合所有的数据来源，以克服全部信息孤岛问题。无论是医患关系管理系统还是协同医疗系统都应该接口于该集成平台，并与各类数据中心、数据仓库及各应用系统交互数据。信息集成系统作为其上层应用的基石，其构建过程必须要保证系统内数据信息的安全、获取数据的准确性，并提供数据信息完整性保障、实现交互反馈服务和交互信息存储能力，以及对整个医院体系的信息字典管理、健康的数据管理等进行技术支撑，从而完成具有各种职能的信息可视化管理。

　　信息安全与支撑平台处于基础地位。对于众多数据库系统和应用系统，一般利用现有的虚拟化平台将其部署到虚拟机中统一管理。内外网安全问题通过防火墙与网闸技术进行隔离，将放到外网上的数据按时更新到外网服务器并单独提取、独立使用，而系统安全与管理机制与集成平台统一建设。

　　医院的数据中心建设中，更重视的是围绕医院数据的临床数据中心建设，一般采取物理集式的数据储存与管理系统，围绕患者建立与管理数据，并着重关注各种临床数据分析。临床数据中心使用的扩充的"业务数据库＋临床文档库＋影像库"混合架构模式随着电子病历应用程度深入而不断发展。因为要维护患者电子健康档案的完整性，以及患者在整个医学生命周期的大数据都需要长时间在线，其信息量巨大，而临床数据中心又必须即时对外提供大数据服务，所以还需要解决顶层应用的海量数据实时呈现的需求。面对这些困难，可以通过云计算技术的处理技术，把临床信息中心建立在一种分布式存储体系中，使用并行计算的高性能来处理医学电子大数据分析应用的问题。

医院的数据仓库是一种面向主体、集中、相对固定、能够反映历史变迁过程的各种医院有关信息系统财务数据的集合体。将医院内各种历史数据，利用资料仓储工具加以提取、转化和汇总之后，再保存到数据库系统中以支持医院的管理工作进行决策和研究分析等应用。建设数据信息库房的重要目的是保存以主题方法建立的、可以进行二次加工的历史数据，这部分财务数据的重要来源包括集成平台、临床数据中心等，但也可能直接来源于底层的业务管理系统信息库等。把这部分的历史数据进行处理和转化，可以建设为满足数据仓库需求的数据库系统，为医院成本核算管理和业绩考核等工作提供数据支撑，并在此基础上构建多维分析模型，为顶层的数据分析和挖掘提供基础。

医院客户关系系统以大数据仓库、资源挖掘、电子病历系统以及现代化的通信技术手段、广域网信息技术等手段，形成了医院最现代化的客户关系服务平台，为患者提供即时性、个性化、全方位的医疗服务，也为医务工作者和管理者提供分析管理和决策的数据支持。该平台有助于医院构建并维护与患者的良性关系，深度发掘并高效管理医院资源，同时冲破空间的束缚，有助于把医院的患者服务提高到一种全新高度。

顶层智能应用建设主要包括大数据分析与挖掘系统、临床科研一体化系统、专科数据库管理系统等。其中，大数据分析与挖掘系统的深入探讨和研究数据仓储与管理系统关键技术、联机信息分析与处理系统关键技术、挖掘方法和数据可视化技术等，在临床数据中心与信息仓储与大数据分析集市技术发展的基础上，对近几年来的关于全院医学质量与经济运行情况的各类信息进行了收集、整理、钻取，建立出了科学的数据模型与评估指标框架，并运用了最新的大数据分析科学计算可视化方法与跨平台信息技术的开发，为医疗各类人员提供了决策支撑；临床科研一体化系统探索和研究如何根据医院总体规划和各专科特点构建统一的临床科研数据库与前端应用，以期更好地达到临床科研统一规划、统一管理、统一应用的目的；专科数据库管理系统扩展临床科研一体化系统的基础架构，通过增加数据结构、开发专科应用系统等手段，实现既能满足专科特色的科研需要，又能提供科室个性化、精细化管理需要的专科管理系统。

可以看到，整个 HIS 的生态环境能够保证集成、全面、一致和安全的医疗信息数据的产生，这些数据是真实临床诊疗活动的记录，同时也是医疗科研人员从事真实世界医药研究的宝贵财富。综合利用这些 HIS 系统产生的数据是临床科学研究的重要内容，将产生巨大的研究价值和丰硕的研究成果。

三、HIS 数据在真实世界研究中的应用

HIS 数据是诊疗活动过程中各类信息系统产生的所有数字、文字、图片、影像、视频等多种数据的总称。记录了患者的基本资料、健康摘要、既往史、体格检查信息、检查检验记录、检查影像数据、病案首页、病程记录、诊疗记录、医嘱记录、费用记录、用药记录、手术记录、诊断信息、随访信息、组织标本信息、生物信息等。这些信息一般在数据库中长时间保存。

HIS 在近 20 年的发展过程中积累了大量的医疗相关数据。HIS 数据产生于临床实践，但不同于临床试验数据，它没有预先的试验设计、纳入标准，事后的采集整理、评估评价，只是日常发生的临床事件和治疗过程的真实记录，比较客观地反映了临床实际情况。虽然 HIS 数据的生成和管理不像临床试验数据那样有严格的规范和明确的评价体系，但是也有其自身约束要求和管理规范，尤其是将一家医院或者多家医院甚至全国各地区的医院多年的数据整合在一起，形成海量的大数据，更是能为临床研究带来巨大的价值。可以说，随着 HIS 的不断发展，其产生的数据已经逐渐成为中医药真实世界研究的重要内容。

HIS 的发展演变历史也是目前各级医院信息系统发展的不同水平和阶段。可以看到，在 HIS 发展的不同阶段，其数据都能够为真实世界医药研究带来价值。首先，在初步满足医疗业务数字化、电子化的系统建设阶段，各医院构建了覆盖各医疗相关环节的联网的信息系统，形成了中心电子数据库。虽然各信息系统模块只是为了保证医疗业务的运行，各自相对独立，数据无法形成有效的整合，且缺乏结构化和标准化，但无论是病案首页信息或病案归档信息，还是电子医嘱和化验检查结果，以及一些经济指标数据，都可以作为各种临床试验效果的客观评价依据，成为临床试验结果的有益补充。以中成药上市后再评价为例，收集大量的有关 HIS 数据可为发行后对中成药在医学应用领域的安全、效果与经济价值几个方面的回溯深入研究奠定基础数据，同样也可为前瞻性深入研究奠定基石，对中医药真实世界研究起到一定的促进作用。其次，在各信息系统模块进一步发展，构建结构化电子病历和初步的数据集成平台阶段，HIS 数据发挥的作用进一步凸显。电子病历的高度结构化，将给医学研究人员带来更为大规模、更为标准化的电子病历信息系统，使得 HIS 可以提供给临床研究更加丰富的数据内容和更加完整的诊疗过程信息，从而丰富数据分析的维度和角度。而数据集成平台为数据的清洗、转换、提取提供了统一的数据接口和方法，使数据的采集更加安全、高效

和便捷，在工具和方法上保证了数据的一致性和可用性。通过这两个层次的建设，可以提高 HIS 数据在科研中的产出效果，使 HIS 数据从临床研究的有益补充逐渐演变成为一种真实世界研究的主要手段而发挥更大的作用。最后，在临床数据中心的建设阶段，由于科研数据集成是临床数据中心构建的目的之一，而临床数据中心是基础研究与临床研究的重要技术载体，因此，这两方面的发展是相辅相成的。临床数据中心的数据是将所有相关信息系统标准化整合且经过严格的清洗验证之后的完整的、准确的、标准化的数据，可以方便地定制每个课题需要的所有信息。在这个阶段，HIS 数据既可以包含基础医疗系统（病案管理、医护工作站、电子病历）产生的数据，又可以包含来自其他系统（专家系统、知识库）甚至来自互联网（客户关系系统、电子健康档案）的数据，还可以在广泛的数据来源基础上通过统计学和数据挖掘等技术产生新的数据和知识。可以说，此时 HIS 数据已经可以成为中医药真实世界研究的独立研究领域，本身可以产生重要的研究成果。临床数据中心的建设是 HIS 数据为临床研究提供支持的最高阶段。

横向来看，HIS 各类系统产生的数据都可以为中医药真实世界研究提供丰富的资源和内容。例如，病案管理系统可以提供病案首页和疾病手术编码等用以反映患者住院主要信息；医护工作站和药品管理系统可以提供医嘱执行情况用以反映患者用药执行情况；电子病历系统可以提供患者治疗过程信息；检验检查系统可以提供患者化验检查结果、电子胶片和报告单；体检系统可以将历次体检结果保存下来用以反映患者身体变化情况等。这些系统可以看作是基础医疗信息系统，其大部分数据都是临床科研需要的，因此可以将这些数据通过一定的处理提供给科研使用，从而避免手工重复录入，减少工作量，提高工作效率和准确性。而客户关系系统、电子健康档案系统、专科数据库系统、数据分析与挖掘系统等属于顶层应用，其中客户关系系统可以将患者随访等离院后的信息纳入 HIS 数据中，使得整个住院周期数据更加完整；电子健康档案系统包含了患者全部医疗相关信息的归纳、归档和整理，从而提供更加全面的数据；专科数据库系统除了通用的信息外还包含了专科专病特有的信息字段，使得针对某一专科或专病的数据更加个性化和专业化；数据分析与挖掘系统则将所有采集到的数据整合后统一建模和分析，可以发现更多的模式和知识。这些数据有些是临床科研需要的，可以直接提供给科研使用。而有些虽然不是必需的字段，但也可作为科研数据的有益补充，甚至成为某些科研结果的有力证明。而区域医疗应用则是更高层次的应用，它可以将某个范围或某个地区相关 HIS 系统连接起来，产生海量的医疗数据从而产生巨大的价值。以美国 FDA 的迷你哨点计划为例，其建立了一个覆盖几十家医疗机构和学术单位的分布式数据库来进行多种医疗产品的临床使用安全性主动监测和预警。可以想见，这样的一个系统必将极大地提高监测的及时性、准确性和自动化程度，并且为进一步的研究提供基础和实证。

四、HIS 数据应用于真实世界研究的问题

随着 HIS 系统的不断发展和完善，HIS 数据对临床科研产生的重要价值逐步凸显，但怎样更好利用这些 HIS 数据是一个亟待解决的问题。HIS 数据产生于临床实践，有信息系统的约束和完整性的验证，又有良好的组织关系和存储结构，并且有专人管理和校对，可以说 HIS 数据是非常优质的真实世界医药研究的数据来源。但是，我们还应该看到 HIS 数据有其不适合科研应用的特性，发现这些问题并解决它们是我们利用 HIS 数据进行临床研究的重要课题。

第一，HIS 数据源具有多源异构性。在临床科研中，为了保证样本的数量或者地域分布的要求，需要把几家医院甚至全国各地多家医院的 HIS 数据集中起来，统一利用和分析。但是由于每一家的 HIS 可能由不同的 HIS 开发商设计和研发，其数据结构、存储格式、基础字典定义等都大不相同，这无疑会给数据的整合和使用带来极大的难度。即使使用同一家医院的 HIS 数据，由于任何一家医院的 HIS 可能由几十上百个信息系统模块组成，其数据有来自医护工作站系统的医嘱、治疗和用药等信息，有来自收费和账务管理系统的费用和医疗保险等信息，有来自临床检查检验系统的医学影像、生化指标和诊断等信息，有来自监护系统的生命指征等信息，以及手术麻醉系统的相关信息等，这些系统也可能来自不同厂商，数据并不能直接互通互用，尤其是在大部分医院数据整合和数据中心建设还不完善的条件下，直接利用这些数据进行科研更不可能。因此，需要将多源异构的数据通过数据融合的手段有机地整合到一起。

第二，HIS 数据中存在大量半结构化和非结构化信息。临床医务人员在日常护理活动中产生的资料，不但包含了由 HIS 系统所生成的医嘱、药品、费用资料等结构化数据，由电子病历系统所生成的电子医疗资料等半结构化数据之外，还包括了由医务人员通过患者及亲属口述或病例形成的治疗记录、由医务人员在治疗过程中所形成的文字记录，由利用仪器设备检查或化验而产生的数字、图片、录像、音频、声、光、电信号资料等非结构化数据，这些数据在临床科研中也有可能具有重要的使用价值。由于结构化、半结构化和非结构化数据混杂在一起，为数据的综合利用带来了更大的困难。因此，需要将 HIS 产生的不同类型数据通过结构的标准化有机整合到一起。

第三，HIS 数据中存在不规范的数据。数据的不规范包括数据缺失、错误、重复、不一致、记录标准不统一等多种情况，普遍存在于临床诊疗产生的各类医

疗数据中。其产生原因主要有以下五点：一是由于临床数据涉及范围广、内容丰富、关系复杂，且临床患者症状多样。因此，在医疗过程中不同的医务工作者对同一医学名词的记录会因人而异，使得同样医学含义的数据无法直接整合到一起。二是由于医疗术语的落后，许多医疗术语缺乏规范的名称，即使有一定的规范，也可能由于各个医院自身管理原因对这些标准化名称进行部分修改，造成医院之间的数据字典无法通用。三是相对于传统结构化的病历模板而言，医务人员更喜欢通过自由文字的形式来记录临床数据，特别是剪切、粘贴、复制等功能，而且当医务人员在录入临床信息时，也存在自由发挥的问题，都会造成数据的不规范。四是临床信息系统完整性和一致性验证功能有限，而临床诊疗活动相对复杂，信息系统无法规范每一步的数据录入过程，也会造成数据的不规范。五是存在数据事后修改现象，在临床数据记录结束一段时间后，由于某些原因造成记录的数据不准确或有问题，需要进行修改，在这个过程中很可能造成数据的前后不一致。不规范数据的存在是一个客观现象，对不规范数据的处理是真实世界研究中始终面临的一个重要课题。因此，需要将临床诊疗活动产生的不规范的数据通过数据清洗的手段有机整合到一起。

第四，HIS 所产生的数据并无法充分适应临床研究需要。而且由于临床诊断与对临床科学研究的目的不同，对临床诊断的数据录入和处理与对临床科学研究的数据收集的需要也完全不同。临床诊断时产生的是过程数据，以如何诊断疾病为目的，而临床科学研究需要的则是对结果的统计数据，以找出某些病症和用药的一般规律性为目的。因此临床诊断时录入的结果数据往往无法充分适应临床科学研究的需要，同时也因为现代医学信息网络系统的设计以及现代医学信息技术的局限，HIS 所形成的结果信息往往无法包含临床科学研究要求的全部信息内容。

第五，HIS 数据可能涉及伦理、法律隐私和管理政策问题。由于医学伦理的要求、法律法规的遵从、患者的隐私保护和医院管理的规定等，HIS 数据无论是在临床诊疗中生成时还是在临床科研中采集时都会受到一定的限制，有可能造成入库数据的不完整、不连贯或者不一致，使得 HIS 数据可利用性变差。因此，需要建立符合管理制度和要求的长效的数据采集机制和符合伦理要求的数据加密手段。

综上所述，如果想要克服 HIS 数据在实际的真实世界研究中出现的问题，就必须把已采集到的 HIS 数据集成在一起，以形成一种融合了多源异构数据的、架构统一的、数据标准化的、信息安全的大型 HIS 数据仓库。

第二节　大型 HIS 数据仓库的建立

一、大型 HIS 数据仓库在真实世界研究中的价值

数据仓库概念始于 20 世纪 80 年代,首次出现是在 Inmon 的《建立数据仓库》一书中。由于本书对大数据分析体系研发、教育、健康服务等领域的应用不断完善与深化,可以对数据分析仓储提供一个比较确切的概念,即 "数据仓库是在企业和决策工作中面向主体、集成化、与时间关联、不可更改的数据信息集合体"。而在医学方面,大型的 HIS 数据仓库就是指通过对 HIS 数据分析体系的应用信息仓储的理论与方法而形成的,基于医学研究与教育健康服务问题的、整合了多源异构信息、随时改变、相对固定的信息集合体。其定义中所谓主体,是指用户使用数据仓库进行分析和决策时所关心的重点目标,如医院管理中医院收支情况、收治情况、医疗指标等,临床科研中的某类药品上市后临床使用情况、某类疾病的治疗情况、治疗效果和比较效益分析等。所谓面向主体,就是指 HIS 数据仓库内的所有信息都是按分析主体进行组合的,而不是按照业务系统那样按照功能流程进行组织的。所谓整合,是指在数据仓库中的信息系统并非是从所有业务信息系统中单一提取出来的,而是对所有关系的各信息系统中的所有 HIS 数据进行了一系列加工、整合和概括的过程,从而,在数据仓库中的信息系统即是指关于所有 HIS 数据的统一的全局信息。所谓随时改变,是指数据仓库里的信息系统不但反映了各种公司财务数据的当前状况,还同时记载着从过去某一时点到当前不同阶段的信息快照。人们利用这种信息系统,就能够对公司的发展历史和未来走势进行定量分析与预测。而信息本身相对稳定,是指一旦某个数据经过前期处理进入数据仓库以后,一般很少进行修改,更多地是对信息进行多维度的查询操作。HIS 数据仓库的工作重点和要求,是能正确、安全、可靠地从各种 HIS 系统中获取资料,并通过加工转换成有规律的信息内容后,再供管理者分析利用。

大型 HIS 数据在真实世界研究中具有重要价值,而其作用的发挥需要一个统一的 HIS 数据仓库提供数据基础。数据仓库的建立并不是很严密的信息理论基础,也不是发展的基础模型,但一般按其关键技术来说包括了数据存储、数据处理和分析三个基本内容。在大型 HIS 数据仓库建设与应用实践中,需要针对 HIS 数据在真实世界研究中的难点和挑战,解决好这三个基本方面的关键技术问题,使得 HIS 数据能够应用于真实世界研究,更好地满足临床科研的需要。数据仓库的构建需要达到以下三个方面的目标[1]:

第一，要解决 HIS 数据整合应用的问题。为了使 HIS 数据更好地应用于临床科研，首先，要将多源异构的 HIS 产生的数据融合起来，建立统一的数据模型进行存储管理；其次，对不同数据的结构进行标准化对照，将其统一到数据模型要求的数据结构之中；再次，对不同数据的内容进行清洗、融合和标准化，将其统一到数据模型要求的数据字典之中；最后，构建统一的数据采集机制和数据加密机制，将 HIS 数据的采集、清洗、转换和存储有机地整合起来，形成一个更大规模的 HIS 数据仓库，以便数据的进一步分发利用。

第二，要解决数据仓库总体设计问题。HIS 数据仓库只是概念，没有具体的解决方案，需要根据具体情况自行设计开发。大型 HIS 数据仓库的建立需要一整套系统化、工程化的方法，对数据的采集、清洗、转换和存储等处理过程建立一个总体的管理和控制机制，使得数据的准确性、一致性、安全性得到充分的保障。整体过程要求可重复利用并能协调人与机器协同工作，达到数据处理效率的最大化。

第三，要解决大数据背景下的数据处理问题。大数据是传统数据库或数据处理技术不能处理的既大又复杂的数据集合。一定规模的 HIS 数据仓库符合这个大数据的条件，但和一般意义的大数据又有不同。大数据具有四个特点：规模大、速度快、价值低和形式多样。而大型 HIS 数据仓库的特点可以相应地总结为规模大、批量更新、实用价值高和结构化要求高。规模大即资料数量庞大并且在持续增加，需要数据仓库的系统处理速度和扩展性都要优越，而不会因为数据规模的持续增加响应时间过长，或者性能明显降低；批量更新即数据往往是分次批量地产生，需要数据仓库系统有很好的"时间戳"机制，以确保最新的批量数据的准确度和统一性；实用价值高即数据仓库的每个数据都有其存在价值，这点也是它和传统大数据管理方法的最大不同之处，即要求必须提高每条入库数据的品质；结构化要求高即不管主数据库中是结构化数据还是半结构化甚至非结构化数据，最终形成的数据仓库包含的是结构清晰、定义明确一致且符合课题要求的数据，要求必须能够很好地处理多源异构数据。

二、大型数据仓库对 HIS 的要求

实现 HIS 数据仓库的建设目标对医院的 HIS 数据提出了要求。用于数据仓库构建的 HIS 数据可以来自：临床信息系统[2]（clinical information system，CIS）、影像归档和通信系统（picture archiving and communication system，PACS）、实验室信息系统（laboratory information system，LIS）、结构化电子病历（electronic medical record，EMR）、临床数据中心（clinical document repository，CDR）、临床科研系统（clinical research system，CRS）等多种类型的信息系统。无论来自于何种系统，都必须达到相应的完整性、结构化、一致性和准确性的要求才可入库。

完整性要求：完整性检验主要是对所收集的 HIS 数据信息进行关联校验，以确保重点信息和主要项目均无遗漏。因此，对要求存在全部临床诊断信息内容的科研项目而言，有疾病消息但无医嘱，或有医嘱而无确诊消息等的数据信息条目均应当视作无效数据信息，在无法再次获得完整数据的情况下应予以剔除。

结构化要求：虽然数据的采集可以包括半结构化和非结构化的数据，但不同的仓库构建需求会对 HIS 数据的结构化提出要求，某些非结构化数据可能无法整合入库。例如，某些医院的检验数据没有使用 HIS，因此就可能无法与其他医院的数据进行融合；再如，某些临床病历数据是文本数据，也无法与结构化的电子病历集成分析。

一致性要求：主要包括三个方面。一是关联一致性，即采集的各个数据表需要有键值关联且关联性必须正确；二是语义一致性，即来自不同系统的相同实体必须能够正确识别，保证无歧义；三是时空一致性，即数据的前后连续性，尤其是在更换过系统的医院，升级换代前后存储在不同数据库中的数据必须一致。

准确性要求：HIS 中不可避免存在一定量的错误数据（包括数值错误、单位错误、录入错误、格式错误、系统错误等）、异常数据、缺失数据、重复数据、偏倚与混杂数据。准确性方面需要把这些错误限制在一定范围以内，数据入库前也要做好准确性与合理性的检验。准确性检验一般是运用数据处理技术对问题数据进行过滤和调整，合理性检验则是对数据逻辑问题进行发现和调整。对无法解决的问题数据要整体清除，重要数据要追溯来源，将相关数据更新后再进行检验。

三、大型 HIS 数据仓库的建设方案

HIS 数据仓库的建设，主要实现对多个医院 HIS 数据的提取、转化、加载和集成，以及按照需求建立多个专题子资源仓库以供研究应用等[3]。在这个过程中必须处理大量的具体问题。首先，必须设计通用的数据收集方法，并使数据收集过程形成规范的工程化方法，以便于统一部署执行。其次，要完成多个医院数据集成、资源共享，需要采用统一的技术标准，并遵循实际可运行的集成方法，这也是完成医院信息资源数据整合的前提条件，所以，还必须设计规范的数据集成技术，以实现数据的融合。最后，还必须在融合数据的基础上建立统一的数据仓库，而数据仓库的建立就需要考虑后续 HIS 数据的入库以及对已有 HIS 数据的增量更新。同时，还要考虑怎样更好地使用数据仓库的数据来适应不同研究的需求，

这就需要一种将这些过程统筹起来的项目工程化方式。下面分别介绍大型 HIS 数据仓库构建的数据采集、数据标准化、数据仓库构建和分发利用的方法。

（一）数据采集

数据采集就是一个数据的装载（extract transformation load，ETL）过程。想要获得高品质的信息，就需要先对提取出的原有信息进行一些重复转化处理，最后加载到信息库中。信息收集过程的完成主要有以下几种方法，可通过在 HIS 上设置分布式计算的系统在线收集和上传，或每隔一段时间批量采集离线上传，也可由技术人员通过采集软件按照课题要求，到医院完成信息采集并集中起来创建数据仓库。ETL 流程的速度和质量，极大限度地决定着数据仓库建设的速度和质量。目前，尽管关于 ETL 的技术越来越重视 ETL 流程的扩展和灵活性，但关于怎样建立可复用的规范化的 ETL 管理系统的探讨却相对非常少。如何从许多功能类似或相同的 ETL 项目中找到其共性特性、知识基础与能力，进而抽象出一种规范化的信息收集流程模式，从而使 ETL 流程能够在这些项目中被重复利用而不需调整或少量更改，从而提高整个 ETL 管理系统的整体质量，进而提升数据仓库构建的整体质量，是实现数据采集的一个重要课题。

（二）数据标准化

HIS 数据仓库构建过程的重点在于标准化，采集到的 HIS 数据只有通过标准化的过程才能形成统一的数据源进入数据仓库。数据标准化按内容可以分为数据字典规范化和结构标准化：数据字典规范化是指研究者根据需要预先确定数据标准，比如采用医保规定定义费别、药典定义药品名称、ICD-10 定义诊断名称等，然后将各家医院的 HIS 数据的字典表（例如费别字典、药品名称字典、诊断名称字典等）统一对照到这些数据标准中，使得同一事物对象具有相同的名称；结构标准化是指将各家医院数据表的字段结构统一对照到课题规定的数据表的字段结构，使得各家医院的同一个数据表可以直接融合到一起。数据标准化按方式可以分为手工标准化、自动标准化和人机结合的标准化。手工标准化是指由科研人员对需要标准化的数据字典、结构与课题定义的标准数据规范进行对照，然后通过系统的 ETL 过程将数据整合；自动标准化是指按照数据清洗技术建立自动化的系统，在系统中预先定义各种数据清洗规则和对照转换规则，然后再由 ETL 过程将数据整合；人机结合则是将以上两种方式结合起来，在自动标准化的步骤中，增加领域专家参与的过程，通过多级人机交互迭代完成整个对照转换过程，这个过程可以采用数据挖掘的主动学习技术或者群体计算技术，这种方式可以更好地保证数据仓库的准确性和一致性，是目前主要的数据标准化方法。

（三）数据仓库构建

HIS 数据仓储系统是在信息资源标准化的基础上，根据统一的数据结构和信息字典对所有合并后的事实表（存储医疗数据的表）中的所有信息进行了再次的 ETL 加工处理后生成的，包括对所收集医院所有信息的数量统一、结构规范的数据仓库系统，其拥有统一的数据结构和规范的信息字典，并能够进行信息来源分类、综合和明细统计分析以及排查误差方法的应用。由于数据量巨大，HIS 数据仓库存储可以在云计算平台上进行，同时其应用也可以采用服务的方式通过云计算平台发布。数据仓库的构建可以结合领域知识库，通过涵盖广泛相关医药知识的知识库扩展数据仓库的表达能力和增强其推理能力，使得数据仓库的应用更加智能化。

（四）数据分发利用

因为 HIS 数据仓库数据量巨大，在实际课题中可能某阶段只需要其中部分数据，但会对数据标准化的粒度的层次提出不同要求，因此，需要根据课题需求研发导出工具把 HIS 数据仓库进行进一步分解、标准化和定制化，从而导出符合具体需求的关系型数据库或以子数据仓库的形式进行分发利用。

四、大型 HIS 数据仓库建设的主流与前沿技术

（一）云计算技术

云计算是分布式运算、并联运算、效用运算、互联网储存、虚拟机化、负载均衡、热备份冗余等传统计算机和网络技术发展相互融入的产品。云计算有多个概念，但现阶段普遍认可的是由美国国家标准科学和技术研究所提出的新概念：可以提出一个按使用量付费的模式，而这个模式可以通过有效的、简单的、按需求的互联网访问，从而加入到有选择的计算资源共享池（包含互联网、移动服务器设备、数据库系统、使用系统软件、业务），这种信息资源也可以被迅速供给，只要求投资极少的管理工作时间，并和服务供应商发生极少的交互。

云计算技术主要包含了这样几个层次的业务：基础建设即业务、网络平台即业务和应用软件即业务[4]。而所谓基础建设即业务，就是指消费者本身通过利用互联网能够从更完备的计算机系统基础建设中获取业务，比如硬件服务器的租用。所谓网络平台即业务，就是指公司把应用软件开发的网络平台当成一个业务，以业务的模式提供给满足用户，如应用软件的个性化定制与开发。而所谓应用软件

即业务，就是指一个公司利用互联网进行应用软件的模式，而满足用户并不需要采购应用软件，只是从供货商租用依托互联网的应用软件，来管理公司业务活动，比如基于互联网办公自动化系统。

云计算从其诞生之日起就以其在网络时代的无与伦比的优势得到迅速发展，其对健康领域的影响也日益巨大。云计算能够提供海量数据存储能力和强大的计算能力，并且提供方便快捷的软件服务，可以将所有软硬件都作为云端服务提供，使用户的需求得到最好的匹配。基于海量数据处理的 HIS 数据仓库可以采用云计算的模式：首先，将 HIS 数据仓库数据向云端迁移，可以方便团队成员在网络内快速获取与管理所需要的数据。其次，云计算为将数据从集中管理中分离出来提供了技术可能，使用云计算技术可以很方便地将数据库服务器从信息中心中转移出来，医疗信息服务与医疗服务流程的分离将帮助降低医疗及科研机构的信息化维护成本，也为数据的共享和安全提供了技术与模式上保障。最后，基于云计算技术的医学科研应用，能够通过在云端数据的分析挖掘将所提供的服务变得更加个性化、智能化。在云计算的支持下，团队成员将更加方便地订阅和发布各种需要的数据，将数据定制和数据分析定义成云服务的形式以提供和优化科研实践。

（二）领域知识库技术

这里的领域知识库是指在中医药范围内所有相关概念、实体、关系、公理，以及建立在其上的推理系统的集合。通过知识库可以完整地描述该领域的事实数据。在基于 HIS 数据的中医药真实世界研究过程中，无论在 HIS 数据的清洗整理方面，还是在分析与挖掘方面，中医药领域知识库都能发挥重要的作用。

中医药领域知识库可以规范 HIS 数据的清洗和整理过程，知识库中存有药品或诊断等信息的标准名称，在数据的清洗过程中可以自动地对 HIS 数据中临床使用的药品或者病案归档中的疾病诊断进行自动的匹配和对照，实时发现数据的问题和错误，并能在一定程度上进行修正，结合众包等人机结合技术，可以高效、准确地完成数据清洗和标准化的任务[5]。

中医药领域知识库本身就具有推理机制，可以有效地辅助 HIS 数据的分析和挖掘过程。HIS 数据具有流程性，是对临床工作流程数据的记录，内容比较单一，结构相对简单，没有复杂的维度和关系，提供分析的能力较弱。中医药领域知识库能够扩展 HIS 数据的内涵与外延，可以建立起一整套包括药物、诊断、适应证、检查化验、文献、医学常识等知识在内的体系结构和关系网络，通过将这些医药的知识、常识和经验结构化后与 HIS 数据相关联，可以有效地提出很多新的分析与挖掘的模式。比如中药"十八反十九畏"可以和临床合理用药相关联，对临床用药的合理性作出比较分析。另外，一些普通知识也可以为 HIS 数据提供分析角度，比如一年内的节气数据和温度、湿度数据都可以为某些疾病的发生和药品的使用提供证据，将这些数据相关联可以发现更多有价值的模式。

（三）群体计算技术

群体计算是人群与计算机群协作的一种计算模型，它通过整合网络上大量用户和计算资源来处理现有计算机很难完成的复杂任务。众包通过志愿者利用他们的空余时间提供解决方案，是群体计算的一种主要工作方式，是互联网带来的一种组织劳动力的全新方式。"计算机与人类协同工作"是众包模式的精髓所在。近些年，众包模型开始被人们认为是一个非常好的问题解决的方式，而且开始挑战传统数据挖掘的工作。众包也开始逐渐运用在科研的培训和测试阶段，在学术和工程领域的相关评测方面也得到广泛应用。纵观众包在科学研究领域中的广泛应用，人们已经不必再用众包代替我们做所有的工作了，而更多地是将其当成科学实验中的一个辅助手段。

在前文提及的 HIS 数据的清洗与规范化过程中，有很多工作需要人来参与，比如数据的清洗、对照与标准化工作。以前我们都是找相关领域的工作人员或学生进行数据的标准化，工作量大，存在大量的重复劳动，并且缺少有效的正确性验证。众包系统针对这三个方面进行设计，首先通过自动匹配将已有的对照关系和计算机能够自动识别的对照关系应用到新的任务中，完成自动化的对照和规范化过程；然后开始人工匹配的过程，众包系统会利用推理系统在后台完成由已知数据推理得到的全部匹配关系的工作，并根据任务的规模、成本预算和计算复杂度动态生成需要人工参与的任务并且在网上进行分发；最后，众包系统对用户反馈的结果数据进行统一的存储以备再次利用，避免重复劳动，并且可以自动验证匹配结果的正确性。

参 考 文 献

[1] 薛万国，李包罗. 临床信息系统与电子病历[J]. 中国护理管理，2009，9（2）：7-80.

[2] 安继业，薛万国，史洪飞. 临床数据中心构建方法探讨[J]. 中国数字医学，2008，3（10）：13-16.

[3] PLATT R，CARNAHAN R M，BROWN J S，et al. The U. S. Food and Drug Administration's Mini-Sentinel program：status and direction[J]. Pharmaco Epidemiol Drug Saf，2012，21（Supplement S1）：1-8.

[4] INMON W H. Building the Data Warehouse[M]. 4th Edition. New York：Wiley Publishing Inc，2005.

[5] 冯建红，李国良，冯建华. 众包技术研究综述[J]. 计算机学报，2015，38（9）：14.

第六章　临床大数据研究的质量控制

第一节　专属数据库的质量控制

基于大数据分析的真实世界科学研究数据来源越来越多样化，有些情形下已经无法在源头上有效控制科学数据的质量，但可以利用大数据分析技术来满足实际科学研究中对数据分析的需求。但是，在某些情形下，如果研究者能够干预大数据的采集，对数据进行更严密的质量管理，对提升大数据分析真实世界研究结果的品质就有着不可忽略的重要意义。比如大型的前瞻性观察性研究机构，其临床研究数据管理就涉及大量的科研数据的准确填写、精确记录、计算机辅助人工审核与校正、疑问问答和校正，以及数据盲态下复核和锁定等全过程；基于 HIS 数据的真实世界研究，HIS 数据本质上是前瞻性数据，通过对 HIS 的系统性优化，可以极大地提高 HIS 数据的质量，从而增加研究结果的科学性。观察性临床试验的数据质量控制贯穿整个研究的始终，包含了数据质量控制的所有环节，因此，本节重点阐释有前瞻设计的观察性试验数据的质量控制。其他数据类型的质量控制，往往涉及 HIS 全链条的一个或几个环节，或可以此为例，从数据层面保证大数据真实世界研究的质量。

观察性临床试验的数据质量控制要求在包括研究计划阶段的数据管理设计、研究过程中的数据管理工作相关知识培训与实施、研究收尾阶段的数据整理等各个环节中均具备严格的质量控制措施。数据质量控制具体措施有：制定信息管理方案、数据保密及受试者信息安全保障、制定信息收集方法、创建专有信息、制定信息审查方案、提高逻辑检索能力、信息采集的内容管理、源信息的验证、信息管理的数据库闭合、信息管理的归档等。

一、数据管理计划

数据管理计划（data management plan，DMP）又称数据处理计划、大数据分析方法等。因为研究样本量的不同，收集类型、数量、方式也有所不同，每项研究计划对数据分析都有特殊的规定。所以，数据信息管理机构应该制定面向具体研究的 DMP，并确保能够在源数据中生成能进行分类的数据库。而科学研究人员则通过参考 DMP，就可以熟悉资料管理的基本特点，并运用于科学研究中。而DMP 则是对质量人员进行数据分析跟踪重现的主要参考资料，还能增进各方的沟通能力，使数据采集工作变得更为快速、精确。

　　DMP 内容通常包含：有关研究成果的一般状况，研究方式的全部名称，科研目的，有关研究成果的总体设计等；参加科研人员名单、职务与联系方式等，包括临床科研资料管理人员、合作的科研机构人员等；研究时间安排和重大活动，资料管理人员、科研技术人员和相关方面所进行的研究资料管理工作的重大活动日程表，如研究项目启动时间、第一次研究病历的回收时间、数据库闭合时间等；数据库系统设计，包括数据库系统结构和资料录入界面的设计；数据分析审核办法和处理指南；数据处理过程和数据跟踪；资料记录规范；有关中心实验室数据管理的解释，有中心实验室数据时的数据信息传输格式和办法等，各中心参考值范围、单位、有效期限、超过正常数值区域的标志等；电子数据，有外部来源数据信息时，与外部服务供应商双方签订的数据信息合同；数据备份和还原；归档和保密；与合同或研究机构协作时的技术问题。并在此基础上，根据自身状况斟酌增减。

　　数据管理团队是数据管理的核心组织，也是 DMP 贯彻实施的人员保障。研究中，依据数据管理质量体系需建立相应的数据管理团队，明确各成员的具体分工，在研究过程中定期进行工作汇报与总结。一般来说，数据管理团队的成员及职责如表 6-1 所示。

表 6-1　数据管理团队的成员及职责

成员	职责	成员	职责
数据中心负责人	数据统筹管理	数据管理专员	复核程序和核查结果
项目负责人	数据库统筹管理、核查	数据录入人员	数据库测试、数据双录入

　　数据管理的培训是数据质量的机制保障，使数据管理团队扩大化。通过培训，让参加研究的各级管理人员熟悉并把握数据处理的目标、条件和方式等，确保数据流的各个阶段均遵照数据处理的规定进行。临床研发中，研发人员、质量监查人员等都必须投入到数据管理工作中，要对其进行相应的培训。描述的材料应该围绕核心问题进行，并尽可能地用流程图或其他可视图描述每一个流程，对研究人员病历/病例汇报表等表格的描述也应该以已完成的研究表格为例来描述，明确了各研发人员在研究数据库平台中的权利和职责。

二、设计数据采集工具

如果是前瞻性设计大样本的研究，数据采集工具包括病例报告表（case report form，CRF）和研究病历，主要是 CRF。CRF 又分为纸质 CRF 和电子 CRF。临床测试人员一般依赖于 CRF 来获取在试验过程中所形成的各类临床测试数据信息。CRF 的产品设计工作过程需要确保收集试验方法里规定的全部临床科研数据。而 CRF 的产品设计、制作、批准过程以及版本控制流程都需要作出全面记录，而其产品设计、编辑和最后确认过程涉及诸多人的活动，包括了承办者、承办者委派的临床研究组织（CRO）、科研人员、资料管理人员与数据分析工作人员等。通常，CRF 初稿需要由承办者或 CRO 共同完成，而其修正和完善则由以上所有人共同参加，而最后定稿也需要由承办者或承办者委派的 CRO 共同完成。

以上几种数据采集工具，其设计的原则与流程大致相同。设计疾病报告表和研究病历应做到：①更易掌握：设计时应兼顾不同用户的语言、学科、文化等背景，并尽可能使对研究病历/病例报告表的认识趋向统一，以便获取更可信、准确的数据。②易于填写、便于录入。③适于数据分析：设计研究病历/病例报告表时应当兼顾大数据分析的需要，尽量对数据分析项经过编码后汇总，并充分考虑编码的一贯性、合理化。④便于保存和阅读：例如对于分次处理的病例报告表，在每页或每个回收单位的封页和（或）书脊上有易于辨认的标记符和分册名称。⑤内容与研究方法和信息系统保持一致。

三、建立专有数据库

根据临床研究目的、类型以及数据特点建立专有数据库。数据库设计包括定义数据库、建立数据库、录入界面设计。

（一）定义数据库

数据管理员需充分理解研究方案，并与主要研究者确认需求后，根据库中的变量定义数据库中的变量内容、变量规格等。

1. 变量内容

（1）一般记录项目：包括研究用药编码、医院编码、受试者代码、门诊/住院患者、研究开始日期等。

（2）观察指标：包括生物学指标中的人口学特征（性别、年龄、身高、体重）、生命体征（体温、静息心率、呼吸、收缩压、舒张压）、诊断指标（病名、病程、病情程度）、舌象（舌质、舌苔）、脉象，以及理化检查指标等。

（3）疗效指标：包括主要疗效指标和次要疗效指标，包括特定疾病的评价量表等。

（4）安全性观察指标：包括血常规、尿常规、便常规，心电图、肝功能、肾功能，不良事件等。

（5）研究评价指标：包括合并用药、脱落与剔除、依从性等。

（6）观测时点：包括用药前、后 1 小时等。

2. 变量规格

（1）字段名与标题。

（2）数据所述的数据集标签、数据处理界面等。

（3）数据类型，包括数值型、字符型、整数、小数、日期型。

（4）数据长度：包括小数点后的字符数，如为小数，要规定小数点前后的字符数。

（5）所制定代码的含义。

（6）数据来源。

（7）导出或计算出的变量值的运算法则。

对数据库进行良好的定义，可较好地保证数据库的完整性和正确性，避免疏漏和错误。

（二）建立数据库

数据库系统设计技术员们针对不同需求定义相同内容与规格，通过标准化模型构建数据库系统。标准化模型包含受试者登记模型、药物或诊断信息模型、标题和患者识别信息模型、人口统计资料模型、生命体征模型、病史和身体检查模型、不良事件统计模型、联合用药模型、实验室数据模型、完成/撤回信息模型等。

1. 建立数据库流程

需根据如下流程设计数据库：

（1）根据数据库定义内容与规格建立数据库：定义要收集的模块、变量及其属性。

（2）确保在数据库中建立了唯一识别研究项目的信息，如申办者名称、方案编号。

（3）按照研究病历/病例报告表建立录入界面，确保数据录入界面与研究病历/病例报告表相同或相似。

（4）数据库完成后，通知负责测试数据录入界面的数据管理人员进行测试。

（5）数据库通过测试，经项目数据管理负责人及相关专业人员批准，方可正式使用。

2. 数据库修改

研究过程中，研究方案、病例报告表、研究病历需要修改时，数据库亦需相应修改，数据管理人员需做到以下几点：

（1）评估方案修订引起的研究病历/病例报告表变动对数据库结构以及已录入数据带来的影响。

（2）记录数据库需要做的变动，提请相关负责人批准。

（3）对数据库作出适当修改并通知测试人员完成改动后的测试。

（4）记录修改的内容与结果，归档在数据管理总文档中。

（5）通知项目相关的数据管理人员关于数据库的变动。

（三）录入界面设计

数据输入的目标是简化用户的工作，在尽可能降低输入出错率的情况下完成数据的录入。

（1）用户不同，数据不同，根据患者不同的需求设计不同的角色。

（2）制作页面模型，创建某种结构，用数据面板呈现信息，并建立模型。

（3）选择正确的图形，未经处理的数据帮助思考数据中的变量，以及这些数据如何关联。

（4）定制化图形，其能提升数据的易用性，同时独具一格，引人入胜。

四、源数据的现场核查

源数据的现场核查是常规监查的一种形式，是指通过核实源头数据与书面病例报告表以及电子病例报告表数据之间的一致性，以便确定后续工作顺利开展，是确保资料质量的重要环节。现场监查人员可对所有数据进行检验，也可抽取一部分，监查人员对所发现的错误保持跟踪直到最后处理，并留下详尽的检查记录。

五、整体数据核查

在数据统计分析之前，对企业财务进行整体核算，以保证数据的全面、准确，而数据清理过程耗时巨大，可分为人工数据核查和计算机数据核查。项目数据管理者按照统一质控规范对数据进行准确、快捷的管理，并提供客观规范的疑问项，以保证项目报告数据的质量。数据审核的最主要目的是保证数据的效用与准确性。在实施大数据核查以前，给出更详尽的数据核查规划，数据审核包含且不局限于如下内容：

（1）确定原始数据将被准确、全面地记录在数据库中：检测缺失数据，剔除重复记录的数值，并核对某个特定值的唯一性（如受试者 ID）。

（2）随机性核查：在随机对照试验中，检测入组随机化的状况。

（3）违背方法审查：按照临床测试方法，检验受试者的入选/排除标准、试用药物计划和合并药物（或疗法）的规范等。

（4）时间窗核查：通过核查入组、随访日期间的时间顺序判定依从性情况。

（5）逻辑核查：根据相应的事物间的逻辑关系来确定可能出现的数据错误。

（6）范围核查：发现那些在生理上不可能出现和在被调查人的正常变化范围以外的极端数据。

数据管理人员对于项目所要求的重要和次要有效性指标、重要的可靠性指标进行全面的审核以保证这些结果的正确性和完整性。结果核查必须要在未知试验分组状态下完成，数据质疑的内容要防止存在错误或诱惑性的问题，诱导性的问题或强迫的回答可能导致验证的结论存在错误。数据验证可以采用手工和计算机程序验证方式进行。数据验证过程应该是多样化的，各个临床部门有权限通过不同的方式在不同的方面进行系统的问题处理操作。有时在数据清除流程中无须研究中心同意，管理者可以对其按照预先特许的规则加以修正，通常是指由具有相当经验的数据处理专家针对明显的拼写错误加以修正，或者针对研究中心提出的计算单元加以正确的数值转换。上述数据清除惯例应当在数据管理程序中具体详尽地列出，并清楚地通知研究中心，同时保持可跟踪性。

对于计算机数据核查，首先，要由程序员与方案执行者合作，编辑程序，实现逻辑检查功能。具体内容包含数据采集模块名称、主检字段名称、核对字段名称、逻辑检测类型、疑问类型、错误信息等。其次，进行逻辑检查程序。由数据管理器提供程序要求，然后再由电脑程序员编写检查程序。再次，进行逻辑检查验证。系统逻辑在检查工作时自动核查并录入数据，从而自动产生疑问，且不受检查人数和工作时限的影响，从而极大地提高了数据处理工作的有效性。但是一旦逻辑检验过程是错的，对正确的数据产生了怀疑，或输出了错误的受试者编码结果，或未能对错误数据提出疑问，都可能给科研和数据处理的工作人员造成困扰，因此在将数据真正录入数据库以前，对任何的逻辑检验过程都需要进行严格校验，方可执行。

试验中必须注意：①对于错误数据的正确识别功能：只有在结果满足了逻辑检查的判定要求后才产生正确的问题，正确的结果不能产生问题；但对于错误的信息，如不满足正确判断要求，则不会产生问题，否则数据的错误与"出错信息"不相关，则研究者将无法正确理解数据中的问题内容。②出错信息的正确定位功能：任何一个逻辑研究在产生问题后，除需要显示错误信息提示数据管理员关于问题的内容之外，还需要正确确定受试者编号、访视日期、录入的页面名称/研究病历页码、字节名称等，以使数据管理员清楚地找到问题数据来源，提高效率。③新问题发生的唯一性：当同一问题中改变了数据类型，再对该数据项进行逻辑检查时，可以再次产生相同错误信息的新问题，其所针对的错误就是后来更改的数据类型。

数据结果核实后将生成大量的疑问表，生成的疑问表将以电子或纸质文件的形态发给申办方临床监查员，由其汇总并转送给科研人员。当研究员对问题进行书面答复后，由承办方临床监查员将已签名的疑问表复制件退回到数据处理部门。由数据分析经理在检验所退回的疑问表后，再依据疑问表对数据结果加以调整。疑问表中尚未被处理的问题将以全新的疑问表形式重新发送。疑问表发出与回收过程将反复进行，直到数据问题被处理完毕。但数据管理部门将保留电子版疑问表。而由学者所签署的疑问表复印件将待研究工作结束后，连同 CRF 一起返还给申请方。

六、数据库锁定

数据库锁定也是避免在大数据的最终分析结果和报告开始后因未获批准而篡改数据的基本措施，是临床研发流程中的一个里程碑。这是指为避免对数据库文件发生无意或非许可的修改而放弃的数据库编辑权。关于数据库锁定流程和时限，有具体的文档记录。

数据库锁定后，应当有证据表明试验数据库的数据编辑权已在确定好的时点之前收回，并把这一数据重新记载到档案上。为避免试验数据库在锁定后再次启动的情况，必须事先确定好一个有要求的流程，并严格执行整个流程，以确保完成全部数据，并进行对数据能力的评估，告知所有试验有关人员，以及所有其他人员同意锁定试验数据库。数据管理者必须建立数据库的锁定清单。数据库锁定清单中至少包含以下内容：

（1）所有的数据已经收集并正确录入数据库。

（2）所有的数据疑问表已经解答并进入数据库。

（3）非病例报告表数据（例如中心实验室电子数据）已经合并到试验数据库中，并完成了与试验数据库的数据一致性核查。

（4）已完成医学编码。

（5）已完成最终的数据逻辑性和一致性验证结果审查。

（6）已完成最终的明显错误或异常的审查。

（7）已完成审核，并将质量审核中发现的错误发生率记录在文档中。

（8）根据标准操作程序更新并保存了所有试验相关文档。

如果进行了以上操作，必须以书面形式同意将数据库系统锁住，并有测试有关人员姓名和缔约日期。测试有关人员包括信息管理者、生物统计师、临床监查员代表、科研人员代表等。如果取得了数据库系统锁的书面许可文件，可收回数据库编辑权，并把取消数据库编辑权的具体时间记载在文件中。而针对期中数据分析，要严格地根据方案中的时间节点以及事件点完成数据分析，期中的数据库系统锁过程和最终分析的数据库系统锁要求可以不同，但对整个数据库系统锁的要求及其具体实施的过程都要记载在文档中，还需报告截至完成期中数据分析之前的数据处理状况、时间情况和事件终点发生状况等。

一旦在数据库锁定时发生了大量数据出错，就应该认真地考虑管理和记载这种出错数据信息。最关键的是，还应该评估这种数据信息出错对稳定性分析和有效性分析的可能危害。但是，并不是任何发现的数据信息出错都应该更正数据库本身。统计出错也可能会记载在统计分析报表或者临床研究报告文件中。有些承办者会修改发现的自己数据库系统中的全部出错，另有些承办者则应该只修改对安全性/健康有效性分析结果有重大影响的统计出错。最关键的是，承办者应该预先制定一种程式，来解决这种统计出错或者记录这种统计出错。

在一个数据库锁定后又再次打开，整个流程需要小心操作，认真记忆。再次开锁系统的过程将包括通知研究人员，以清晰的方式确定要修改为何种信息错误，以及修改理由和更改时间等，并由主要科学家、数据管理专家和统计分析师一起签字。数据库系统的重新锁定将遵循与数据库系统的锁定相同的流程。

七、数据管理文件归档

数据管理文件归档的主要目的是保证数据的信息安全、整体性和可及性。而确保资料的安全性，一般是为了避免对资料能够引起的物理伤害或毁损。在临床试验过程中，将全部采集到的原始数据（如 CRF 和电子数据）存放于安全可靠的区域，包括受控的空间，保持适当的温、湿度，并具备完备的消防安全措施，防火带锁文档柜。这些原始文件都是回溯到原始数据的电子产品审计路径的重要组成部分，应像通过电子产品审计路径中对数据库的任何更改或备份所作记录那样，严格加以保存。并建议原始数据最少保留 10 年。

数据信息的具体内容，包括被记录数据库系统的日期、记录者及其数据在信息库中全部的改变历史，均必须保留完整性。保证数据的可及性，是指使用者在必要时就得以自如登记和获取数据，并且数据库系统中的数据信息也得以按要求进行传输。

八、数据保密及受试者隐私保护

数据保密是在临床科研过程中所需要遵循的基本准则，因此需要设置相应的程序确保数据库的保密性，包括建立和签订秘密合同以规定有关工作人员的言行，并且设置秘密系统以避免对数据库的泄密等。

临床试验受试者的个人隐私需受到更充分的保障。受保护医疗人员个人信息包括：名字、生育时间、工作单位、住址；身份证/驾驶证等证件号码；来电、传真、邮箱；医保号码、病历档案病案号；生物标识（指纹、视网膜、声音等）；照片；爱好、宗教信仰等。对于个人隐私的保护，在设置数据库系统时就应当从技术层面出发，在不危害资料的完整性和不侵犯药物临床试验质量管理规范（GCP）原则的条件下尽量不收录其他受保护的医疗资料，比如：数据库系统中不应收录受试者的名字，而应当录下名字的简写等。以中文姓名为例，应使用该受试者姓氏的首字母或者名字的首字母等。

九、数据采集的质量控制

1. 受试者纳入前的登记

在研究进行之前，做好受试者记录可以减少标准选择错误。在研究登记时，将对照纳入标准选择，可以防止纳入不能进行深入研究的病人。登记时必须证明的项目：科研组织是研究参加单位，未因其他原因而被暂停进行研究；研究者是经批准才进行此项研究的；研究项目有国家伦理委员会批件；受试者必须符合并纳入国际标准；获取人口统计信息。在完成登记流程之后，才能分发受试者标志符和发放药品，并需要记录进组时间，以及研发机构名称和编码，受试者名称的大写首字母、年龄、性别等。

2. 纸质病例报告表的管理

病例报告表依据患者的原始观察笔录调整和录入，使资料真实、全面、清晰地载入病例报告表。更改数据信息后，一般要求更改后的原数据仍清晰度可辨，并标明更改人和时间。

病例报告表的接受和确认规程，都应当做到对过程的客观记录。将受试者纳入时，按照试验方法，交给受试者就诊、检验等日程表，并提供给研究者使用的病例报告表提交日程表，以便提高受试者的可靠性。对逾期未交的病例报告表要及时加以催促，也可于期满之前预先发布公告。具体接收方法可为邮寄、由监查人员亲自递归或查询等，但均需有详细的交接记录。

3. 数据录入

数据录入应及时开展以实现审核清理工作的尽早进行。录入形式有多种：①独立双份数据录入，由第三人比较两人独立录入的双份数据，并解决录入间的不一致；②双份数据录入，盲态下审核，即两人独立录入数据，在第二次录入时解决两次录入间的不一致，但看不到第一次的录入值；③双份数据录入，交互审核，即第二次录入的操作员解决两次录入间的不一致，并知晓第一次录入的数值；④单份数据录入，人工核查；⑤单份数据录入，没有人工核查。

第二节　实施过程的质量控制

临床研究质量控制的方法是通过针对中医临床研究过程的相关环节进行科学管理和规范化，从而保证中医临床研究质量的一系列方法。上述方法主要来自药 GCP。我国自 2001 年 12 月 1 日起开始执行的《中华人民共和国药品管理法（修正）》第三十条中规定："药品的非临床安全性评价研究机构与临床试验机构必须分别执行药物非临床研究质量管理规范、药物临床试验质量管理规范。"这也意味着药物临床测试机构实施 GCP 标准已成为我国的法定条件。通过推行中药的临床科研质量控制，不但能够保障受试者的安全与利益，同时也能够为药物临床试验流程的规范化以及研究结论的科学化、可信度提出有力保证，也就是进一步提高了中药临床科研工作的品质，即使得其更加科学、可信、准确和完善。

临床研究质量控制可分为四级检查：

一级检查，是从课题的实施/参与单位自身角度开展的对本机构的质量自检。应任命质量监察员，并建立产品质量检查清单，按观察时间点定期检查产品数据的录入、数据报表、药物数据管理、不良事件的处理与报告。主要研究者负责核对质量检查单及签名，对出现的有关产品质量问题则采取相应的方法，及时处理。

二级监查，是指临床研究课题承担单位的项目责任人，对本项目临床应用研究成果的质量管理责任。项目责任人要指派监查人员，并制定监查目标和监查流程，以确保科研的开展符合科研方法和 GCP 的各种准则，并确保科研数据正确、完备，且能够经由源件证明。监查人员对应有的所有分析标记完成了现场数据验证，并能完成对电子病例报告表和源文件数据的一致性检验。监查人员访视频率，应能保证临床应用研究质量管理的最高要求。项目主任也应审阅监查报表，并签名。

三级稽查，属于来自第三方的质量检查，优点是相对独立、客观。而质量保证（QA）稽查则可由项目的组织主管机关或课题承办单位，委托专门的组织或单位担任。委托单位主要负责委派稽查工作的人员，并制定具体稽查规划和稽查规定。稽查的最主要目的，是用来评价课题中各参加单位的临床应用研究质量体系是否顺利有效运行，以及科研的开展能否按照国家科研计划、标准操作规程（SOP）和 GCP。稽核人员还须进行一定样本量的研究病历和电子疾病报告表数据审查工作，并定期向国家管理机关提交稽查报告。

四级视察，是指定项目机构及技术部门组织对临床技术设备的品质控制和质量保证体系进行检查，并组织或委托视察人员，建立检查方案和巡视程序。视察员需抽查相应样本量的研究报告资料信息。研究机构和主管负责同志都应审查视察报告信息并签字。

一、四级检查的程序

（一）检查前准备工作

1. 检查人员

检查组由 1 名组长、2 名或者 2 名以上组员构成。

2. 被查机构安排

联系所有被检查的机构，并通知具体检查项目包括检查日期、场所、人数安排等，检查项目名称、被检查单位名称、项目负责人、具体联系人以及联络途径、在明确检查时需提交的资料，以及在现场协助审查的工作人员等。

3. 清单准备

提前制定的现场检查程序和检查清单中包含被检查课题名称、检测日期、被检查单位名称、课题责任人姓名、参与检测的工作人员姓名、检测内容和具体条目、出现的技术问题、检查意见、检查员名单等。

4. 物品准备

检查所需物品：检查清单若干、笔记本、录音笔、照相机、笔、复写纸等。

5. 检查报告

每次检查选派检查员 3 名，并向质控组提交一份检查报告。

（二）检查现场

1. 检查程序

检查人员抵达场地后，应举行第一次大会主要通报检查组成员，阐述检查目的和检查要求。需要各被检查单位提交实验数据，主要科研人员应前往协助检测。

2. 检查方法

现场的检验方法主要是通过查看检验资料、拍照或复制资料取证，相关文字资料的复制件须加盖单位公章。

3. 过程记录

随时记录，最后在将实际的检查情况形成现场检查报告或对现场检查报告无异议之时，由检查小组的全体成员签名，被检查单位负责人签名并加盖单位公章。有异议时，被检查单位也可以给出不同意见，并进行解释或者说明。由检查组核实被核查单位所提出的问题，作好详细记录。最后，由检查组全体成员签字，被检查单位领导签字并加盖单位公章。

4. 检查反馈

检验完毕后，召开末次会议检查组人员向被检查单位反映检查情况，并发表现场检查建议。

5. 检查清理

清场，检查组应收回检查报告、检查方案、检查记录、现场取证资料。被检查单位收回本单位提供的被检查的全部资料。

6. 整理报告

现场检查报告、记录和取证材料等全部上交，委托检查部门审核。

（三）检查反馈

在每次访视后，检查员将和研究者讨论试验发展和实施状况，并评估各试验中心和学者的成果，聆听被检查人员建议。如被检查组织对审查报告持不同看法，可向课题质控小组提交。

（四）形成报告

检查人员采用撰写检查报告的方法定期向管理机关报告。对无法依进度及时完成试验或严重违反试验方法和国家规章制度的试验单位或研究者，检查员有义务及时通知有关监督管理机关。

二、四级检查的内容

四级检查均为现场检查，内容包括研究机构、研究人员、硬件条件、临床研究资料的管理、研究方案执行情况检查、研究进度、研究药物、源文件的检查、知情同意、不良事件、电子数据管理、质量管理、依从性检查、实验室检查、课题经费使用。

（一）研究机构

研发人员应由研发主管、主要科学家、临床专家、药师、研发护士及其他人员等构成。研究负责人与主要研究者应熟悉研究方案，参与过与试验相关的培训，应出示培训证书，参与的工作与实际情况一致，具体参与管理，审查试验方案、试验小结、试验总结，且审查后应有本人签名。组织成员须具有临床急救经验和应急处置突发性医学事故的能力。机构成员中应至少有 1 名医学专业成员。机构应设立质控人员。每个参加实验的科研人员均须具有从事中药临床科研的学术经验和专业科研的才能，并经过专业的 GCP 培训。有关专家应组建合理，分工清楚，熟悉试验工作的背景、国家有关要求以及相应工作。

（二）研究人员

临床研究实施需要多学科、多层次的人员参与，研究人员的学科结构、专业能力、管理能力等应能满足研究的要求。承担研究的团队应包括研究课题负责人、主要研究者（医师、药师、护士、研究生等均可）、数据录入员、质控员等。研究成员要有明确的分工，各负其责。

1. 课题负责人

课题负责人负责管理和协调研究的全过程，包括人员安排、任务分配、进度监督、质量控制等，应具备承担该项研究的专业特长、资格和能力。对课题负责人的要求如下：

（1）应熟悉研究方案，已参加课题相关的培训会。

（2）专业背景与研究相关。

（3）应具备管理研究日常工作以及应对各种突发事件的能力，保证课题的正常进行。

（4）保证有充足的时间和精力进行研究。

2. 主要研究者

主要研究者是承担研究的重要人员，负责完成绝大多数的研究任务，包括收集病例、填写病例报告表、文档管理等。应根据研究内容及参加单位的具体情况确定主要研究者的职业，医师、药师、护士、研究生均可。对主要研究者的要求如下：

（1）应熟悉研究方案，已参加课题相关的培训会。

（2）专业背景与研究相关。

（3）保证有充足的时间和精力进行研究。

3. 数据录入员

数据录入员负责将研究表格的数据准确无误地录入计算机。最好采取双人双录模式，每个参加单位至少有 2 名数据录入员。对数据录入员的要求如下：

（1）应熟悉研究方案，已参加课题相关的培训会。

（2）专业背景与研究相关。

（3）熟练掌握研究数据录入的操作。

（4）保证有充足的时间和精力进行数据上传。

4. 质控员

每个参加单位内部需设立质控员，主要负责控制本单位研究的进度和质量。对质控员的要求如下：

（1）应熟悉研究方案，已参加课题相关的培训会。

（2）专业背景与研究相关。

（3）熟练掌握质量控制的要点。

（4）保证有充足的时间和精力进行质量控制。

（三）硬件条件

课题承担单位要为课题研究的实施提供必要的工作硬件条件，才能保证研究工作的顺利实施。内容包括：

（1）具有满足承担临床试验要求的床位数。

（2）具有满足临床试验要求的月门诊、住院人数。

（3）具有必要的抢救设备（心电监护仪、呼吸机、负压装置或吸引器、除颤仪、抢救车等）。

（4）具备单独的试验资料保存柜/室，并上锁。

（四）临床研究资料的管理

临床研究资料是指临床研究过程中，所直接形成的各类文章、图纸、声像等各种形态的文字记录，最原始地记录着科研工作的详细内容与流程。全面规范的科学研究资料系统可随时随地为科学家们提供有关研究的进展情况，它也是科学研究管理工作规范化、科学性、信息化的重要标准。

1. 档案分类

（1）管理文件：与本研究相关的管理机构下发的通知。

（2）工作文件：研究合同、经费拨划证明、研究方案、伦理批件、研究表样本、研究清单样本、知情同意书样本、血样采集登记卡样本、血样运输交接表样本、质量检查清单等。

（3）标准操作规程文件：研究表填写 SOP、网上数据录入 SOP、不良反应处理 SOP、血样采集 SOP、研究人员培训 SOP 等。

（4）研究者履历/培训文件：研究人员学历、职称等复印件，培训会的会议记录、签到表、照片等。

（5）质量检查文件：质量检查计划、清单，已完成的各级质量检查的记录、报告等。

（6）会议资料：课题启动会、专家咨询会、方案论证会等会议资料。

（7）研究相关文件：研究表、研究清单、已签署的知情同意书、血样采集登记卡、血样运输交接表。

（8）其他文件：除以上文件外的与课题相关文件。

2. 对研究档案的要求

（1）所有试验相关文件均备案归档及专人、专柜、加锁保存，督促研究者按规定妥善保存必备的试验文件。

（2）及时建立临床试验文件夹。

（3）研究方案需有版本号、版本日期。

（4）课题启动前的研究方案应有申办方与主要研究者的共同签字。

（5）及时更新研究者手册。

（6）应有档案查阅和出入的详细记录。

（7）档案储存设施应有防虫、防火、防潮、防盗等安全措施。

（五）研究方案执行情况检查

研究参与单位需严格按照研究方案执行试验，要求如下：

（1）需确认研究者是否严格按照已批准的临床研究方案开展试验。

（2）已被发现有不良反应的受试者是否按照正确的研究程序进行试验。

（3）确认研究药物使用量是否与研究总病例数相等。

（4）数据的记录分析、报告是否遵照研究方案中的规定填写。

（5）所给予药物的剂量、间隔和给药途径与试验方案要求是否一致。

（6）不良反应/事件的判断是否与研究方案一致。

（7）发现不良反应后是否给予及时处理，以保证受试者安全。

（六）研究进度

根据研究时间展开临床研究是按时顺利完成研究工作的关键保障。把研究时间视为主要的审查工作，对确保研究项目课题保质保量顺利完成起到促进作用。研究进展一般分为项目承担机构数量和各分中心疾病任务数、已筛查疾病数、入组疾病数、已开展的研究、诊断已进行、随访已进行、剔除的疾病、脱落疾病数及其所占份额，并通过课题组汇总报告或现场审核的形式进行。可与研究计划的前期研究进展加以对比，并考察项目的进展状况。

（七）研究药物

1. 药品存放

（1）保存地点：实地检查是否设有专门药房存放研究药物，保存空间面积是否足够。可于中心药房、科研专用药房或专门房间存放，药品存放数量要充足。

（2）保存条件：保存研究药物的房间要符合药品存放条件，包括安全、温度、湿度等，一般药品于室温、避光、干燥、阴凉、密闭状态下保存，有特殊保存需要的药品需放入冰箱低温冷藏。

（3）保存记录：记录保存研究药物的名称、生产厂家、剂型、批号、有效期、合格证书、接收数量、发放数量、回收数量、销毁数量、剩余数量、日期等。

2. 药物管理员

设专人负责研究药物管理，明确药物管理员的职责，通过现场提问的方式对研究药物的管理办法进行考核。具体包括负责药物的验收、分送、保存、发放、回收、处理等工作，对研究药物进行全程管理，对每一环节进行详细记录，检查各种相关记录。

3. 药品质量

药品质量将直接影响临床药物的安全性、有效性，特别是对于目前实行多中心临床研制的重大课题，由于参研单位范围较广，对科研用药管理的不善也将直接影响课题产品质量。要提供研究用药的批号、质量检测报告、有效期等。要保存样品以供鉴别之用。实验药物的命名、包装、剂型、用途要与研究方法相符。药检报告的批次要与实验药品管理各环节记录的批次相符。药品的使用情况与实际研究药物的总量相符。而临床试验药物的接受量、使用数量、收回数量与实际留存总量之间的关系也应相符。上述一致性的检验情况，均应核对并作出合理解释。

（八）源文件的检查

原始资料指与研究工作有关的原始数据被首次记载的文件。指 CRF 表、原始病史（住院病历）、实验室检查、影像学检查、心电图等原始资料。

（1）原始病历是否保存完整。

（2）现场查看研究病历，以诊断 CRF 表的填报内容是否准确、全面、完善、真实、准确，与原始病史的信息是否相符，才能够溯源。规范性检查包括：研究病例报告表应保持完整、整洁，不得缺页、拆开、损坏。记录时应使用标准的专业名词，使用标准的计量单位。填报规范要遵循科学研究病例报告表编制的填写说明。在临床调查中的化验报告单和知情同意书等，应当按先后顺序张贴到科学研究病例报告表中。完整性和及时性包括在规定的日期内采集并填报有关数据，生成完善的研究疾病情况报告数据表格。

（3）原始病历中，每位受试者入选时的基本状况（姓名、性别、年龄、一般情况、生命体征、病史、既往用药史等）、实验室检查、试验用药过程、同期联合用药、不良事件等内容是否与所提供的报告对应一致。病例报告表中的数据信息来自最初文档，所以应该与最初文档保持一致。通过现场核对可以研究病历报告表和源文件之间的一致性。

（4）是否科学研究方案设计执行，受试者是不是达到了纳入标准和清除要求，受试者是否在科学研究方案设计中指定的访视时间点完成访视，实验室对检测结果（尤其是特殊数据）的录入，以及录入前后的一致性审核。

（5）试验记录中有误或遗漏的修改内容是否符合规范，原记载是否清晰可辨，以及是否有更改者的署名和更改日期。

（6）对内部检查及监查员提出的问题是否进行改正和反馈记录。

（九）知情同意

知情同意书的设计应当符合充分知道、完全了解、独立判断的基本原则。内容涉及：受试者的义务、责任和权利；研究的可靠性与风险；补偿和索赔；医疗监督和救助的措施和手段，以及保密措施；词汇表述需适应于患者群体的阅读和理解，并尽量减少复杂语言和专业名词的使用；对知情同意书的修改需获得国家伦理委员会的批准，而修改后的知情同意书也应再次得到受试者认可。

检查知情同意书的签署信息内容是不是完整无误，如时间、号码等；检查研究者的签署信息内容是不是正确、规范；患者或受试者或其法定代理人签署信息内容是不是正确、规范，以及是不是有篡改别人签署信息内容的情况，在必要时可向受试者去电证实；检查签署时间是不是在入选时间以后，并核查准确性；复查已签署的知情同意书份数与实际接受调查的受试者数量是不是完全一致，是否有未签署知情同意书的现象；将知情同意书一式两份，一份留给患者，一份保留在病历中。

抽查相应比例的病人，做好对受试者的真实性审查。通过现场电话跟踪的方法，询问患者病情、用药状况、疾病缓解状况等。

（十）不良事件

在临床研究过程中，受试者发生不良医学事件，不管是否与治疗相关，均应视作不良事件。严重不良事件，是指试验过程中所出现的急需住院治疗、延误病情、重大受伤、严重影响正常能力、严重威胁患者生存，甚至致死、造成先天性畸形等事故，须严格按照《不良事件及重大不良事件处置及上报标准规程》的规定办理。检查内容与方式如下：

（1）现场考核研究者对不良事件的认识，包括概念、处理、记录、报告等要求，尤其是对不良事件和不良反应的区分。

（2）检查是否有不良事件，是否有未报告的不良事件。

（3）不良事件的书面记录，包括不良事件的临床表现、出现时间、频率、严重程度、处理措施、转归，判断是否与本研究有关。

（4）是否有严重不良事件，是否有未报告的严重不良事件。

（5）严重不良事件除在研究病历中记录，还应填写专门的严重不良事件报告表，并签名、署明日期。

（6）重大不良事件要及时向项目单位、项目领导、伦理委员会、省级食品药品监管机构通报，并及时通报其他参加项目的单位。在原始信息中应记载何时、通过什么途径、向谁报告了严重不良事件。

（十一）电子数据管理

数据管理是贯通临床科研各个环节，以提高科研品质为目的的综合过程，为确保科研数据的真实性和课题进行有效性的管理，利用互联网信息把各个临床科研机构的数据提交到信息管理中心。检查内容和方法包括：

（1）应有专人专门负责电子信息管理，通常最少应设2名数据管理员，承担临床应用课题研究组的研究数据记录、审核、上传、回复等管理工作。

（2）查阅电子数据信息管理者的培训工作证明材质，并完成对有关知识的现场询问。

（3）使用的数据处理软件系统及建立的数据库系统是否合格，是否满足项目组数据管理与课题统一需求，以及有无委托第三方机构完成数据处理。

（4）应当准确地按随访时限点进行记录调查信息，并基本根据SOP标准在进行纸质调查病历的指定日期内记录，否则将视同脱离时限窗。同样需要进行对历史数据的单独二次记录，并对数据正确性进行自检。

（5）是否及时上报信息，是否准确回答信息管理者提出的问题。

（6）数据的核对，即对于纸质的病历和所提交电子数据的一致性进行核对，特别是重要数据的核对。

（十二）质量管理

二级、三级、四级检查均需检查下一级或下几级的质量管理情况，需依次核实如下项目：

（1）各级质量检查员资质审查，内容包含提供医疗研究工作相关背景证明材料、医疗临床科学研究检测培训、计算机疾病申报表和数据分析管理应用培训。

（2）现场考察质量检查员对质量检查中有关内容的掌握情况。

（3）是否提出切实可行的检查计划并建立质量检查清单。

（4）是否按时限、规定数量、规定内容完成了检查。

（5）参与的单位研究项目管理部门对课题监管情况。

（6）查看质量检查报告品质，是否对研究数据记载、数据分析报表、药物管理工作、对错误事项的管理工作和报表品质等方面开展了全面检测。

（7）对照质量检查报表中指出的主要问题是否有整改措施和实际整改情况。

（8）是否接受了第三方质量检查，如项目组织管理部门或委托专业的机构或单位担任质量稽核工作人员等，并对质量稽核工作中出现的问题及时处理。

（十三）依从性检查

临床研究中，虽然有一些确有效果的试验药物和较完善的临床研究计划，但一旦研究者或患者对执行临床研究计划的依从性较差，那么整个临床研究计划就有可能出现部分错误或完全错误的结果，所以在临床研究中重视并改进依从性十分必要。依从性包括研究者依从性和受试者依从性。检查内容与方式如下：

研究者依从性：检查内容主要为研究者对研究方法的掌握状况，即能否掌握研究方法的研制目的、纳入标准、排除标准以及设计类型。一般采取现场询问、研究实际开展情况和科研方法一致性审查的方法实施。

受试者依从性：在科学研究中，如果受试者在药物的应用、接受访视、长期随访等方面，没有完全依从于临床试验方案的实施，或者受试者对药物服用次数、到诊率较低时，必将影响研究，或者导致研究病例的脱落，所以，脱落患者比例能够反映受试者治疗依从性。研究脱落病例的总量占入组患者比例通常不能达到15%；医师对脱落患者须以家访、通话、邮件等形式与受试者联络，并记下最后一次服药时间，以便执行医师所能执行的所有评估项目。脱落原因分析及管理：研究人员需将受试者的退出原因加以分析，并详细记载于患者病例报告表中。在剖析病因的基本上，建议加强对受试者依从性的有效预防；保存全部脱落患者的观察资料，在调查进行时应交领导单位整理，并加以统计分析。

（十四）实验室检查

对实验室检查的方式及要求如下：

（1）实验室资质认可证明以及实验室资质管理认可的有关文件。

（2）是否建立实验室仪器设备运行的 SOP，以及仪器设备使用与保养，试剂、质控品、校正品的应用等，以防止或降低由于操作者不同而造成的差错。关键疗效与安全指标检测操作程序的 SOP，内容包括标本收集条件、运输要求、标本预处理、标本留取的储存要求和时间、检验的仪器设备和方式、操作人员的资质水平、指标的正常值范围。并根据实验技术人员掌握情况与实验流程，进行现场考核。

（3）实验员技术培训的合格证明，相关职业人员上岗合格证明。

（4）各分中心实验室检测的一致性方法：针对跨省、直辖市或区域的各重点医学检验，应有由于不同医院而导致的化验环境、所用仪器设备、检测化验数据不相同等的统一处理方法。

（5）抽取相应比例病例报告表中的重要指标，并对照试验报告单进行溯源，以核实受试者名称、试验数量、检测流水号以及送检方法和报告的时间与试验过程是否一致。

（十五）课题经费使用

科学规划科研课题研究经费预算，对科研单位经费实施财务监管，能够有效提高财政资金配置效率和使用效益，全面提升科研水平，下面介绍科研经费管理中如何做好预算和报销：

（1）认真做好科研经费的预算编制，编制预算必须以确定的研究任务为依据，预算期间应当与项目执行周期相符。项目资金支出预算不得编报不可预见费，也不得列入项目实施前发生的各项经费支出。

（2）认真做好科研经费的预算执行，项目负责人应该严格执行项目主管部门核准的项目预算。项目预算一般不予调整，确有必要调整的，应当按照规定报批。

（3）规范科研经费的报销流程，决算表填报时的注意事项：如实填报，根据财务支出明细，实事求是填报决算表，做到"账表一致"。

（4）结余资金的管理。留用：通过结题验收的项目，且依托单位信用评价好的，项目结余资金在 2 年内由依托单位统筹安排，专门用于基础研究的直接支出。

退回：未通过验收和整改后通过结题验收的项目，或单位信用评价差的，结余资金应在验收后 30 日内按原渠道退回。

（5）应注意把握好三个原则：一是经费支出要符合国家财务政策和课题所属科技计划的经费管理制度；二是以研究课题的任务目标为依据，支出应与课题任务紧密相关，支出经费数量与结构应符合研究任务的规律和特点；三是支出经费应与同类科研的支出水平大体相当。所以研究人员应在了解财务基础知识的前提下，掌握相关财务规章制度，合理使用科研经费，以便科研项目的顺利完成。

三、人员培训

除四级检查之外，人才培养工作也是临床科研开展过程中质量管理的重要环节，由国家管理机关统一规划和执行。同时必须制定有针对性的政策措施，并开展合理的人员培训，才能确保项目顺利运转。而临床科研常常牵涉多种机构和人才的介入。因此为了确保科研各组成部分项目都得以顺利实施，就需要进一步细化人才分工、健全有关管理与法规。注重对人才培养人员与场所等工作环境的管理，若科研工作者存在知识水平不够、科研能力较差等问题时，可采取组织训练班、讲座、单独或集体训练等不同形式，以培养伦理委员会、研究者、药学工作者、科研护士等队伍的基本素质与能力。要注重临床研发前的训练与教学，注意临床研发的过程管控和人力分配，必要时申请者必须组织研发协调员队伍开展集中训练和教学，处理个别研发组织整合力量欠缺和研究员精力相对不足等问题，解决研究员与申请人、临床科室和辅助科室的交流和协调事务，提高研发各相关者/单位之间的认识和信任，提高方案的可靠性和临床研发的品质。

（一）培训计划

要根据医学科研的具体任务需要以及科研工作者的实际状况，制定切实可行的培养规划。训练任务通常进行两次：首先是在课题试验开始时，对课题的科研骨干（包括主要研究者、研究助理、数据管理员、质控员）开展研究训练工作，以增强对课题科研背景、目的意义、试验方式等的了解。第二是在课题试验启动时的现场训练，根据具体任务，使所有的研究人员都了解怎样在临床项目上进行试验，但同时也要确保在最短时间内完成对所有研究人员的研究训练工作。

（二）培训内容

（1）实施方案培训内容涵盖了科研背景、研发目的、设计类型、研发人群、纳入、剔除、脱落、剔除、中止标准、观察指标、对不良反应/事件的评估和管理方法等。

（2）病例报告表：撰写者工作过程中，应当记录下所有真实可信的原始资料，并保证严格、按时、精确、完备、可读。同时要求每个试验对象根据 SOP 要求的日期按时完成病例报告表，逾期者即为脱离工作时间窗，需进行修补。病例报告表的每个条目都应当填报整齐、无漏点缺项。一般采用黑色签字笔、红钢笔撰写病例报告表，如果采用白铅笔填报则不合格。每项填报都必须有科学依据并经得起合理解释，任何错误或遗漏都须有更正或标记，并附有研究者的签字和日期证明。如更改没有说明理由，将被视作无效涂改。

（3）临床信息收集系统应用操作技能训练：通过测试库进行现场操作技能演练，以了解信息系统的接入、注册、添加病例、患者信息记录等，并了解使用的注意事项。同时强调应该采用双人双录的形式，即由两人单独记录信息，并在两次记录时解决两次记录时间的不统一问题，但看不到第一次的记录值。资料录入过程应当充分考虑到临床应用研究对数据处理品质的要求。一般来说，双份数据录入可以降低资料录入中出现的随机出错，减少随机误差对研究可能产生的危害。资料录入应当及时，这样资料审核的处理工作也才能及时完成，从而能尽早找到研究中出现的问题，及时处理。

（4）不良事件诊断与培训：课程主要涉及不良事件和不良反应所产生的区别，不良反应产生的类型、机制、特征、形成因素、常见表现等。应强调本着"可疑即报"的原则，做到不遗漏，此外，对于一些轻微不良反应，比如呕吐、眩晕等，也应予特别注意。

（5）质量管理技术培训的主管单位为各个临床单位进行质量管理方面的技术培训，具体内容涉及品质管理的要求、流程、清单等，为一、二、三级质控提供必要的参考。

（三）培训考核

培训结业后可对有关的工作计划、操作规程等事项进行书面审核及口头询问。凡考试中出现问题的，受训工作人员需就此情况进行说明，经受训方共同研究，并弄清情况后当场通过，考试通过后，授予考试合格证书，可开展临床研究项目。因故未能接受培训者，须补训后进行重新评估。

四、制定标准操作规程

标准操作规程（standard operation procedure，SOP）是指为了更高效地开展和进行临床实践中每一个工作而制定的规范和详尽的操作规程。而随着大型、多中心临床应用科研的大规模进行以及受试者对自身保护意识的提高，对临床实践的需求也越来越高。按照 GCP 规范进行临床实践的经验与教训，让每个临床实践的参加者都了解到，临床实践的质量是其是否能够实现检验设计目的的关键；并了解到，建立并实施严格、细致和有效的 SOP 标准，将贯彻于整个检验设计全过程中，是按照规范操作、实现统一标准的最有效方式。

临床试验中的每个部门均需按照 GCP、相关政策和技术要求、实验任务、该部门的技术规范以及对实验方法的要求确定这一部门的 SOP。包括，为实验项目设计的 SOP，研究知情同意书提供的 SOP，研究伦理会议申请和审查的 SOP，为科研人员手册提供的 SOP，学者的选拔与邀请的 SOP，临床试验组织的 SOP，实验室 SOP，实验室质控 SOP，药品控制 SOP，不良报告信息与严重错误事件报告的 SOP，大数据分析与审核的 SOP，数据统计分析和审核的 SOP，科研文档保护与控制的 SOP，为科研报表编制的 SOP 等。

SOP 系统应是可运行的，有详尽的运行流程方便于执行。临床实践前对全体参与的试验工作人员做好有关 SOP 的全面技术培训工作，并在试验开始阶段仔细监查 SOP 的实施情况，在实验执行中对 SOP 的适用范围和效果作出系统的审查，对确实不适当的 SOP 加以调整或弥补。

研制单位须按照 GCP、相关法律和管理法规以及岗位职责制定常规的 SOP，其中必须涉及所有常规要求的 SOP 内容，在临床试验准备时再根据临床试验方法和试验的特点与需要加以调整与增补，并建立了专门的临床试验规范与运行规程（CSOP）。SOP 也应该定时进行检查，一般最少 1 年检查 1 次，对陈旧或不适宜的 SOP 设备进行更换或调整。

第七章　基于临床与基础实验的中成药应用分析

第一节　中成药临床应用分析

一、复智胶囊治疗血管性痴呆 40 例

血管性痴呆是由脑血管疾病引起的或与脑血管病变有关的痴呆，病因主要是缺血性或出血性脑血管病，是 65 岁以上老年人最常见的一种痴呆[1]。2004 年 9 月至 2006 年 5 月笔者采用中药复智胶囊治疗该病 40 例，并与西药安理申（盐酸多奈哌齐）做对照，观察复智胶囊对血管性痴呆的临床疗效。

（一）资料与方法

1. 数据来源

所有病例均来自河南中医学院第一附属医院神经内科住院及门诊患者，其中男 48 例，女 32 例；年龄 46～81 岁。有脑梗死史者 70 例，其中梗死病史 4 次者 16 例，3 次者 10 例，2 次者 12 例，1 次者 32 例；有脑出血史者 10 例，其中脑出血 2 次者 6 例，1 次者 2 例，混合性卒中者 2 例。全部患者均经头颅 CT/MRI 检查，其中病灶 7～8 个 26 例，5～6 个 20 例，4 个 12 例，3 个 14 例，1～2 个 8 例。病灶位于大脑半球皮质及皮质下 26 例，位于基底节区及脑室旁 54 例。

2. 纳入标准

所有患者均符合美国精神病协会《精神障碍诊断和统计手册》第四版（DSM-Ⅳ）痴呆诊断标准：既往有中风病史，并经 CT 或 MRI 检查证实；Hachinski 缺血量表评分（HIS）>7 分；简易精神状态检查表（MMSE）评分文盲者 17 分，小学者 20 分，中学或以上者 24 分。患者痴呆程度按照临床痴呆评定量表（CDR）评定均为轻中度痴呆；中医诊断符合田金洲等血管性痴呆辨证量表（SDSVD）[2]辨

证为肾精亏虚型，有关证候积分≥7分。并排除DSM-Ⅳ诊断为其他原因的痴呆（如老年性痴呆、混合性痴呆及其他神经变性疾病引起的痴呆），汉密尔顿抑郁量表（HAMD）评分>7分，或患其他精神疾病或精神障碍的病人，患有某些疾病干扰认知功能评价（包括嗜酒、吸毒或其他滥用精神性药物者），伴有严重神经功能缺损如失语、失认、严重偏瘫的患者。两组患者年龄和MMSE、神经功能缺损、SDSVD评分对比，差别无统计学意义（$P>0.05$），具有可比性。见表7-1。

表 7-1　两组患者一般资料对比（$\bar{x}\pm s$）

组别	n	年龄（岁）	MMSE（分）	神经功能缺损（分）	SDSVD（分）
治疗组	40	63.35±10.43	13.65±1.67	25.33±5.99	17.65±5.93
对照组	40	65.97±8.32	13.33±1.80	25.60±6.19	16.85±5.85

3. 治疗方法

两组患者在治疗基础疾病（如脑卒中、高血压、糖尿病等）的同时，对照组服用安理申（由苏州卫材制药有限公司生产，批准文号：国药准字10040011）5mg/次，1次/日，口服；治疗组同时服用复智胶囊（由河南中医学院第一附属医院制剂室生产，制剂批号：郑卫制字9809-108L，药物组成：制首乌、熟地黄、山茱萸、黄芪、桃仁、川芎、葛根、石菖蒲、远志）5粒/次，3次/日，口服。两组均以3个月为1个疗程，治疗期间停用其他疗法。

4. 疗效评价指标及标准

西医疗效标准采用MMSE量表评分，神经功能评分采用中国脑卒中患者神经功能缺损程度评分标准（1995年）[3]进行评定。中医证候采用SDSVD量表进行评分。

疗效标准采用疗效指数法。MMSE评分比较两组对评分改善的差异；神经功能缺损及SDSVD评分疗效指数＝（治疗前得分-治疗后得分）/治疗前得分×100%：显效≥20%，12%≤有效<20%，无效<12%；SDSVD评分疗效指数＝（治疗前得分-治疗后得分）/治疗前得分×100%：显效≥66%，33%≤有效<66%，无效<33%。

安全性观测包括：血、尿、便常规化验；心电图、肝功能、肾功能检查，治疗前后各检测1次。

5. 统计学方法

采用SPSS 13.0软件进行分析。计量资料采用均数±标准差进行统计描述。

组间比较采用独立样本 t 检验，与筛选期基础值进行比较采用配对 t 检验，计数资料采用 χ^2 检验。

（二）结果

1. 两组治疗前后评分对比

两组治疗前后评分对比，见表 7-2。

表 7-2 两组治疗前后 MMSE 评分对比（ $\overline{x} \pm s$ ）

组别	n	治疗前	治疗后
治疗组	40	13.65±1.67	20.87±4.84***#
对照组	40	13.33±1.80	19.50±5.28***

注：与同组治疗前对比，*** $P<0.01$；与对照组治疗后对比，# $P>0.05$。

2. 两组治疗前后神经功能缺损疗效对比

两组治疗前后神经功能缺损疗效对比，见表 7-3。

表 7-3 两组治疗前后神经功能缺损疗效对比（例）

组别	n	显效	有效	无效	总有效率（%）
治疗组	40	26	11	3	92.5
对照组	40	11	14	15	62.5

注：两组对比，经卡方检验，$\chi^2=10.33$，$P<0.01$，差别有统计学意义。

3. 两组中医证候积分疗效对比

两组中医证候积分疗效对比，见表 7-4。

表 7-4 两组中医证候积分疗效对比（例）

组别	n	显效	有效	无效	总有效率（%）
治疗组	40	28	10	2	95.0
对照组	40	10	16	14	65.0

注：两组对比，经卡方检验，$\chi^2=11.25$，$P<0.01$，差别有统计学意义。

4. 两组不良反应对比

安理申对照组在观察期间出现恶心 2 例，复智胶囊治疗组在观察期间均未发现不良反应。

（三）讨论

现代医学认为，脑血管病是血管性痴呆发生的主要病因，目前虽然从神经电生理、神经病理、神经化学等微观水平研究该病取得不少新进展，但在治疗上仍未有特效的药物。而中医药学对该病有着独到的认识和较高的治疗水平，在预防方面也取得了一定的成绩。祖国医学称血管性痴呆为"中风后痴呆"，中医理论认为，中风后痴呆为神志病，病位在脑，与肝、脾、肾失调有关。近年来王永炎等[4]对血管性痴呆以虚瘀浊毒立论，提出"毒损经脉、脑髓"的病机假说，指出本病与中风病有共同的发病基础，二者发病机制密切相关。中风后脑络瘀阻，浊毒内生，败坏脑髓，神机失用，发为痴呆。因此，该病病机特点为本虚标实，以肾精亏虚为本，痰瘀阻滞为标。复智胶囊是河南中医学院马云枝教授多年来治疗血管性痴呆的有效经验方。该药自 1998 年被郑州市卫生局批准作为院内制剂生产应用，初步完成了药学、药效学、毒理学及临床预试验等研究。方中制首乌补肾益髓为君药，熟地黄、山茱萸养肝肾而涩精为臣药，三药合用大补精髓，能填髓聚精以强志，温精化阳以养神；佐黄芪补脾胃之气，使气旺血行，以达补气活血通窍之用；更有石菖蒲、远志、川芎、桃仁、葛根行气活血，祛痰开窍宁神之品。全方以补肾填髓为主，豁痰开窍、化瘀安神为辅，有标本兼顾、益肾填髓、增智开窍之用。本临床研究证实，复智胶囊不但可以改善血管性痴呆患者的智能状态，且与西药安理申相比差别无统计学意义（$P > 0.05$）；此外在改善血管性痴呆患者的神经功能缺损症状体征以及中医证候积分方面优于安理申，显示出独特的临床疗效。其原因可能是复智胶囊具有填肾补髓、化痰祛瘀之效，正应对血管性痴呆与中风共同的病理基础。而安理申作为中枢性的胆碱酯酶抑制剂，虽可改善患者智能状态，却无改善神经系统局灶症状、体征的作用。

二、复智胶囊治疗血管性痴呆 53 例[5]

（一）目的

血管性痴呆是由各种脑血管病所致的认知功能障碍，不仅妨碍病人躯体功能障碍的恢复，还影响病人的长期生存质量，导致血管性痴呆病人的死亡率高于不伴有痴呆病人的死亡率。本研究采用国际公认标准，观察复智胶囊治疗轻中度血管性痴呆的临床疗效。

（二）资料与方法

1. 一般资料

门诊和住院血管性痴呆病人 53 例，年龄在 45～80 岁，随机分为两组，其中治疗组 30 例，对照组 23 例，两组病人在性别、年龄等基本资料方面均无显著性差异，具有可比性。

2. 诊断标准

①西医诊断标准参照美国《精神障碍诊断和统计手册》（DSM-Ⅳ，1994）中关于血管性痴呆的诊断标准进行；②中医诊断标准参照卫生部颁布的《中药新药临床研究指导原则》，将符合肾精亏虚型的病人纳入观察病例；③Hachinski 缺血量表评分＞7 分；④临床痴呆评定量表（CDR）：CDR=1.0 为轻度痴呆，CDR=2.0 为中度痴呆。

3. 排除标准

①Hachinski 缺血量表评分评为非血管性痴呆的病人；②重度血管性痴呆和可疑血管性痴呆的病人；③伴有严重的神经功能缺损的病人；④合并有严重原发病、精神病病人；⑤年龄＜45 岁或＞80 岁者；⑥对观察药物过敏者。

4. 用药方法

治疗组给予复智胶囊（河南中医学院一附院制剂室提供，批号：040812），5 粒/次，3 次/日，口服。对照组给予培元通脑胶囊（河南羚锐制药有限公司生产，批号：Z20000022），3 粒/次，3 次/日，口服，两组均以 30 天为 1 个疗程，连续用药 3 个疗程。

5. 观测指标

MMSE 量表、Blessed 量表、肾精亏虚证候。

6. 疗效评定标准

痴呆疗效评定参照卫生部颁布的《中药新药治疗痴呆的临床研究指导原则》，以 MMSE 得分为主要参考指标，评定标准采用尼莫地平法。认知功能用 MMSE 量表评价病人治疗前后的定向力、注意力、计算力、即刻记忆、延迟记忆及语言功能等变化。行为能力用 Blessed 量表评价病人治疗前后人格、兴趣、习惯改变及日常生活能力等改变。中医证候疗效评定标准：以《中药新药临床研究指导原则》中证属肾精亏虚型痴呆的主要症状为参考指标，根据病情的轻、中、重度以积分法分为 1、2、3 分进行统计。

7. 统计学处理

使用 SPSS 16.0 软件进行统计分析，采用 t 检验和卡方检验，$\alpha=0.05$。

（三）结果

（1）治疗组总有效率为 70%，对照组为 52.17%，经检验，$P<0.05$，二者之间有显著性差异。见表 7-5。

（2）治疗组与对照组治疗后的量表积分均较治疗前有显著改善（t 检验，$P<0.05$），治疗组与对照组治疗后两组间量表积分均有显著性差异（t 检验，$P<0.05$）。见表 7-6。

（3）治疗组治疗前后积分有显著性差异，t 检验，$P<0.05$，对照组除健忘和反应迟钝外，余均无明显改善。见表 7-7。

表 7-5　两种药物改善血管性痴呆病人痴呆的疗效比较

组别	每组数量	临床控制	显效	有效	无效	总有效率（%）
治疗组	30	0	6	15	9	70.00*
对照组	23	0	3	9	11	52.17

注：与对照组比较，*$P<0.05$。

表 7-6　两种药物对血管性痴呆患者量表积分影响的比较（$\bar{x}\pm s$）

量表	治疗组（$n=30$）		对照组（$n=23$）	
	治疗前	治疗后	治疗前	治疗后
MMSE 积分	15.80±5.3	26.20±5.6	16.20±6.1	23.70±5.5
BDS 积分	18.76±4.59	13.71±4.13	19.22±4.33	17.03±4.32

注：与对照组比较，$P<0.05$。

表 7-7　两种药物中医证候积分值比较（$\bar{x}\pm s$）

证候	治疗组		对照组	
	治疗前	治疗后	治疗前	治疗后
健忘	1.86 ± 1.32	1.06 ± 1.09	1.91 ± 1.35	1.23 ± 1.20
反应迟钝	1.54 ± 0.93	1.04 ± 0.52	1.63 ± 0.72	1.05 ± 0.73
头晕	1.56 ± 0.63	0.71 ± 0.70	1.75 ± 0.74	1.54 ± 0.52

续表

证候	治疗组		对照组	
	治疗前	治疗后	治疗前	治疗后
耳鸣	2.26±0.82	1.31±0.93	2.20±0.87	2.01±0.96
腰膝酸软	2.77±0.98	1.21±1.13	2.72±0.98	2.50±1.21
二便失禁	0.94±1.14	0.92±0.80	0.82±0.99	0.86±0.90
舌瘦色淡	1.41±0.99	0.85±0.89	1.55±0.59	1.49±0.60
脉沉细弱	1.92±0.87	0.61±0.50	1.55±0.68	1.37±0.67

（四）讨论

血管性痴呆好发于中老年人中风之后，病程较长，缠绵难愈。诸多医家认为，其病位在脑，与肾、肝、心、脾等脏腑失调关系密切，尤以肾为要。其病机特点以肾精亏虚为本，痰瘀阻窍为标。因此，现在中医治疗血管性痴呆多从补肾虚、祛痰化瘀入手而取得了不错的疗效。

复智胶囊是河南中医学院一附院马云枝教授20多年来治疗血管性痴呆的有效经验方。该药自1998年被郑州市卫生局批准作为院内制剂生产应用以来，在临床中广泛使用，方药中选用补肾益髓的制首乌为君药，补肝肾涩精的熟地黄、山茱萸为臣药，三药合用大补元髓，既能填精益髓以强志，又能温精化阳以养神；佐黄芪大补中焦之气，取气旺血行之意，以达到补气活血通窍之目的；更有菖蒲、远志、川芎、桃仁、葛粉等活血行气，祛痰开窍宁神之品。全方以补肾强髓为主，豁痰开窍、化瘀安神为辅，有标本兼顾、益肾强髓、增智开窍之用。

本研究证实复智胶囊总体疗效优于同类药物培元通脑胶囊，不但能改善血管性痴呆病人的认知功能和行为能力，更为可贵的是，复智胶囊对健忘、反应迟钝、头晕耳鸣、腰膝酸软及二便失禁等中医主证较对照组疗效确切，说明复智胶囊能够明显改善病人的临床症状，而中医症状的改善，对于改善病人的社会生活能力，提高生活质量，安享晚年具有特别重要的意义，这也是中医药治疗血管性痴呆的优势所在。

三、通脉舒络胶囊结合针刺治疗血管性痴呆临床研究[6]

血管性痴呆是中老年人常见的由于各种脑血管疾病引起的脑功能障碍，而产生的一种以认知功能障碍为特征的痴呆综合征。随着人口老龄化进程的加快，其发病率呈逐年上升趋势。而目前临床对于本病尚无有效的治疗方法和药物[7]，不仅严重影响患者的生存质量，也给家庭和社会增添了沉重的负担[8]。研究人员采用针药结合治疗血管性痴呆，取得了较好的效果。现报告如下。

（一）资料与方法

1. 病例选择

选择 DSM-Ⅳ[9]痴呆的诊断标准，MMSE 评分≤23 分，排除其他原因引起的痴呆以及伴有重度神经功能缺损的患者。

2. 临床资料

选取 2010 年 8 月至 2012 年 6 月在河南中医学院第一附属医院住院治疗的血管性痴呆患者 136 例。随机分为两组，其中治疗组 70 例，男性 36 例，女性 34 例；年龄（70.63±4.34）岁；病程（4.45±1.67）年；多发性脑梗死 26 例，基底节区脑梗死 23 例，额顶部脑梗死 10 例，基底节区脑出血 8 例，脑白质退变 3 例，大面积脑梗死 1 例。对照组 66 例，其中男性 34 例，女性 32 例；年龄（69.47±4.61）岁；病程（4.81±1.45）年；多发性脑梗死 23 例，基底节区脑梗死 20 例，额顶部脑梗死 10 例，基底节区脑出血 6 例，脑白质退变 4 例，大面积脑梗死 3 例。两组患者在病程、年龄、性别等方面差异均无统计学意义（$P > 0.05$）。

3. 治疗方法

治疗组给予通脉舒络胶囊（药物组成：黄芪、当归、川芎、丹参、赤芍、红花、水蛭、郁金。由河南中医学院第一附属医院制剂室提供，含生药 0.4g/粒），每次 4 粒，每日 3 次，口服。同时针刺百会、风池、合谷、内关、太冲、足三里、悬钟，使用 G6805 型电针仪，采用密波强刺激，以患者能忍受为度，留针 30min。对照组服用脑复康片（每片含吡拉西坦 0.4g，上海信谊药厂有限公司生产），每次 3 片，每日 3 次，口服。两组均以 30 天为疗程，观察期间均停服其他促智药，合并有高血压、糖尿病及冠心病者常规给予降压、降糖、扩冠等药物。

4. 观察指标

参照《血管性痴呆的诊断、辨证及疗效判定标准》[10]，治疗前后分别计算患者的中医证候积分。治疗前后两组患者进行 MMSE、日常生活能力（ADL）量表评分，使用 LG-R-80A 型黏度计检测正常切变率范围内的全血高切黏度、全血低切黏度、红细胞聚集指数及血浆黏度值。分别于治疗前后采用经颅多普勒超声（TCD）检测两组患者的颈内动脉及椎-基底动脉的血流速度。

5. 疗效标准

MMSE 评分为主要参考指标，治疗后 MMSE 评分升高＞20%为显效；12%～20%为有效；＜12%为无效。

6. 统计学方法

计量资料以（$\bar{x}\pm s$）表示，采用 t 检验；计数资料采用 χ^2 检验。组间比较和治疗前后比较先确定样本是否符合正态分布，若不符合正态分布，进行数据转换后再行统计分析，符合者再行方差齐性检验，然后根据方差齐性 t 检验，或校正 t 检验或配对 t 检验。P＜0.05 为差异有统计学意义。

（二）结果

1. 两组临床疗效比较

两组临床疗效比较，见表7-8。治疗组总有效率明显高于对照组（P＜0.05）。

表 7-8　两组临床疗效比较（n）

组别	n	显效	有效	无效	总有效（%）
治疗组	70	22	38	10	60（85.71）△
对照组	66	13	25	28	38（57.58）

注：与对照组比较，△P＜0.05。

2. 两组治疗前后临床积分比较

两组治疗前后临床积分比较，见表7-9。治疗后两组 MMSE 积分均提高，中医证候积分及 ADL 积分均减低（P＜0.05）。治疗组积分改善情况优于对照组（P＜0.05）。

表 7-9　两组治疗前后临床积分比较（$\bar{x}\pm s$）

组别		中医证候积分	MMSE 积分	ADL 积分
治疗组	治疗前	31.82±10.01	16.60±3.48	51.45±16.82
（n=70）	治疗后	22.10±9.85*△	19.80±4.06*△	43.32±13.58*△
对照组	治疗前	29.02±9.27	17.64±3.15	53.28±16.53
（n=66）	治疗后	25.60±10.01*	18.85±3.22*	50.85±15.84*

注：与本组治疗前比较，*P＜0.05；与对照组治疗后比较，△P＜0.05。后同。

3. 两组治疗前后血液流变学指标比较

两组治疗前后血液流变学指标比较，见表 7-10。

治疗后两组血液流变学各项指标均有显著改善（$P<0.05$），治疗组优于对照组（$P<0.05$）。

表 7-10　两组治疗前后血液流变学指标比较（$\bar{x}\pm s$）

组别		全血高切黏度（切变率 100/s）	全血低切黏度（切变率 1/s）	血浆黏度（切变率 100/s）	红细胞聚集指数
治疗组	治疗前	5.81±0.35	25.08±2.30	2.32±0.45	2.56±0.18
（n=70）	治疗后	2.78±0.38*△	19.16±1.12*△	1.37±0.13*△	2.20±0.12*△
对照组	治疗前	5.59±0.31	24.32±2.12	2.12±0.89	2.51±0.19
（n=66）	治疗后	3.88±0.42*	22.68±1.09*	2.05±0.76*	2.38±0.16*

4. 两组治疗前后颈内动脉、椎-基底动脉血流速度的比较

两组治疗前后颈内动脉、椎-基底动脉血流速度的比较，见表 7-11。两组治疗后颈内动脉、椎-基底动脉血流速度与同组治疗前比较均有明显改善（$P<0.05$），治疗组在改善颈内动脉、椎-基底动脉血流速度方面明显优于对照组（$P<0.05$）。

表 7-11　两组治疗前后颈内动脉、椎-基底动脉血流速度比较（cm/s，$\bar{x}\pm s$）

组别		左椎动脉	右椎动脉	基底动脉	左颈内动脉	右颈内动脉
治疗组	治疗前	19.73±5.18	18.43±5.01	24.26±7.14	38.31±11.54	36.65±12.57
（n=70）	治疗后	30.02±5.16*△	29.18±5.47*△	36.08±7.32*△	45.36±12.83*△	44.67±11.49*△
对照组	治疗前	19.82±5.02	19.26±5.68	23.54±6.76	37.68±11.69	38.52±11.73
（n=66）	治疗后	26.67±5.48*	25.32±5.54*	28.65±6.56*	40.85±10.64*	41.66±11.52*

（三）讨论

血管性痴呆是仅次于阿尔茨海默病的常见老年期痴呆，是在广泛动脉硬化基础上全脑血流量下降，脑实质多发小灶性缺血改变和特定皮质神经传导功能缺失的结果，临床多表现为包括相关脑血管病的神经功能缺损和认知功能障碍、日常生活能力受损及行为精神症状等。目前研究认为，脑组织血液供应障碍而导致脑功能衰退是引起血管性痴呆的主要原因[9]。李永杰[10]研究认为血管性痴呆患者存在脑血流灌注减低的现象，减慢的脑血流最终引起基底神经节和白质为主的改变，导致认知减退和血管性痴呆。因此改善脑血流量对血管性痴呆的预防和治疗有较

为重要的意义。

中医学认为血管性痴呆属于中医学"呆症""中风后痴呆"范畴，其基本病机为痰瘀痹阻，髓减脑消，神机失用。病位在脑，与肝脾肾密切相关，乃本虚标实之证。本虚为气血肾精匮乏，髓海不足，脑窍失于濡养，标实为瘀血痰浊阻滞脑络，形成虚实夹杂之候；气虚血瘀是其病机关键因素。故临床医家认为本病的治疗大法应以补肾填髓，益气化瘀为主。

通脉舒络胶囊具有益气活血、化瘀通络之功效，方中黄芪补益元气，并助诸药之力而为君药。当归活血通络而不伤正，川芎为血中之气药，具有通达气血之功效，与当归而为臣。丹参一药，有四物之功，补血生血，逐瘀生新。红花具有活血通经、祛瘀止痛之效。丹参、赤芍、红花、水蛭、郁金诸药共奏开窍化瘀、祛瘀生新之妙，为佐使药。诸药合用，共奏益气活血通络之功。现代药理研究显示，通脉舒络胶囊组方药物多具有促进机体代谢及血管内皮细胞再生，降低血黏度，改善微循环抑制动脉粥样硬化斑块形成，显著增加脑血流量，改善血液循环等作用。

脑为髓海，头为诸阳之会，手足三阳经皆会聚于头，针刺头部穴位有调理髓海及脏腑气血之功效。百会、风府为督脉要穴，两穴合用可醒脑开窍养髓；合谷属手阳明经，足三里属足阳明胃经之下合穴，阳明为多气多血之经，取之可健脾胃、行气血、通经络；太冲乃肝经之原穴，刺之可平肝息风止痉，与合谷相配为开"四关"，可调和气血阴阳，安定五脏；内关为手厥阴心包经之要穴，具有调理阴阳，疏通经脉之效；悬钟为八会穴之髓会，具有补肾填髓之功。诸穴合用，共奏补益肝肾、活血通络之功。彭长林等[11]研究表明针刺能够有效地对抗血栓形成，改善脑细胞缺血缺氧情况。吴伟伟等[12]研究认为针刺治疗血管性痴呆，主要通过改善患者脑血流量及代谢，对神经细胞也有一定的保护作用。

通过上述研究结果表明，通脉舒络胶囊结合针刺具有益气化瘀，豁痰利窍，补髓益脑的功效，可以显著改善血管性痴呆患者的血液流变学、颈内动脉及椎-基底动脉血流速度，从而增加脑血流量，同时能够促进患者智能恢复，显著改善临床症状，提高生活质量。

第二节　基于实验室指标的血管性痴呆中成药安全性评价

一、复智胶囊对血管性痴呆大鼠血清 TNF-α、IL-6 影响的研究[13]

血管性痴呆是一种获得性智能损害综合征。日益增多的临床与实验研究显示，炎性细胞因子参与血管性痴呆的神经病理损伤，炎症反应在神经元退行性疾病中具有一定作用[14]。因此，探讨血清 TNF-α、IL-6 等炎性细胞因子在血管性痴呆炎性病变过程中的作用，具有重要意义。我们观察了复智胶囊对血管性痴呆大鼠血清 TNF-α、IL-6 的影响，现报道如下。

（一）材料与方法

1. 动物

普通级 Wistar 大鼠，雌雄各 30 只，体质量 160～220g，由郑州大学实验动物中心提供，合格证号：医药字第 05056 号。

2. 药物与试剂

复智胶囊，药物组成为制首乌、熟地黄、山茱萸、黄芪、葛根、川芎、桃仁等，每粒 0.5g，由河南中医学院第一附属医院制剂室提供，批号 040812；安理申片，由英国 Boots 公司制造，卫材（中国）药业有限公司分装，进口药品注册证号 BH20020507，分包装批准文号为国药准字 J20030014，产品批号 5817178，分装批号 5817178B。TNF-α 和 IL-6 试剂盒，均由解放军总医院科技开发中心放免所提供，批号均为 20051125。

3. 仪器

光学显微镜，PM-10AD 型，日本奥林巴斯公司生产；高速离心机，LDQ1A 型，北京医用离心机厂生产；全自动 γ 射线计数仪，FJ-2008 型，西安二六二厂生产。

4. 分组与造模

大鼠 60 只，按体质量随机分为 6 组，每组 10 只，即低剂量组、中剂量组、高剂量组、安理申片对照组、模型对照组、假手术组。常规饲养 1 周。根据改良的双侧颈总动脉动脉夹夹闭法复制大脑中动脉梗死血管性痴呆大鼠模型。低剂量组、中剂量组、高剂量组、安理申片对照组、模型对照组大鼠用 10%水合氯醛腹腔注射（1g/kg）麻醉后，将其仰卧固定，分离左、右颈总动脉（CCA），双侧用动脉夹夹闭，10 min 后松开动脉夹放松 10 min，松、夹反复 3 次，实现大脑中动脉再灌，造成拟血管性痴呆大鼠模型。假手术组仅分离出双侧颈总动脉不做夹闭处理。

5. 给药与取材

各组给药时间均为造模成功后次日，分组连续喂养 4 周。低剂量组每日给予复智胶囊（加 0.5%羧甲基纤维素液研磨配制）1.5g/kg 灌胃，相当于成人每日剂量的 10 倍；中剂量组每日给予复智胶囊 3.0g/kg 灌胃，相当于成人每日剂量的 20 倍；高剂量组每日给予复智胶囊 4.5g/kg 灌胃，相当于成人每日剂量的 30 倍；安理申片对照组每日给予安理申片（加 0.5％羧甲基纤维素液研磨配制）0.05 mg/kg 灌胃；模型对照组、假手术组每日生理盐水灌胃。取材：于造模后第 4 周结束时处死各组动物（注：假手术组在喂养过程中有 1 只死亡）。方法：隔夜禁食，不禁水，次日以 10%水合氯醛溶液 1g/kg 鼠重腹腔内注射麻醉后，仰卧固定，做腹正中纵切口，分离肠管，暴露腹主动脉，从腹主动脉采血，所采标本编号后放置在试管中，均在半小时内离心取血清，于−20℃箱内保存待检。

6. 指标的检测

检测血清 TNF-α 与 IL-6 含量。用 5 mL 注射器自腹主动脉取血，停置 30 min，离心，制备血清，放置−20℃箱内保存待测，单位分别用 ng/mL、pg/mL 表示。方法按试剂盒说明书操作。

7. 统计学方法

结果以均数±标准差（$\bar{x} \pm s$）表示，采用 t 检验或方差分析，以 SPSS 13.0 软件处理。

（二）结果

1. 复智胶囊对痴呆大鼠血清中 TNF-α 含量的影响

与假手术组比较，模型对照组、复智胶囊低剂量组大鼠血清中 TNF-α 含量显著升高（$P < 0.01$），复智胶囊中、高剂量组，安理申片对照组无差别（$P > 0.05$）。与模型对照组比较，复智胶囊低剂量组大鼠血清中 TNF-α 无差别（$P > 0.05$），复智胶囊中、高剂量组大鼠血清中 TNF-α 含量显著降低（$P < 0.01$）。与安理申片对照组比较，复智胶囊低剂量组大鼠血清中 TNF-α 极显著升高（$P < 0.01$），中、高剂量组无显著差异（$P > 0.05$）。与复智胶囊低剂量组比较，中剂量组 $P < 0.05$，高剂量 $P < 0.01$。见表 7-12。

表 7-12　各组痴呆大鼠血清中 TNF-α 含量的比较（$\bar{x} \pm s$）

组别	n	TNF-α（ng/mL）
模型对照组	10	3.73±1.54***
假手术组	9	3.73±1.54
安理申片对照组	10	1.73±0.81

组别	n	TNF-α（ng/mL）
复智胶囊低剂量组	10	3.33±0.93***△△△
复智胶囊中剂量组	10	2.12±0.76###
复智胶囊高剂量组	10	1.92±0.41###

注：与假于术组对比，***$P<0.01$；与模型对照组对比，###$P<0.01$；与安理申片对照组对比，△△△$P<0.01$。

2. 复智胶囊对痴呆大鼠血清中 IL-6 含量的影响

复智胶囊对痴呆大鼠血清中 IL-6 含量的影响与假手术组比较，模型对照组、复智胶囊低、中剂量组大鼠血清中 IL-6 含量显著升高（$P<0.01$），高剂量组 $P<0.05$，安理申片对照组无差别（$P>0.05$）。与模型对照组比较，复智胶囊低、中剂量组大鼠血清中 IL-6 含量无差别（$P>0.05$），高剂量组、安理申片对照组大鼠血清 IL-6 显著降低（$P<0.05$）。与安理申片对照组比较，复智胶囊低、中、高剂量组大鼠血清中 IL-6 均无显著变化（$P>0.05$）。与复智胶囊低剂量组比较，中、高剂量组均 $P>0.05$。见表 7-13。

表 7-13　各组痴呆大鼠血清中 IL-6 含量的比较（$\bar{x} \pm s$）

组别	n	IL-6（pg/mL）
模型对照组	10	103.93±49.17***
假手术组	9	32.58±19.13
安理申片对照组	10	54.33±24.14###
复智胶囊低剂量组	10	78.72±32.79***△
复智胶囊中剂量组	10	77.86±31.86***△
复智胶囊高剂量组	10	60.46±28.35###△

注：与假手术组对比，***$P<0.01$；与模型对照组对比，###$P<0.01$；与安理申片对照组对比，△$P>0.05$。

（三）讨论

血管性痴呆是因脑血管疾病所致的智能及认知功能障碍临床综合征，为老年期痴呆的主要类型之一。其智能损害涉及多方面，病变部位多为大脑的额叶、颞叶及边缘系统等。智能衰退通常呈进展性，初期意识清楚，早期药物干预对患者的恢复具有重要意义。祖国医学认为中风后痴呆的发病机制与气虚、肾虚、痰浊、血瘀等有关，病机为气血亏虚，阴阳失调，痰浊、瘀血阻滞脑络，致神机受损失用，神志迟钝，遇事善忘而成痴呆[15]。肾虚、血瘀痰阻是血管性痴呆的主要病理变化[16]。因此，笔者以补肾化瘀祛痰立法，符合呆病的发病机制。复智胶囊是经反复临床观察、研究和药物筛选而研制出的治疗血管性痴呆的纯中药复方制剂，由制首乌、熟地、山茱萸、黄芪、葛根、川芎、桃仁等组成。全方融补肾填髓化瘀祛痰为一体，豁痰开窍化瘀安神为辅，标本兼顾，适用于血管性痴呆。TNF-α与 IL-6 是多肽类细胞因子，具有外周血和中枢神经系统的双重来源，是机体炎症及免疫应答的重要调节因子，可通过多种途径参与脑损伤过程，在炎症反应中起着重要作用，影响脑损伤的发展和预后[17]。研究血清 TNF-α、IL-6 含量的动态变化对痴呆的预防、治疗及预后具有一定作用。本实验结果发现，服用复智胶囊的大鼠组分别显示出不同程度的疗效，可影响血清 TNF-α 与 IL-6 间的过度表达，促进脑组织代谢及抑制自由基生成，具有改善脑血流、益智等作用，对化学药物所致的学习记忆障碍也有明显改善和保护作用。其机制可能与以下方面有关：阻断血与脑组织中 TNF-α、IL-6 间的过度表达，减轻细胞的炎症反应及代谢毒素对神经元的危害，改善缺损的神经功能，减缓病变脑组织的凋亡，加速病变区毒性物质的排泄，预防神经纤维缠绕、老年斑和淀粉样蛋白沉积的形成等[18]，并且可以选择性扩张脑血管，增加缺血区血流量，促进神经肽的调节[19]，从而达到治疗血管性痴呆的作用。

二、脑力苏胶囊对拟血管性痴呆大鼠行为学及磷酸酯酶 2A 的影响[20]

血管性痴呆是在脑血管病的基础上出现的智能及认知功能障碍的临床综合征，近年来已成为影响中老年人身心健康和生活质量的常见病、多发病。中医药治疗血管性痴呆具有独特的优势，如中药具有适应性广、不良反应小、不易产生耐药性等优点。因此，积极寻找有效治疗血管性痴呆的中医药疗法是当前中医界研究的重要任务。本实验采用永久性双侧颈总动脉结扎法制备大鼠血管性痴呆模型，研究脑力苏胶囊对血管性痴呆大鼠的学习、记忆改善情况，以期为血管性痴呆的临床治疗提供实验依据。

（一）材料与方法

1. 动物

健康 Wistar 大鼠，100 只，雄性，清洁级，鼠龄 3～4 个月，体质量 250～300g。均由郑州大学医学院实验动物中心提供，动物许可证号：scxk 豫 2005-0001。Morris 水迷宫选取学习记忆良好的大鼠。

2. 药物与试剂

脑力苏胶囊，由人参、熟地黄、枸杞子、灵芝、川芎、胆南星等中药组成，每克相当于生药 2.25g，由河南中医学院第一附属医院提供；喜得镇（甲磺酸双氢麦角毒碱）片，1mg/片，天津华津制药厂产品，批号 070621，用时以生理盐水配成 2%的混悬液。蛋白磷酸酯酶 2A 抗体，购自北京博奥森公司；DAB 试剂盒、羊抗兔二抗均购自福州麦新生物公司。

3. 模型的建立

（1）动物的筛选：取足月足重的大鼠，首先采用 Morris 水迷宫法对动物进行筛选。正式训练前，先将大鼠放在安全台附近，让其自行游上安全台两次，然后分别放在水迷宫的其他象限让它自由游上安全台，进行预训练。删除灵活性过差及有视力障碍的大鼠，对剩余大鼠进行正式训练，直到大鼠连续 3 次 120s 从起点到达终点安全台，且错误次数少于 2 次为学会。

（2）造模方法：采用持久性双侧颈总动脉结扎[21]，无菌操作，手术时用 10%水合氯醛 400mg/kg（0.3mL/kg）腹腔注射麻醉后仰卧，保证大鼠手术期间有自主呼吸；待翻正反射消失后，将大鼠仰卧位固定，剪去颈前部毛，消毒后沿正中线切开，分离双侧颈总动脉，用 1 号线将其永久结扎，以确保动脉血流阻断；缝合颈部肌肉和皮肤，用青霉素钠涂抹伤口。术后连用 3 天青霉素钠 40U/只肌内注射以预防感染，送至通风条件良好的笼内饲养。另取大鼠进行麻醉，仅行颈前切开，分离但不结扎颈总动脉，然后缝合颈部肌肉和皮肤，同法预防感染，作为假手术组。空白对照组不做任何处理。

（3）模型判定：造模 1 周后，行水迷宫测试，5 次/日，2 分/次，共 5 天。第 3 天开始记录逃避潜伏期。以假手术组大鼠逃避潜伏期的平均值作为参考值，计算实验组大鼠平均逃避潜伏期与参考值之差占该鼠平均潜伏期的比，以该值＞20%作为模型成功标准。本实验造模成功 60 只。

4. 动物分组

将造模成功的 60 只血管性痴呆大鼠随机分为模型照组、喜得镇组、脑力苏低剂量组、脑力苏中剂量组、脑力苏高剂量组，另设空白对照组、假手术组，共 7 组，每组 12 只。

5. 给药的方法

空白对照组、假手术组和模型对照组给以生理盐水灌胃 1mL/d，1 次/日，喜得镇配成浓度为 2%的混悬液，灌胃，0.06mg/（100g/d），成人用量的 15 倍。脑力苏高、中、低剂量组分别以 0.25mg、0.16mg、0.08mg/（100g·d），分别相当于成人的 15、10、5 倍，药物浓度分别为 0.25g/（100g·mL）、0.167g/（100g·mL）、0.125g/（100g·mL），给药量 1mL/100g，1 次/日以上，各组均连用 30 天。

6. 检测指标

（1）行为学检测：①观测指标：逃避潜伏期和穿越平台次数。逃避潜伏期，主要用于测试大鼠的学习能力，逃避潜伏期越短，其学习能力越强。穿越平台次数，主要用于测试大鼠记忆能力，穿越平台次数越多，其记忆能力越强。于末次给药后用 Morris 水迷宫检测以上两项指标。②隐藏平台获得实验：用于测定逃避潜伏期。连续 4 天每只大鼠每天上、下从 4 个不同的象限入水进行训练各 1 次，记录在 120s 大鼠从入水到爬上平台所需时间，此即为逃避潜伏期。训练中，大鼠在 120s 未找到平台，由实验者用棒将其引上台，并让其站立 10s 逃避潜伏期记为最高分 120。大鼠从平台处下来休息 10s 后，再按序由 1 个入水点入水进行下 1 次实验。取其平均值。③空间摸索实验：用于测定穿越平台次数。第 5 天撤出平台，任选 1 个入水点将大鼠放入水槽，上下午各 1 次，记录 120s 穿越平台所在象限的次数。

（2）灌注切片：行为学指标检测后，将各组大鼠以 0.4%戊巴比妥钠 10mL/kg 腹腔麻醉，剪开胸腔，暴露心脏；从心尖插入灌注针至左心室，并剪开右心耳形成灌注液排出通道；从左心室快速灌注温生理盐水，至流出液清凉，肠系膜颜色变白，肝脏颜色变为淡黄色；接着灌入 40℃的 4%多聚甲醛，于 30~40min 灌毕，至大鼠躯干、四肢僵硬，肝脏变硬；迅速取脑置于 40℃的 4%多聚甲醛固定液中后固定 24h，取海马部位进行石蜡包埋，切片备用免疫组化染色。对各组大鼠选择切片的断面保持一致。

（3）免疫组化染色：振荡切片用 3%过氧化氢甲醇液室温孵育 10min。0.1%胰酶室温消化 30min 加适度稀释的一抗后，40℃孵育过夜；加入羊抗兔二抗，37℃孵育 6min，以上各步骤间均用 0.01M PBS（pH7.5）中洗切片，室温，5min×3次。DAB 避光显色，镜下控制反应时间。蒸馏水洗涤终止反应，梯度酒精脱水，二甲苯透明，中性树胶封片。用 0.01M PBS 代替一抗作阴性对照。

（4）阳性细胞计数：磷酸酯酶 2A（PP-2A）阳性细胞：胞体内出现棕黄色颗粒，以胞质出现为主，强阳性时细胞核内也出现棕黄色颗粒。在 400 倍光镜下观察海马 CA1 区，选取 3 个视野，计数阳性细胞数，以均值代表该切片的阳性细胞数。

7. 统计学方法

采用 SPSS 15.0 统计分析软件处理。数据以均数±准差（$\bar{x} \pm s$）表示，进行组间方差分析，并做两两比较，以 $P < 0.05$ 为差别有统计学意义。

（二）结果

1. 各组大鼠一般行为学观察

造模前各组动物反应良好，毛发光滑，饮食正常，行动敏捷。造模后，各组动物出现兴奋不安，随后出现神情呆滞、反应迟钝、行动缓慢、肢体运动不利、毛色枯槁、嗜睡、饮食减少、竖毛、毛发稀疏且无光泽。给药后，各组动物异常的行为均有不同程度的缓解，如精神状态、饮食及毛发状况较前有所改善；而模型对照组大鼠体重减轻，行动迟缓、目光呆滞及毛发干枯等状态逐渐加重。

2. 脑力苏胶囊对血管性痴呆大鼠逃避潜伏期及穿越平台的次数的影响

在水迷宫实验中，各组大鼠逃避潜伏期时间以空白对照组、假手术组、喜得镇组、脑力苏高剂量组、脑力苏中剂量组、脑力苏低剂量组、模型对照组为序呈依次递增趋势；穿越平台次数按以上顺序呈递减趋势。两组指标的统计学处理结果显示：假手术组与喜得镇组比较差别有统计学意义（$P<0.01$）；喜得镇组与脑力苏高剂量比较差别无统计学意义（$P>0.05$）；喜得镇组与空白对照组比较差别有统计学意义（以$P<0.01$）；脑力苏低剂量组与模型对照组比较差别有统计学意义（$P<0.01$）。以上结果表明：喜得镇和脑力苏均有改善血管性痴呆模型大鼠的学习能力的作用，以喜得镇和脑力苏高剂量疗效较好，但学习记忆能力仍未恢复到正常水平。见表7-14。

表 7-14　各组大鼠逃避潜伏期及穿越平台次数的对比（$\bar{x} \pm s$）

组别	动物数	逃避潜伏期（s）	穿越平台数（次）
空白对照组	12	13.88±1.37	5.75±1.28
模型对照组	12	37.31±6.32	1.00±0.54
假手术组	12	15.88±43.07***	4.88±1.81***
喜得镇组	12	20.98±55#△△△	3.68±1.36△△△
脑力苏高剂量组	12	21.76±43.99**▲▲▲	3.50±1.41**▲▲▲
脑力苏中剂量组	12	24.12±43.16	2.35±0.78
脑力苏低剂量组	12	26.81±43.55◇◇◇	1.88±0.6Q◇◇◇

注：与喜得镇组对比，***$P<0.01$；与脑力苏高剂量组对比，#$P>0.05$，与空白对照组对比，△△△$P<0.01$；与脑力苏中剂量组对比，**$P<0.05$，与脑力苏低剂量组对比，▲▲▲$P<0.01$；与模型组对照相比，◇◇◇$P<0.01$。

3. 脑力苏胶囊对大鼠海马 CA1 区 PP-2A 的影响

免疫组化染色结果显示各组大鼠海马区 PP-2A 阳性细胞数分布状况为：空白对照组、假手术组较喜得镇组，喜得镇组较脑力苏高剂量组，中剂量组较低剂量组，低剂量组较模型对照组均明显减少。统计学结果表明：假手术组阳性细胞数较喜得镇组多，差别有统计学意义（$P<0.01$）；喜得镇组与脑力苏高剂量组比较差别无统计学意义（$P>0.05$）；喜得镇组与空白组比较差别有统计学意义（$P<0.01$）；脑力苏高剂量与中剂量组、低剂量组比较差别有统计学意义（$P<0.05$，$P<0.01$）；低剂量组与模型对照组比较阳性细胞数增多，差别具有统计学意义（$P<0.01$）。结果表明脑缺血缺氧后 PP-2A 的表达减少，药物治疗组 PP-2A 与模型对照组比较显著升高，提示药物可增加 PP-2A 的表达；在作用强度上，喜得镇和脑力苏高剂量治疗组显示出较好的效果；低剂量组效果较差，但与模型对照组比较差别有统计学意义。此显示了模型的稳定性和药物治疗的必要性，同时也提示了脑力苏胶囊在实际应用中存在一定的量效关系。见表 7-15。

表 7-15　各组大鼠海马 CA1 区 PP-2A 免疫阳性细胞数的对比（$\bar{x} \pm s$）

组别	动物数	PP-2A 免疫阳性细胞数
空白对照组	12	82.00±4.07
模型对照组	12	46.13±3.56
假手术组	12	79.38±4.31[***]
喜得镇组	12	67.38±4.23[#△△△]
脑力苏高剂量组	12	65.75±3.11[**▲▲▲]
脑力苏中剂量组	12	59.62±3.26
脑力苏低剂量组	12	57.00±3.74[◇◇◇]

注：与喜得镇组对比，[***]$P<0.01$；与脑力苏高剂量组对比，[#]$P>0.05$；与空白对照组对比，[△△△]$P<0.01$；与脑力苏中剂量组对比，[**]$P<0.05$；与脑力苏低剂量组对比，[▲▲▲]$P<0.01$；与模型对照组相比，[◇◇◇]$P<0.01$。

（三）讨论

有研究表明 PP-2A 和 PP-2B 与 Ser396 部位的 Tau 蛋白去磷酸化作用有关。Cantharidin 和 CalyculinA 具有阻断 Ser202 位点上的去磷酸化作用能力。而 PP-2A 可独立调节该位点上 Tau 的去磷酸化作用[22]。在体外将阿尔茨海默病磷酸化 Tau 分别与不同蛋白磷酸酯酶保温再定量检测其磷酸释放量，发现 PP-2A、PP-2B 和 PP-1 分别可使异常 Tau 蛋白水解释放其 57%、36% 和 30% 的磷酸基[23]。有学者[24]以微管形成的初速度及最后形成量为参数，发现 PP-2A 对阿尔茨海默病磷酸化 Tau 蛋白的生物学活性恢复能力比 PP-1 强。此外 PP-2A 和 PP-1 的去磷酸化作用还可使Ⅱ型 PHF-Tau 的活性恢复作用远强于 PP-2B，据此笔者认为 Tau 蛋白的活性可能与 PP-2A 有关。

本实验研究发现：脑力苏胶囊能确切改善血管性痴呆大鼠的认知障碍；脑力苏治疗组大鼠海马区 PP-2A 的阳性细胞数较模型对照组明显增多，差别有统计学意义（$P<0.01$），但较假手术组、空白对照组减少，差别亦有统计学意义（$P<0.01$）。说明脑缺血后 PP-2A 的表达减少，喜得镇和脑力苏药物治疗后可增加 PP-2A 的表达；在作用强度方面脑力苏高剂量组与喜得镇治疗组比较，差别无统计学意义（$P>0.05$），显示出了中药脑力苏胶囊与西药疗效的一致性。由本实验笔者可以推测脑力苏胶囊刺激海马 PP-2A 分泌的机制可能与脑力苏胶囊的扩张脑血管、增加脑血流量、改善脑循环、抑制血小板聚集、清除自由基有关，至于脑力苏胶囊的其他作用机制尚需进一步研究。

三、脑力苏胶囊对血管性痴呆大鼠低氧诱导因子-1α的影响[25]

低氧诱导因子-1α（HIF-1α）是一种由 α 和 β 两个亚单位组成的异源二聚体转录因子，即 HIF-1α 和 HIF-1β，其中 HIF-1α 是可调控的功能单位，HIF-1β 是结构单位[26]。脑缺氧缺血后，HIF-1α 的诱导增加是机体对抗缺氧缺血性脑损伤的一种重要自身保护机制[27]。本研究通过观察中药复方脑力苏胶囊对血管性痴呆大鼠海马的 HIF-1α 阳性细胞表达的影响，探讨其改善血管性痴呆大鼠认知障碍的作用机制。

（一）材料与方法

1. 实验动物

选用健康、雄性 SD 大鼠，90 只，清洁级，12～14 月龄，体质量 250～380g，由郑州大学实验动物中心提供（合格证号：医动字第 411261 号）。

2. 实验药物

脑力苏胶囊由人参、熟地黄、枸杞子、灵芝、川芎、胆南星等组成，每 1g 相当于生药 2.25g，由河南中医学院一附院制剂室制备；喜得镇片剂由天津华津制药厂生产，批号：070621，用生理盐水配成 3.5mg/mL 水溶液。

3. 主要试剂与仪器

HIF-1α 兔抗大鼠亲合纯化抗体（武汉博士德生物工程有限公司），免疫组化试剂盒（北京中山生物技术有限公司），Morris 水迷宫（中国医学科学院药物研究所生产），动物运动轨迹记录分析系统（普升科技有限公司生产），Rcichrt-jung 1t RC cut B 型超薄切片机（日本日立公司生产），PM-11AD 光学显微镜（日本奥林巴斯公司生产），DS-79 型托盘天平（武汉自动化工仪表厂生产），电热恒温水温箱（上海医疗器械七厂），低温冰箱（-70℃，河南省中医药研究院实验室提供）。

4. 模型的建立

（1）动物的筛选：大鼠适应性喂养 7 天后，进行 Morris 水迷宫测试，淘汰智能低下及有视力障碍的大鼠，5 次/日，2 分/次。第 3 天开始记录逃避潜伏期（即大鼠从入水至找到并爬上平台所需要的时间），一般在第 3 天动物逃避潜伏期均在 20s 以内。如在第 5 天动物逃避潜伏期仍大于 20s，则认定为智能低下给予淘汰。

（2）造模方法：参照文献[28-29]方法复制慢性脑灌注不足动物模型，大鼠术前 12h 禁食、4h 禁水。用 100mg/L 水合氯醛 3.5mL/kg 腹腔注射麻醉，保证手术期间有自主呼吸。待翻正反射消失但保留腹式呼吸时，仰卧固定，颈前去毛，酒精消毒，沿颈正中切开，分离出双侧颈总动脉（CCA），套以"1"号线双重丝线结扎（14 天）。术中大鼠肛温保持在 36~37.5℃，以防止低温对脑缺血保护作用。控制麻醉深度和体温是造模成功的关键。手术后动物送至有通风和空调设备动物房饲养，保持室温在（20±1）℃。假手术组动物仅行颈前切开，分离但不结扎颈总动脉。术毕给予注射用青霉素钠水溶液肌内注射，每只大鼠每次 2×10^5U，连用 7 天（根据具体情况可延长至 2 周），预防感染。

（3）模型判定：造模 2 周后，行水迷宫测试，5 次/日，每次 2min，共 5 天。第 3 天开始记录逃避潜伏期。以假手术组大鼠逃避潜伏期的平均值作为参考值，计算实验组各鼠平均逃避潜伏期与参考值之差占该鼠平均潜伏期的比值（p），$p>20\%$作为模型成功的标准[30]。

5. 动物分组与给药方法

将造模成功大鼠按体质量排序，按随机数字表法随机分为 4 组：模型组，喜得镇组，脑力苏胶囊（中药）高、低剂量组，每组 8 只大鼠，并设假手术组 8 只。造模成功后即开始给药，中药高、低剂量组分别按 2.5g/（kg·d）、1.25g/（kg·d）剂量灌胃（相当于成人每日用量的 15.5 倍，药物浓度分别为 0.25g/mL、0.125g/mL，给药量为 10mL/kg），1 次/天；喜得镇配成浓度为 20mg/L 的混悬液灌胃，剂量为

0.6mg/（kg·d）（为成人用量的 15 倍），1 次/天；模型组、假手术组给予生理盐水，1mL/kg，1 次/天，各实验组均连续灌药 7 天。

6. 观察指标及方法

（1）水迷宫定位航行实验：按照 Morris 水迷宫学习记忆力测试方法[31-32]分为定位航行试验和空间探索 2 步，分别测定第 1 次穿越时间和平台穿越次数。

（2）海马 HIF-1α 阳性细胞数测定：采用免疫组化法：大鼠经水合氯醛麻醉，开胸暴露心脏，直视下将穿刺针头经左心室刺入升主动脉先用生理盐水 100mL 灌注，剪开右心耳放血，再灌注含 40g/L 多聚甲醛的缓冲液 500mL（以肝脏颜色变白为准），开颅取右侧海马，以 1.39mmol/L 多聚甲醛固定，至脑组织下沉后做冠状连续冰冻切片，厚 40μm。滴加兔抗大鼠 HIF-1α 亲合纯化抗体，工作浓度为 1∶200，染色步骤按免疫组化试剂盒说明进行，经联苯二胺（DAB）显色，阳性细胞呈棕黄色。每组 8 张切片，每张切片任取 5 个视野，采用图像分析仪测定海马 CA1 区单位面积 HIF-1α 阳性细胞数，取平均值。

7. 统计方法

数据用 SPSS 10.0 统计分析软件进行处理，各实验组数据均采用均数±标准差（$\bar{x} \pm s$）表示，多组间比较应用方差分析，两两比较时采用 t 检验。

（二）结果

1. 一般行为学观察

造模前各组动物反应良好，毛发光滑，饮食正常，行动敏捷。造模后，开始出现兴奋不安，随后表现神情呆滞、反应迟钝、行动缓慢，肢体运动不利、毛色枯槁，嗜睡，饮食减少，竖毛，毛发稀疏且无光泽。给药后，异常的行为均有不同程度的缓解，如行动、饮食、毛发较前改善。而模型组大鼠体质量渐减轻，行为迟缓、呆滞及毛发干枯等渐加重。

2. 各组大鼠学习记忆能力测定

表 7-16 结果显示：模型组大鼠第 1 次穿越时间显著延长，平台穿越次数显著减少（均 $P < 0.01$）；中药高、低剂量组与喜得镇组均能显著缩短第 1 次穿越时间，增加平台穿越次数（均 $P < 0.01$），且中药高剂量组增加平台穿越次数的作用显著优于中药低剂量组（$P < 0.05$）。

3. 各组 HIF-1α 阳性细胞表达

表 7-16 结果显示：模型组大鼠海马 HIF-1α 阳性细胞表达显著增加（$P<0.01$）；各给药组均能显著减少 HIF-1α 阳性细胞表达数（均 $P<0.01$），且中药高剂量组作用优于中药低剂量组（$P<0.01$）。

表 7-16　各组大鼠平台穿越次数、第 1 次穿越时间和 HIF-1α 阳性细胞表达比较（$\bar{x}\pm s$）

组别	n	$t_{第1次穿越}$（s）	$n_{平台穿越}$（次）	$n_{HIF-1\alpha 阳性细胞}$（个）
假手术组	8	15.88±3.07	4.88±1.80	12.50±1.85
模型组	8	37.30±6.32***	1.00±0.50***	77.25±5.4***
中药低剂量组	8	26.81±3.55#	2.75±1.28#	61.13±3.27#
中药高剂量组	8	25.76±3.98#	3.25±1.48#△△△	50.38±3.06#▲▲▲
喜得镇组	8	25.60±3.53#	3.13±1.35#	49.75±3.77#

注：与假手术组比较，***$P<0.01$；与模型组比较，#$P<0.01$；与中药低剂量组比较，△△△$P<0.05$，▲▲▲$P<0.01$。

（三）讨论

脑力苏胶囊由人参、枸杞子、熟地黄、灵芝、川芎、天南星、冰片等药物组成，主治中风后或脑外伤后继发的以气虚精亏、痰瘀闭阻为主要病机的痴呆。本方以人参、熟地黄为君，枸杞子、灵芝为臣，佐以川芎、天南星，再使以冰片，具有补肾填精、益气活血、豁痰开窍的功效[33]。

前期研究[34-38]显示脑力苏胶囊具有以下作用：①扩张脑血管，增加血流量，改善脑微循环；②抑制血小板聚集；③增强血管性痴呆大鼠海马神经元生长抑素（SS）的表达；④钙拮抗；⑤清除自由基；⑥抑制血管性痴呆大鼠海马 CA3 区一氧化氮合酶（NOS）表达。由于细胞内氧浓度对 HIF-1α 的表达进行着精细的调节，随着细胞内氧分压的下降，HIF-1α 的表达呈指数增加[39]。本研究结果显示：脑力苏组大鼠海马 CA1 区 HIF-1α 阳性细胞数显著高于假手术组，但较模型组显著降低。这一结果间接证明了脑力苏可以促进微循环重建，增加缺血组织血流灌注和供氧量，加快脑缺血缺氧的恢复过程，提高缺血区氧浓度，通过上调缺血缺氧区保护性因子 HIF-1α 的含量发挥对血管性痴呆的保护作用，从而起到改善认知的作用。研究结果一方面验证了模型的可靠性，另一方面再次验证了 HIF-1α 与缺血缺氧的关系，证明了细胞内氧浓度对 HIF-1α 的表达进行着精细调节的理论假说，更说明了脑力苏胶囊通过活血化瘀的作用可起到改善血供，提高细胞氧浓度的药效。西药喜得镇、高剂量脑力苏均能改善脑组织的缺血缺氧状态，提高细胞内氧浓度，高剂量脑力苏作用更强。结果提示：缺血缺氧性脑损伤一旦启动，其神经保护机制即发生作用，中药复方干预能发挥一定作用，但缺血缺氧脑组织难以恢复至正常细胞的氧浓度水平。

第三节　中医药联合治疗血管性痴呆的研究与评价体系

血管性痴呆是由一系列脑血管因素（缺血或出血性以及急慢性缺氧性脑血管病）导致脑组织损害所引起的痴呆综合征总称。它主要包括多发性梗死性痴呆、重要部位的单梗性痴呆、小血管性疾病引起的痴呆、低灌注引起的痴呆以及出血性脑血管病引起的痴呆等[40]。

血管性痴呆是世界范围内严重影响老年人健康的常见病、多发病，近年来发病率逐年上升。在我国部分城市的统计资料显示，痴呆患病率为 0.46%～1.80%，已成为常见的老年病之一。伴随着我国进入老龄化社会和血管性痴呆发病率的增高，该病给社会和家庭带来沉重的经济和精神负担，引起人们的极大关注[41]。近年来中医药对血管性痴呆的研究不断深入，具有一定的优势，现就中医药治疗血管性痴呆的现状综述如下。

（一）病名的认识

祖国医学文献中没有确切相对应的病名，依据血管性痴呆临床特征性的表现，其应当归属于"痴呆"的范畴[42]。首先，"痴呆"一词最早见于《华佗神医秘传》，《针灸甲乙经》中称为"呆痴"。《针灸大成》则分别以"呆痴"和"痴呆"命名。清·陈士铎在《石室秘录》和《辨证录》中称之为"呆病"。其次，中医对痴呆的论述散见于"善忘""呆病""痴证""癫证""类中""呆""痴""白痴""愚痴""郁证"等病[43]。直至清·沈金鳌《杂病源流犀烛》有中风后善忘之论，最终邓振明等[44]根据临床特点将其命名为"中风呆病"。所以，血管性痴呆是现代医学疾病的概念。

（二）病因病机

早在《灵枢·海论》中就有"脑为髓之海……髓海不足，则脑转耳鸣，胫酸眩冒，目无所见，懈怠安卧"的论述。此后医家多有阐述，如唐·孙思邈提出："下焦虚寒损，腹中瘀血，令人善忘。"明·张景岳认为："此其逆气在心，或肝胆二经气有不清而然。"清代陈士铎认为，肝郁胃衰，痰积胸中，盘踞心外，使神明不清，是该病主要病机。清代王清任指出："高年无记性者，脑髓渐空"及"瘀血也令人善忘"。此后多数医家逐渐开始从髓脑病变入手来考虑痴呆。

近年来，众多医家对其进行了更广泛而深入的研究。王永炎[45]认为血管性痴呆的发病多为久病入络。在肾精亏虚、痰瘀内阻的基础上，虚痰瘀相互影响转化，痰浊阻滞，化热生风，酿生浊毒，败坏脑髓形体，致神明失用，灵机皆失而成。并提出了发病分两个过程，首先是肾虚痰瘀阻脉，其次是痰瘀蕴积酿生浊毒，败坏脑髓。第一次提出了"毒"的病理概念。张伯礼等[46]以虚瘀浊毒立论，提出毒损经脉、脑髓的病机假说，指出本病与中风病有共同的体质因素，二者发病机理密切相关，中风后脑络瘀阻，浊毒内生，败坏脑髓，神机失用发为痴呆。王新陆[47]认为，精神心理因素、环境污染、不良生活习惯已成为血管性痴呆致病的三大主因，血浊、血涩、血瘀可导致脑浊不清，脑脉瘀阻，进而脑痿髓空、脑神失用而出现痴呆。郭振球[48]认为老年呆证关键在五脏气衰，衰则气血痰瘀之病邪壅于五脏损及心脾，形成原发退化性痴呆，若阴虚阳亢，内风旋动，痰夹瘀蒙蔽心包、心窍则可形成血管性痴呆。马云枝[49]认为，血管性痴呆病位在脑，根源在肾，关键在肝脾，病理变化特点为平时在脾，变化在肝，最终在肾，体虚邪实是其病机特点，且虚实夹杂，肝肾亏虚为本，痰瘀阻络为标，将息失宜，劳逸过度是血管性痴呆发病的主要因素。病机发展宜从三期分阶段来认识，早期系情志所致引起肝阳暴张，心火亢盛，毒邪上扰心神脑窍，多属实证；中期心肝之火日久，上灼肺津酿生痰浊，下耗肾液渐致肾精亏虚，痰火互扰蒙蔽心窍和脑窍，呈现出虚实夹杂之象；晚期五脏亏虚，率血乏力，表现为多虚多瘀，神明失养，故发痴呆。刘泰[50]认为血管性痴呆是本虚标实，本虚即气虚、肾虚，基本在肾虚，标实为气滞、血瘀、痰浊，往往是因虚致痰瘀留滞脑窍、脉络，为血管性痴呆病机之关键，而痰浊、瘀血既是病理产物，又是致病因素，且贯穿整个病程，若痰瘀化热或兼风火为患则使血管性痴呆加重，趋于恶化，血管性痴呆病位在脑，诸邪蒙窍，脑络闭塞，脑髓失充，元神失聪，灵机失用而发呆病。

总之，血管性痴呆病位在脑，与肾、心、肝、脾四脏功能失调有关，尤与肾虚有密切关系。其基本病机为髓减脑消，痰瘀闭阻，火扰神明，神机失用。其症候特征以肾精、气血亏虚为本，以痰瘀闭阻脑络邪实为标。虚实之间也常相互转化，虚实夹杂而成难治之候。其病性不外乎虚、痰、瘀、火。其中痰、瘀、火之间相互影响，相互转化。

（三）临床治疗

1. 分型论治

《中医内科学》[51]将本病分为 5 型：髓海不足、气血亏虚、痰浊蒙窍、瘀血内阻、心肝火旺，方选七福饮、归脾汤、洗心汤、通窍活血汤、黄连解毒汤。

傅仁杰[52]将血管性痴呆归纳为虚实两大类。虚证属髓海不足者用补肾益髓汤加味；肝肾亏损证用定智汤加减；肝阳上亢证用天麻钩藤饮、镇肝熄风汤加减；心火亢盛证用黄连、黄芩、栀子、生地黄、玄参、当归、川芎、丹参、牡丹皮、石菖蒲、郁金、远志；湿痰阻窍者用转呆丹和指迷汤加减；气郁血虚证用逍遥散合甘麦大枣汤加减。陈桂铭[53]将血管性痴呆分为6型：①髓海不足：补肾填精、益髓为主，佐以化瘀通络，开窍醒神之品。用补肾益髓汤加味。②肝肾亏虚：滋补肝肾，佐以息风安神定智。用知柏地黄丸、转呆定智汤。③脾肾两虚：健脾气，补肾益髓。用归脾汤、金匮肾气丸。④心肝火盛：泻火清心，镇肝息风。用黄连解毒汤、龙胆泻肝汤。⑤痰浊阻窍：健脾化痰，醒神开窍。用转呆丹、指迷汤（《辨证录》）。⑥气滞血瘀：活血化瘀，醒神开窍。用桃红四物汤、通窍活血汤。

2. 分期论治

张允岭等[54]提示血管性痴呆的治疗应是一个长期过程，应抓住早期轻度，延长平台期，控制波动期，防止病情下滑。谢颖桢等[55]对血管性痴呆提出分期辨证（先分期，再分型），各期采取不同治疗原则：平台期以肝肾精亏、痰瘀阻络、脾肾不足为常见证型，应充分发挥中医药整体调节的作用，延缓病程进展；波动期以肝肾阴亏、风痰瘀阻、脾肾不足、痰浊瘀阻、痰火扰心、心肾不交等为常见证型；下滑期以风火上扰，浊毒壅盛证型，采取中医急救措施或中西医结合治疗有效控制和防止疾病进展。周文泉[56]根据痴呆的发病过程将其分为三期，早期多虚，治以化痰逐瘀，用菖蒲郁金汤加减；中期虚实夹杂，治以平肝潜阳，化痰逐瘀，以镇肝熄风汤合菖蒲郁金汤化裁；气虚血瘀和气滞血瘀者分别以补阳还五汤和柴胡疏肝散化裁；疾病后期以虚为主，可用一贯煎或八珍汤化裁。

3. 其他

赵南刚[57]提出并论证了肝阳亢盛可致血管性痴呆,并指出平肝潜阳的药物能改善血管性痴呆的症状。王正君以补肾活血为要辨证施治[58]。肾气虚多用淫羊藿、杜仲、刺五加等；肾精虚多用熟地黄、山茱萸、鹿角胶、龟甲等；活血药多用葛根、银杏叶、酒大黄等。任绪东等[59]认为，络病是以络脉瘀阻，络脉绌急和络虚不荣为主要病理变化的一类疾病。呆病的发病机理符合络病的病机，通过对15例病人的观察得出，从络辨证，病机明确，方法得当，可取得较好疗效。

纵观近十几年来的治疗进展，取得了重大突破。各医家的治疗方法可谓百家争鸣，百花齐放，使治疗越来越有针对性和规范性。尽管治疗方法多种多样，但是最常用的是分型论治，其次是分期论治，其他治疗方法与此二法相互交融所以准确地辨证论治，多种方法综合运用才是根本方法。

（四）专方专药

随着临床研究的深入，意识到血管性痴呆的治疗需要长期服药，故选用专方专药的临床研究渐占重要地位。周海哲等[60]用脑泰通颗粒（丹参、半夏、枳实、竹茹等）治疗血管性痴呆 37 例，以脑复康为对照组 38 例，结果治疗组临床控制 11 例，显效 16 例，有效 6 例，无效 4 例，总有效率为 89.19%，高于对照组的 73.68%（$P<0.05$），对控制和延缓血管性痴呆的发生具有重要作用。马云枝[61]用益肾填精，活血涤痰为治法，组成复智胶囊治疗血管性痴呆 50 例，以脑复康为对照组（32 例），结果治疗组显效 41 例，好转 7 例，无效 1 例，恶化 1 例，有效率 96%，高于对照组的 83%（$P<0.01$），且治疗组症状与体征改善明显优于对照组。李灿等[62]将 48 例血管性痴呆患者随机分为两组，治疗组 24 例，采用醒脑再造胶囊（红参、枸杞、胆南星、冰片、红花等）治疗；对照组 24 例，采用都可喜（阿米三嗪萝巴新）和尼莫地平治疗。治疗组总有效率为 87.5%，对照组总有效率为 62.5%，两组比较，差异有统计学意义（$P<0.05$）。研究显示，专方专药能有效改善血管性痴呆患者的智力和记忆力，提高日常生活能力，改善血液流变学指标，且未见明显毒副作用。

（五）针灸治疗

针灸疗法因其具有激发经气[63]，通经活络，调整脏腑气血阴阳，醒脑开窍的独特作用而日益受到研究者的重视。赖新生[64]对百会、人中、神门三穴治疗血管性痴呆的相对特异性进行了研究，得出三穴分别有各自的特异性，百会、神门能够改善血管性痴呆患者记忆、定向、反应、固执、恍惚等方面的症状，百会长于帮助患者理解、计算、适应社会；人中则偏重于针对血管性痴呆患者喜睡嗜卧、反应迟钝、神思恍惚、记忆等症状的改善；百会、人中、神门三穴联合运用，对于血管性痴呆患者的智力水平、社会适应能力有着较为全面的改善。

（六）实验研究

近年来，除注重病因病机和临床研究外，还运用现代实验手段，通过对痴呆动物模型的实验研究来进一步揭示中医药和针灸治疗血管性痴呆取得较好疗效的作用机制，这为中医现代化的发展，走向世界起到积极推动作用。龚晓健等[65]研究发现，天麻素能显著降低脑内谷氨酸（Glu）含量，降低其兴奋性毒性，对脑神经元起到很好的保护作用；能够提高过氧化氢（H_2O_2）损伤后的细胞存活率，减少乳酸脱氢酶（LDH）的漏出，增强细胞内超氧化物歧化酶（SOD）活力，减少脂质过氧化物丙二醛（MDA）含量，表现出抗氧化活性；其提取物能显著降低脑内乙酰胆碱酯酶（AchE）的活性，并提高脑内乙酰胆碱转移酶（ChAT）的活性，从而增加脑内乙酰胆碱（Ach）含量，提高脑内胆碱能系统功能，从而提高学习记忆能力。步长倍通丹红注射液通过抑制脂质过氧化反应、保护酶活性，降低兴奋性氨基酸含量达到治疗血管性痴呆的作用，并从另一个侧面验证了 MDA、Glu 含量及谷胱甘肽过氧化物酶（GSH-Px）活性的改变在血管性痴呆发病中的作用[66]。首乌益智灵具有提高血管性痴呆大鼠脑组织中的 SOD 活性、降低 MDA 含量的作用，表明其可有效清除自由基，减轻脂质过氧化损伤，从而减轻或消除自由基在不同环节上对缺血后神经元的不利影响[67]。赵建新等[68]采用电针血管性痴呆小鼠肾俞、膈俞和百会穴，可降低 MDA 含量，具有抗自由基损伤作用，还能明显改善缺血缺氧和抗脑水肿。

纵观近十几年来该病的治疗，取得了重大进展。治疗方法可谓百家争鸣，百花齐放，使治疗越来越有针对性和规范性。尽管治疗方法多种多样，但是最常用的是辨证论治，其他治疗方法各具特色。各种方法互补不足，综合运用才是目前治疗该病的根本方法。

（七）问题与展望

综上所述，目前中医对血管性痴呆的病因病机、辨证论治等研究均取得了一定进展，并逐渐深入，取得了可喜的成绩，发挥了中医药治疗血管性痴呆的独特优势。但仍存在不少问题，主要有以下问题：①课题设计不够严谨，样本少，远期疗效观察少，说服力不强。②缺少以循证医学为基础的大样本临床及基础试验，使结果的可信性受到质疑。③无统一范畴归属，无统一诊断标准及辨证分型及统一疗效评定标准。④研究中方药药味偏多，难以揭示起主要作用的药物，而且未曾科学阐明药物配伍效应。远没有形成完整的理、法、方、药体系。

中医要走向世界，要与世界接轨，就必须制定出一套有中医特色的预防、诊断、治疗标准，对血管性痴呆的研究更客观、科学、真实、规范。随着现代科学技术的发展，中医药对血管性痴呆的治疗研究，不应停留在原有的中医理论上，而应采取中医辨证与现代诊断相结合，对药物和疗效的评价要采取多中心、大样本、随机双盲对照研究，以筛选出疗效确切、安全性高、可重复性强的药物。从而将中医药对血管性痴呆的诊疗提高到一个新水平。

参 考 文 献

[1] 程传浩, 马云枝, 马龙. 复智胶囊治疗血管性痴呆 40 例[J]. 中医研究, 2007 (4): 42-43.

[2] 田金洲, 韩明向. 血管性痴呆的诊断、辨证及疗效判定标准[J]. 北京中医药大学学报, 2000, 23 (5): 20.

[3] 陈清堂. 脑卒中患者神经功能缺损程度评分标准 (1995) [J]. 中国实用内科杂志, 1997, 17 (5): 313-315.

[4] 杨辰华, 王永炎. 血管性痴呆的中医病机及辨治思路[J]. 中医研究, 2005, 18 (5): 6-7.

[5] 徐明超, 马云枝, 郑太昌, 等. 复智胶囊治疗血管性痴呆 53 例临床观察[J]. 中医临床研究, 2012, 4 (19): 64-65.

[6] 马云枝, 沈晓明, 杨泽锋. 通脉舒络胶囊结合针刺治疗血管性痴呆临床研究[J]. 中国中医急症, 2013, 22 (3): 381-383.

[7] 李梨, 周岐新, 石京山. 血管性痴呆研究概况[J]. 中国老年学杂志, 2005, 25 (10): 1269.

[8] 石苗茜, 刘卫平. 血管性痴呆发病机制研究进展[J]. 第四军医大学学报, 2007, 28 (9): 861-862.

[9] 谭显靖. 银杏叶片联合毗拉西坦片治疗血管性痴呆的临床疗效观察[J]. 海南医学, 2011, 22 (5): 38-39.

[10] 李永杰, 陈倬. 应用彩色多普勒超声检测脑血流灌注评价血管性痴呆[J]. 心肺血管病杂志, 2009, 28 (4): 249.

[11] 彭长林, 秦黎虹. 针药并用对多发性梗塞性痴呆患者 MMSE、ADL 的影响[J]. 中医药临床杂志, 2008, 20 (4): 394.

[12] 吴伟伟, 石海平, 张庆萍, 等. 针刺治疗血管性痴呆的临床研究进展[J]. 中国中医急症, 2012, 21 (2): 253.

[13] 马云枝, 庄志江, 张铭, 等. 复智胶囊对血管性痴呆大鼠血清 TNF-α、IL-6 影响的研究[J]. 中医研究, 2006 (12): 15-16.

[14] 田金洲. 血管性痴呆[M]. 北京: 人民卫生出版社, 2003: 2-5.

[15] 贾绍燕. 中西医对血管性痴呆病因病机认识概括[J]. 实用中西医结合临床, 2003, 3 (3): 61.

[16] 周文泉, 李祥国. 实用中医老年病学[M]. 北京: 人民卫生出版社, 2001. 736-739.

[17] 董为伟. 神经保护的基础与临床[M]. 北京: 科学出版社, 2002: 138-143.

[18] 王德生, 张守信. 老年性痴呆[M]. 北京: 人民卫生出版社, 2001: 254-255.

[19] 高唱, 王景周, 王琳, 等. 血管性痴呆患者脑脊液神经肽含量变化及临床意义[J]. 第三军医大学学报, 2002, 24 (4): 473-474.

[20] 宫洪涛, 孙秀丽, 牛磊, 等. 脑力苏胶囊对拟 VD 大鼠行为学及磷酸酯酶 2A 的影响[J]. 中医研究, 2009, 22 (10): 9-12.

[21] OLSSON Y, BRUN A, ENGIUUND E. Fundamental pathological lesions in vascular dementia[J]. Acta Neurol Scand Suppl, 1996, 168: 31-38.

[22] GOEDERT M, COHEN E S, JAKES R, et al. P42 MAP kinase phosphorylation sites in microtubule associated protein tau are dephosphorylated by protein phosphatase 2A1[J]. FEBS

Lett, 1992, 312（1）: 95.

[23] WANG J Z, GRUNDKE-IQBAL I, IQBAL K. Restoration of biologi-cal activity of Alzheimer abnormally phosphorylated tau bydephosphorylation with protein phosphatase-2A, -2Band-1[J]. Brain Res Mol Brain Res, 1996, 38（2）: 200-208.

[24] MALCHIODI-ALBEDI F, PETRUCCI T C, PICCONO B, et al. Proteinphosphatase inhibitors induce modification of synapse struc-ture and tau hyperphosphorylation in cultured rat hippocam-pal neurons[J]. J Neurosci Res, 1997, 48（5）: 425-438.

[25] 牛磊, 宫洪涛, 马云枝, 等. 脑力苏胶囊对血管性痴呆大鼠低氧诱导因子-1α 的影响[J]. 广州中医药大学学报, 2011, 28（6）: 624-626, 630, 672.

[26] 孙莉, 吴江, 王守春, 等. 慢性前脑缺血大鼠学习、记忆功能的研究[J]. 中风与神经疾病杂志, 2002, 19（1）: 20.

[27] 张蓓, 吴海琴. 低氧诱导因子-1 与其靶基因[J]. 医学综述, 2005, 11（5）: 436.

[28] PAPPAS B A, DELA TORRE J C, DAVIDSON C M, et al. Chronic reduction of cerebral blood flow in the adult rat: late-emerging CA1 cell loss and memory dysfunction[J]. Brain Res, 1996, 7108（1）: 50.

[29] 赵宪林, 房包玉, 方秀斌, 等. 血管性痴呆大鼠海马神经元凋亡的研究[J]. 中国医科大学学报, 2000, 29（4）: 24.

[30] 赵宪林, 李东培, 方秀斌, 等. 血管性痴呆大鼠海马神经元超微结构的研究[J]. 解剖科学进展, 2000, 6（2）: 161.

[31] 王维刚, 周嘉斌, 朱明莉, 等. 小鼠动物实验方法系列专题（一）MORRIS 水迷宫实验在小鼠表型分析中的应用[J]. 中国细胞生物学学报, 2011, 33（1）: 8.

[32] 罗小泉, 骆利平, 陈海芳, 等. Morris 水迷宫检测大鼠记忆力方法的探讨[J]. 时珍国医国药, 2010, 21（10）: 2667.

[33] 张英强, 任培清. 脑力苏胶囊对血管性痴呆药效学的实验研究概述[J]. 中医药学刊, 2005, 23（10）: 23.

[34] 岳仁宋. 脑力苏胶囊改善血管性痴呆大鼠智能障碍的实验研究[D]. 成都: 成都中医药大学, 2004.

[35] 岳仁宋, 申勇, 陈忠义. 脑力苏胶囊对血管性痴呆大鼠海马 CA1 区 ACP、CCO 活性的影响[J]. 成都中医药大学学报, 2005, 12（5）: 20.

[36] 岳仁宋, 陈忠义. 脑力苏胶囊对血管性痴呆大鼠海马 CA1 区 NOS、AchE 活性的影响[J]. 中国中医药信息杂志, 2005, 12（5）: 20.

[37] 宫洪涛. 脑力苏胶囊对血管性痴呆大鼠行为学及一氧化氮合酶表达的影响[J]. 中国中医急症, 2005, 14（11）: 1092.

[38] 宫洪涛. 脑力苏胶囊对血管性痴呆大鼠行为学及生长抑素影响的研究[J]. 中医药学报, 2005, 23（5）: 33.

[39] 吴海琴, 张蓓, 张桂莲, 等. 葛根素对血管性痴呆大鼠海马中低氧诱导因子-1α 和红细胞生成素表达的影响[J]. 西安交通大学学报, 2006, 27（2）: 132.

[40] 肖书平, 黄培新. 中医药治疗血管性痴呆现状及展望[J]. 中医文献杂志, 2001, 19（1）: 42.

[41] 王艳玲，赵学军. 中医药治疗血管性痴呆研究进展[J]. 世界中西医结合杂志，2007，
　　2（2）：118.

[42] 马云枝，周晓卿. 血管性痴呆中西医研究现状[J]. 河南中医学院学报，2003，18（109）：74.

[43] 田金洲，韩明向，涂晋文，等. 血管性痴呆的诊断、辨证及疗效判定标准[J]. 北京中医药
　　大学学报，2000，23（5）：16-24.

[44] 邓振明，袁应坚. 中风痴呆病[J]. 中国医药报，1991，6（3）：13-16.

[45] 王永炎，张伯礼. 血管性痴呆现代中医临床与研究[M]. 北京：人民卫生出版社，2003：49.

[46] 张伯礼，王永炎，宫涛，等. 血管性痴呆的分期证治[C]//中国中医药学会内科脑病专业委
　　员会第七次学术研讨会（广州）论文汇编，2001，7：10-13.

[47] 王新陆. 脑血辩证[M]北京：中国医药科技出版社，2002：71-76.

[48] 郭振球. 老年期痴呆的证治学研究[J]. 中医药研究，1991（1）：16.

[49] 马云枝. 血管性痴呆的论治[J]. 河南中医，2000，20（4）：1.

[50] 刘泰，陆晖. 血管性痴呆的中医研究进展[J]. 辽宁中医杂志，2001，28（8）：511.

[51] 田德禄，蔡淦. 中医内科学[M]. 上海：上海科学技术出版社，2006：162.

[52] 傅仁杰. 老年期痴呆证治座谈[J]. 中医杂志，1991，32（1）：39.

[53] 陈桂铭. 血管性痴呆中医临床研究[J]. 中华实用中西医杂志，2004，17（4）：3198-3199.

[54] 张允岭，梅建勋，张伯礼，等. 老年期血管性痴呆分期分证探讨[J]. 中医杂志，2008，
　　49（2）：173-175.

[55] 谢颖桢，高颖，邹忆怀，等. 血管性痴呆分期辨证及综合治疗的探讨[J]. 北京中医药大学
　　学报，2001，24（3）：3-5.

[56] 周文泉. 关于老年期痴呆中医药治疗的思考[J]. 暨南大学学报（医学版），1999，20（6）：
　　14-17.

[57] 赵南刚. 况时祥. 试述肝阳亢盛与血管性痴呆的关系[J]. 实用中医药杂志，2006，22（3）：
　　174-175.

[58] 朱飞奇，王正君，张海燕. 王正君治疗血管性痴呆的临床经验[J]. 中国中医药信息杂志，
　　2004，11（2）：169.

[59] 任绪东，蔡华. 血管性痴呆从络病辨证[J]. 黑龙江中药，2006，35（1）：25-26.

[60] 周海哲，袁普卫，李军. 脑泰通颗粒治疗血管性痴呆的临床观察[J]. 辽宁中医杂志，2007，
　　34（2）：176-177.

[61] 马云枝，宫洪涛. 复智胶囊治疗多发性梗死性痴呆的临床研究[J]. 河南中医，1997，17
　　（5）：286.

[62] 李灿，钟炳武，何明大. 醒脑再造胶囊治疗血管性痴呆临床观察[J]. 湖南中医药大学学报，
　　2007，27（5）：61-62.

[63] 陈水灿. 古代针灸益智临床经验节要[J]. 中国针灸，1997，17（5）：312.

[64] 赖新生，黄泳. 百会、水沟、神门影响血管性痴呆患者认知功能的比较研究[J]. 针刺研究，
　　2006，31（1）：54-57.

[65] 龚晓健，张乐多，季晖，等. 天麻素抗血管性痴呆作用及其机理[J]. 中国天然药物，2008，
　　6（2）：1472-1473.

[66] 王群，商永华，刘海云. 步长倍通对血管性痴呆大鼠脑组织丙二醛、谷氨酸及 GSH-Px 的影响[J]. 中国老年学杂志，2007，27（8）：15-17.

[67] 李长生，王荣霞，李军，等. 首乌益智灵对血管性痴呆模型大鼠脑组织 SOD 活性、MDA 含量的影响[J]. 中国老年学杂志，2007，27（18）：1763-1765.

[68] 赵建新，田元祥，曹刚，等. 电针肾俞、膈俞、百合穴对拟血管性痴呆小鼠脑组织 SOD 活力、MDA 含量的影响[J]. 中国中医药科技，2000，7（2）：65.

第八章 临床血管性痴呆大数据病证研究实例

第一节 基于病症结合的疾病临床特征研究[1]

一、血管性痴呆的特征及相关危险因素分析

（一）目的

随着老龄化社会的到来，痴呆发病率不断上升，痴呆病中主要的类型为阿尔茨海默病以及血管性痴呆。血管性痴呆临床诊断较为困难，而相关研究显示[2]，该疾病的发生与脑血管疾病之间存在密切关系，因此进一步深入研究脑血管疾病，对于鉴别血管性痴呆的临床特征具有重要意义。为此，研究者将对脑血管疾病患者进行深入分析，并对血管性痴呆及非血管性痴呆进行鉴别，旨在获得血管性痴呆患者的临床特征及其危险因素。

（二）讨论

痴呆一般发生于中老年人群，为一种进行性的认知功能障碍。血管性痴呆为一种常见痴呆类型，其发病机制比较复杂，临床特征也不明显，给临床诊断以及治疗带来较大的困难。

Hachinski 缺血指数量表是区别血管性痴呆和非血管性痴呆的重要量表，得分＞7 分显示血管性痴呆可能性较大，因此后续可借助该量表对患者的痴呆类型进行判断，进一步提高诊断率。目前利用相关电位 P300 检测诊断痴呆尚存在争议，但本次结果中显示血管性痴呆与非血管性痴呆患者相关电位 P300 检测结果中 P_2、N_2 及 P_3 潜伏期差异较大，因此可以用于判断血管性痴呆[3]。

经分析发现，高血压、糖尿病、心脏病以及高同型半胱氨酸水平等为血管性痴呆的危险因素。①高血压：通过加快动脉粥样硬化速度和促进血管内膜增生从

而导致动脉阻塞，动脉阻塞后会引发脑组织缺血缺氧，导致血管性痴呆发生。Charante 等[4]对 3000 例样本进行 6 年的随访，结果显示，收缩压的治疗可以有效地降低血管性痴呆的患病率，也说明了收缩压的治疗可以早期降低血管性痴呆风险。②糖尿病：血糖状态与血管病变具有密切关系，主要的危险性为低血糖和高血糖的状态均会造成代谢性的应激反应，此外高胰岛素血症也容易导致血管病变[5]。③心脏病：心肌梗死、心力衰竭、快速性心律失常等会导致脑细胞损伤，从而导致脑部供血不足，引发血管性痴呆[6]。④高同型半胱氨酸水平：目前临床已经证实，高同型半胱氨酸水平是脑血管疾病的独立危险因素，高同型半胱氨酸水平可使血管结构和功能发生改变从而容易诱发血管性痴呆[7]。

综上所述，血管性痴呆的发病机制比较复杂，血管性痴呆患者有家族史者占比较高，临床检查中以相关电位 P300 检测结果潜伏期延长、高 Hachinski 缺血指数量表评分为特征；而高血压、糖尿病、心脏病、高同型半胱氨酸水平、有吸烟史为血管性痴呆的危险因素。临床需对上述血管性痴呆特征及危险因素加强关注，后续健康宣教中应加强对于患者保持良好生活习惯方面的教育，积极控制血糖及血压等，最大程度保证患者生命安全。

二、血管性痴呆中医常见证候和证候要素现代文献研究[8]

血管性痴呆是由一系列脑血管因素导致脑组织损害所致的智能及认知功能障碍的临床综合征，中医学虽无血管性痴呆之名，但按其临床表现归属于"痴呆""善忘""文痴"等范畴。中医药治疗血管性痴呆已经取得了较好的效果。目前对血管性痴呆的辨证标准尚未统一，辨证者的思路和方法不完全一致，导致临床分型较为繁杂，不利于临床深入研究和推广。因此本病的证候标准化研究十分必要及迫切。该研究遵循循证医学原则，从文献整理入手，对血管性痴呆的证候分析，总结了本病的常见证候分布规律及证候要素，为证候标准化研究提供相关依据。

从所统计的 99 篇文献 315 种证候来看，血管性痴呆的病机以本虚标实多见。虚主要包括肾精亏虚、肝肾阴虚等，肾虚为其根本；实则包括痰浊阻窍、痰瘀阻窍、瘀血内阻等。统计后的证候按频次由高到低依次是肾精亏虚证、痰浊蒙窍证、痰瘀阻窍证、瘀血内阻证、肝肾阴虚证、气虚血瘀证、脾肾阳虚证、肝阳上亢证、脾胃气虚证、气血两虚证、肝郁气滞证、肾阳不足证、心肝火旺证、肾虚瘀阻证、心肾不交证。不太常见的有肝郁化火证、心火旺盛证、心脾两虚证、气郁痰浊证、火热内盛证、肝火上炎证等。

根据文献分析，涉及中医证候虽有 94 种，但经初步分析与本病相关的证候要素只有 19 种。其中病位方面的有肾、脑、肝、脾、心；病性方面的有痰、血瘀、精虚、阴虚、气虚、气滞、火、阳亢、血虚、阳虚、热、浊毒、风、湿。由此可见，血管性痴呆的发病主要在肾，与脑、肝、脾、心密切相关，病机属于本虚标实，以阴精亏虚为主，痰、血瘀为标。这基本上反映了本病的发生、发展规律。

《医方集解》中云"肾精不足则志气衰，不能上通于心，故迷惑善忘也"，《医学心悟》中就曾明确提出"肾主智，肾虚则智不足"一说。故肾精亏虚为该病的根本所在，这与本文的结论一致。崔晨认为肾精亏虚为主，精在下藏于肾，在上聚于脑，精气充沛，脑髓健忘，才能生精神。葛朝亮等认为血管性痴呆为本虚标实之证，本虚即肾虚，主要在于肾精不足，髓海亏虚，清阳不升，五神失用，标实为气滞、血瘀、痰浊、浊毒。张允岭等认为肾精亏虚，痰瘀内阻是血管性痴呆发病机制，或以阴精亏损为主，或以阳气不足为著，但总以肾精亏损为发病基础，痰瘀则是脏腑功能失调的产物，也是血管性痴呆致病的重要因素。何婷婷等认为痰瘀蕴积、酿生浊毒、痹阻脑络是血管性痴呆发生发展的关键。气血亏虚、阴阳失衡，则进一步加重痰瘀互结，使诸邪壅积不解，化热生风，酿生浊毒，阻络伤络，败坏脑髓，致元神被扰、神机失用，发为痴呆。

运用统计学方法分析，初步筛选出了血管性痴呆的主要证候和各证候的内部特征。精亏虚证、痰浊蒙窍证、痰瘀阻窍证位居前三位，可见肾虚是血管性痴呆的发病基础，痰瘀内阻是发病的重要病理因素。

第二节　疾病发病的转归及时空因素的影响

一、不同阶段、不同类型血管性认知障碍的中医证候分布及差异研究[9]

血管性认知障碍是指因慢性脑缺血、脑白质疏松等非显性脑血管病，或高脂血症、糖尿病及高血压等脑血管病危险因素（如脑出血、脑梗死等）导致的一类临床综合征[10-11]，该病可由轻度认知功能障碍到痴呆的进展表现。除年龄因素外，脑血管疾病是痴呆患者唯一可治疗的危险因素[12-14]，亦是唯一可辨认的危险因素。所以，研究血管性认知障碍患者的中医证候分布，以期早期诊断非痴呆血管性认知障碍，给予有效的中药干预和治疗，有助于预防或减缓痴呆的出现。为此，研究者将本院收治的 143 例缺血性卒中作为研究对象，研究血管性认知障碍患者在不同阶段和不同类型时的中医证候分布及差异。

该研究结果提示，血管性认知障碍患者的中医证候以瘀阻脑络、脾肾亏虚为多见，而气血不足、腑滞浊留、阴虚阳亢等证候较为少见，血管性痴呆与非痴呆血管性认知障碍的中医证候分布未见明显差异。此外，本研究中，血管性认知障碍患者诊断为痰浊蒙窍证型的例数较少，与既往研究报道不相符。分析其原因，可能与研究对象本身差异有关，该组的 143 例患者均为中经络患者，无中脏腑的病例。而研究[15]指出，中脏腑患者出现痰浊蒙窍证型的比例较高。该研究所用的 Colx 试验分为 Colx 1、Colx 2 两部分。其中，Colx 1 试验可用于评估受试者全面的视空间功能与执行控制功能，而 Colx 2 试验可用于评估受试者视空间的模仿能力[16]。该研究发现，在观察组中，瘀阻脑络型的患者 ADL 量表评分较脾肾亏虚患者显著降低，Clox 2 和 MMSE 量表评分较脾肾亏虚者均显著升高；而 Clox 1 和 ADAS-Cog 量表评分的比较，均无明显差异。结果表明，脾肾亏虚型的患者认知功能障碍的程度高于瘀阻脑络者，且日常生活能力差于瘀阻脑络者。其中，ADL 量表评分越高，说明患者日常生活能力越差[17]。上述结果表明，相比瘀阻脑络者，脾肾亏虚型的血管性认知障碍患者日常生活能力较差。分析其原因，可能为脾肾亏虚型的患者认知功能和执行能力较差而引起。

综上所述，血管性认知障碍患者的中医证候以瘀阻脑络、脾肾亏虚为多见，且脾肾亏虚型的患者认知功能障碍的程度高于瘀阻脑络者，且日常生活能力差于瘀阻脑络者。

二、张伯礼分期论治老年期血管性痴呆述要[18]

血管性痴呆发病隐匿，潜伏期长，是慢性进展性疾病，其病情存在着较长的反复波动和不断加重的阶梯进展过程；由于很难逆转血管性痴呆进展的总病程，因此，早期、分阶段、有针对性地治疗以延缓其发展进程在本病的治疗策略中显得尤为关键。张伯礼教授从事心脑血管疾病治疗数十年，对血管性痴呆诊疗积累了丰富经验，早在 20 世纪 90 年代就提出依据血管性痴呆病情划分为平台期、波动期、下滑期分期论治的学术观点和治疗策略并被广泛采用。

根据长期临床经验及对血管性痴呆病情及证候的系统观察发现，本病病情不断演化转变，在一定阶段可保持相对稳定，在另一阶段则呈现波动或下滑加重，依据病情相对稳定和进展加重的临床自然病程和病情特点可划分为平台期、波动期和下滑期。根据各期证候特点和病情演化趋势不同，提出分期辨证，即各期采取不同治疗原则、治疗策略和方药加减。平台期多见于发病早期或轻中度患者，此期患者病情相对稳定，无明显变化，持续时间可长可短，治疗上予标本兼治，治本为主，通过培本固元，调理气血，防已病之传变，治诸邪于未萌，延长平台期，以达到延缓病程进展的目标；波动期多由于各种诱发因素或病理因素作用

（痰、瘀、火、风等）造成病情在原有基础上加重，或出现新的病情特点，病情明显不稳定，呈波动状态，因此，要迅速截断诱发因素的破坏作用，有效控制相关病理因素防止病情波动，在治疗中注重祛邪实，即尽早消除或减轻病理因素的破坏作用，同时佐以补虚，务要见机而行，对症施治，灵活用药，切不留虚虚实实之弊；下滑期患者症状明显加重，呈急性下滑趋势，也可呈渐进、持续下滑，应针对造成病情激变的邪实破坏作用及时采用清热解毒、化浊开窍、活血化瘀等方法，发挥中医药整体干预优势，综合治疗阻止下滑。三期分治的目的在于临床治疗中能够把握整体病情进展趋势，有针对性地治疗，做到有的放矢。

　　血管性痴呆病情发展态势往往纷繁错杂，各期持续时间长短不一，三期在具体的病情进程中可见不规律的周期性反复，平台期、波动期、下滑期既可见于血管性痴呆早期轻度患者，也可见于中晚期重度患者各个层面中，从而在整体病情上呈现了阶段时间内相对稳定与间接波动下滑的交替演变过程，以致整个血管性痴呆病情总体呈现阶梯下降的递变特点。因此，在治疗方法的选择上务要通达权变，切不可胶柱鼓瑟，削足适履。需要引起注意的是，血管性痴呆作为复杂性疾病涉及生物社会心理范畴，针对多种血管性痴呆相关危险因素进行综合管控和结合各种康复措施的综合治疗，对改善患者生活质量、稳定病情同样具有重要意义。

参 考 文 献

[1] 陈奕奕，唐龙冲，方海波. 血管性痴呆的特征及相关危险因素分析[J]. 中国现代药物应用，2019，13（16）：71-72.

[2] 于大林，吕建为，易刚，等. 神经内科门诊痴呆的流行病学调查[J]. 中华临床医师杂志（电子版），2013，7（8）：102-105.

[3] 曹鸿. 老年血管性痴呆患者临床及影像学特征分析[J]. 中国实用神经疾病杂志，2014，17（13）：19-20.

[4] CHARANTE EPMV, RICHARD E, EURELINGS L S, ET AL. Effectiveness of a 6-year multidomain vascular care intervention to prevent dementia（preDIVA）: a cluster-randomised controlled trial[J]. Lancet, 2016, 388（10046）: 797-805.

[5] 余锁霖. 老年无症状性脑梗死 21 例临床分析. 中国实用医药，2015，10（11）：83-84.

[6] 赵霄潇，李慧生. 血管性痴呆相关危险因素研究进展[J]. 心血管病学进展，2018，39（3）：30-33.

[7] 刘瑾，张微微，韩成甫. 血清同型半胱氨酸水平与血管性痴呆认知功能相关性研究[J]. 中国实验诊断学，2017，21（6）：971-973.

[8] 李琼，滕龙，何建成. 血管性痴呆中医常见证候和证候要素现代文献研究[J]. 中西医结合心脑血管病杂志，2015，13（11）：1291-1293.

[9] 王炳权，曹璐璐，谢美雯，等. 不同阶段、不同类型血管性认知障碍的中医证候分布及差异研究[J]. 吉林中医药，2019，39（9）：1173-1175.

[10] 常春娣，邢影，杨宏，等. 血管性认知障碍治疗进展[J]. 中国老年学杂志，2014，34（3）：857-859.

[11] 李锋，蔡明，娄淑杰，等. 血管性认知障碍发病机制的研究进展[J]. 生理科学进展，2016，47（5）：375-380.

[12] 宫睿，谢湘林，杜冰，等. 桦褐孔菌对大鼠血管性痴呆的保护作用机制[J]. 长春中医药大学学报，2017，33（6）：874-876.

[13] 陈浪，王学峰. 血管性痴呆病理机制研究进展[J]. 重庆医学，2015，44（26）：3709-3711.

[14] DICHGANSM，LEYSD. Vascular cognitive impairment[J]. CirculRes，2017，120(3)：573-591.

[15] 石江伟，刘小溪，贾玉洁，等. 天津市334例血管性痴呆患者中医证候研究[J]. 天津中医药，2015，32（9）：533-536.

[16] LIUAMBROSE T，BEST J R，DAVIS J C，et al. Aerobic exercise and vascular cognitive impairment：A randomized controlled trial[J]. Neurology，2016，87（20）：2082-2090.

[17] 简文佳，时晶，倪敬年，等. 日常生活能力量表鉴别痴呆与轻度认知损害[J]. 中国老年学杂志，2014，34（4）：865-868.

[18] 崔远武，江丰，马妍，等. 张伯礼分期论治老年期血管性痴呆述要[J]. 中医杂志，2015，56（15）：1276-1279.

编者主持及参与课题

1. 国家中医药管理局岐黄学者支持项目（No.国中医药人教函〔2022〕6 号）

2. 国家自然科学基金项目（No.81904265）"基于 PINK1/Parkin 通路探讨小续命汤调控急性脑缺血再灌注后线粒体自噬的分子机制研究"

3. 国家中医药管理局全国名老中医药专家传承工作室建设资助项目（No.国中医药人教发〔2014〕20 号）

4. 国家卫生健康委科学研究基金资助项目（No.SBGJ202102187）"多模态网络分析构建缺血性中风复发风险评估模型及管理系统的研究"

5. 河南省卫生健康委员会，河南省中医药科学研究专项课题（No.20-21ZYZD17）"基于贝叶斯网络分析构建系统生物学相关缺血性中风病复发风险评估中医模型及管理系统的研究"

6. 河南省教育厅科技攻关项目（No.14A360002）"基于 mTOR 通路探讨补肾解毒法对 VD 模型海马神经元树突棘形态结构的调控作用"

7. 河南省中医药科学研究专项课题重大项目（No.2013ZY01011）"基于调控大鼠海马锥体神经元电压门控快钾通道蛋白表达的研究探讨中药治疗血管性痴呆机制"

8. 河南省科技厅科技创新人才计划项目（No.094200510012）"从'毒损脑络'理论探讨复智胶囊治疗血管性痴呆的机理"

编　后　记

　　"博士后文库"是汇集自然科学领域博士后研究人员优秀学术成果的系列丛书。"博士后文库"致力于打造专属于博士后学术创新的旗舰品牌，营造博士后百花齐放的学术氛围，提升博士后优秀成果的学术影响力和社会影响力。

　　"博士后文库"出版资助工作开展以来，得到了全国博士后管委会办公室、中国博士后科学基金会、中国科学院、科学出版社等有关单位领导的大力支持，众多热心博士后事业的专家学者给予积极的建议，工作人员做了大量艰苦细致的工作。在此，我们一并表示感谢！

"博士后文库"编委会